Roth · Orthopädische Befunde

Springer
Berlin
Heidelberg
New York
Barcelona
Hongkong
London
Mailand
Paris
Singapur
Tokio

Andreas Roth

Orthopädische Befunde

Untersuchungstechniken
Befundauswertung
Krankheitsbilder

Mit 154 Abbildungen und 8 Tabellen

Springer

Dr. med. Andreas Roth
Orthopädische Universitätsklinik
Waldkrankenhaus Rudolf Elle
Klosterlausnitzer Straße 81
07607 Eisenberg

ISBN 3-540-66762-8 Springer-Verlag Berlin Heidelberg New York

Die Deutsche Bibliothek - CIP-Einheitsaufnahme
Roth, Andreas: Orthopädische Befunde: Untersuchungstechniken, Befundauswertung, Krankheitsbilder/ Andreas Roth. - Berlin; Heidelberg; New York; Barcelona; Hongkong; London; Mailand; Paris; Singapur; Tokio: Springer, 2000
ISBN 3-540-66762-8

Springer-Verlag ist ein Unternehmen der Fachverlagsgruppe BertelsmannSpringer

Printed in Germany

Umschlaggestaltung: de'blik, Berlin
Satz: K+V Fotosatz GmbH, Beerfelden

SPIN 10752251 22/3135-5 4 3 2 1 0 - Gedruckt auf säurefreiem Papier

Zum 50. Geburtstag
von Prof. Dr. R. A. Venbrocks

Geleitwort

Jedem, selbst dem erfahrenen Orthopäden, wird einmal ein Diagnosefehler deshalb unterlaufen sein, weil es versäumt wurde, einen Befund zu erheben, der wegweisend gewesen wäre. Erfahrungsgemäß kommt so etwas häufiger im Zusammenhang mit der körperlichen Untersuchung vor als bei der Beurteilung von Aufnahmen bildgebender Verfahren. Das hat wahrscheinlich seinen Grund darin, dass die Befundungsmöglichkeiten bei der so genannten klinischen Untersuchung größer sind als beispielsweise beim Röntgen- oder kernspintomographischen Bild. Auch projiziert sich manch ein orthopädisches Krankheitsbild in eine andere Körperregion als in den primären Krankheitsherd.

Es ist eine von Generation zu Generation ziehende Klage der Älteren, dass der jüngere Arzt angesichts der immer größer werdenden Möglichkeiten apparativer Untersuchungen es mehr und mehr verlernt, einen angemessenen körperlichen Befund zu erheben und ihm das entsprechende Gewicht zu geben.

Dass diese Ansicht nur ein sich fortpflanzendes Vorurteil ist, zeigt das vorgelegte Buch von A. Roth, einem noch jungen Orthopäden. Es stellt für den orthopädischen Befund die nicht-apparative Untersuchung in den Mittelpunkt und ist konzipiert nach Art einer Checkliste. Dementsprechend wird es beherrscht von Stichworten. Ausgedehnte Tabellen sollen einen schnellen Überblick vermitteln, und dazu gehört auch, dass nicht jeder Begriff im Detail erläutert wird.

Die Darstellung ist gut gegliedert, übersichtlich und praxisnah. Sie erleichtert die schnelle Orientierung und eine weitgehend vollständige Befunderhebung. Möge das Buch Erfolg haben und dazu beitragen, dass in der Diagnosefindung das klinische Erkrankungsbild den Stellenwert behält, den es verdient.

Bonn, September 1999 K.J. Münzenberg

Vorwort

Eine genaue Anamnese und eine vollständige Untersuchung sind wesentliche Bausteine der Diagnostik. Auf ihnen basieren alle weiteren diagnostischen Maßnahmen und damit auch die Therapie. Ziel des vorliegenden Buches ist es, sie systematisch darzustellen und ihre Ergebnisse zu interpretieren. Verzichtet wurde dagegen auf Angaben zum therapeutischen Vorgehen, da diese über den beabsichtigten Rahmen des Buches hinausgehen.

Schritt für Schritt werden Anamnese und Untersuchungsgang für die einzelnen Regionen des Halte- und Bewegungsapparates dargestellt. Wichtige Tests werden beschrieben und anhand von Zeichnungen veranschaulicht. Eine tabellarische Übersicht ermöglicht die differenzialdiagnostische Bewertung der sich ergebenden Leitsymptome. Dabei werden sowohl häufig vorkommende als auch seltene, dafür aber klinisch relativ eindrucksvolle Krankheitsbilder berücksichtigt. Die eigene Verdachtsdiagnose kann anhand der folgenden kurzen Beschreibung der einzelnen Erkrankungen überprüft werden. An dieser Stelle finden sich auch Hinweise für die weitere Diagnostik.

Das Buch trägt den Charakter einer Checkliste und dient als praktische Anleitung. Damit soll vor allem jüngeren Kolleginnen und Kollegen die klinische Untersuchung und die darauf basierende Diagnosefindung erleichtert werden. Aber auch Erfahrenen kann es eine Hilfe sein, wenn es um die Vollständigkeit von speziellen Untersuchungsbefunden geht. Es soll der praktischen und gutachterlichen Tätigkeit in der Niederlassung, der Akutklinik und der Rehabilitation dienen.

Für kritische Hinweise und Anregungen der Leser ist der Autor jederzeit dankbar.

Eisenberg, September 1999 Andreas Roth

Danksagung

Ich möchte an dieser Stelle meinen Kolleginnen und Kollegen danken, die im Rahmen meiner Ausbildung die notwendigen Impulse gaben, ein Buch über die körperliche Untersuchung zu verfassen.

Allen an diesem Projekt Beteiligten danke ich für ihren Fleiß, ihr Engagement und ihren Enthusiasmus.

Für seine Unterstützung bei der Entwicklung des Konzeptes zu diesem Buch sowie seine Hilfe beim Lesen und Redigieren des Manuskriptes danke ich meinem Lektor, Herrn Martin Kortenhaus, stm Verlagsdienstleistungen GbR, Bad Waldsee.

Dem Eisenberger Künstler Mario Thieme danke ich für die Anfertigung der anatomischen Zeichnungen in dem von ihm gewählten Stil.

Danken möchte ich Herrn Dr. Ing. Klaus Sander aus der Abteilung Biomechanik unserer Einrichtung für die Bearbeitung der Reprographien.

Für ihre Hilfe beim Schreiben des Manuskripts danke ich Frau Regina Rothe und Frau Christine Kirsch aus Eisenberg.

Herrn Bernd Wieland vom Springer-Verlag in Heidelberg danke ich für die herstellerische Betreuung des Werkes.

Mein Dank gilt besonders Frau Ulrike Hartmann vom Springer-Verlag in Heidelberg für Ihre Unterstützung und Beratung bei der Realisierung dieses Buches.

Ebenso danke ich meiner lieben Frau und meinen Kindern für ihre Geduld und Unterstützung.

Eisenberg, September 1999 Andreas Roth

Inhaltsverzeichnis

1 Wirbelsäule

2 Obere Extremität

Kapitel 1 Wirbelsäule

1.1 Anamnese

1.1.1 Lokalisation und Art der Beschwerden

Schmerz
- Lokalisation: umschrieben/ausstrahlend
- Charakter: dumpf/stechend/bohrend/hämmernd/brennend/krampfartig
- Umstände: bei bestimmten Bewegungen; bei Belastung/in Ruhe; Anlaufschmerz; Husten-, Nies- und Pressschmerz; Nachtschmerz

Schwellung
- Lokalisation/Ausdehnung

Deformität
- Fehlhaltung, Fehlstellung (Lokalisation, Art)

Bewegungsstörung
- Einschränkung/Blockierung/Steifigkeit/Morgensteifigkeit (Lokalisation/Richtung)
- Gehstrecke (km) (unbegrenzt/eingeschränkt)

Sensible Störung
- Art: Taubheit/Gefühlsminderung/Kribbeln/pelziges Gefühl
- Lokalisation

Motorische Störung
- Muskelatrophie
- Schwäche/Kraftlosigkeit//Lähmung/Spastik
- Gelenkbeugung/-streckung/-abspreizen/-anspreizen
- Gangunsicherheit/Koordinationsstörungen
- Schluckbeschwerden
- Blasen-, Mastdarmstörungen
- Drehschwindel, Liftschwindel

1.1.2 Beginn und Verlauf

- Angeboren/erworben (Alter, Zeitpunkt)
- Akut/chronisch

- Schleichend/gleichmäßig zunehmend
- Schubweise mit bzw. ohne beschwerdefreie Intervalle

1.1.3 Begleitumstände

Mechanismus/Unfallhergang
- Art: Überkopfarbeiten/Sturz/Anheben einer Last/schweres Tragen/Verkehrsunfall
- Ggf. auslösendes Ereignis: Höhe/Gewichte/Lasten/Geschwindigkeiten/beteiligte Personen
- Beim Verkehrsunfall: Fahrzeugtypen/Fahrtrichtung/seitliche, Frontal- oder Heckkollision/Aufprallwinkel/Kopfanprall/Gurt/Kopfstütze

Ort
- Freizeit/Arbeit

Vorerkrankungen
- Bakterielle Infektion/Virusinfekt (lokal/systemisch)
- Degenerativ/rheumatisch-entzündlich/traumatisch/tumorös/Fehlbildungen
- Lokal/systemisch
- Familiäre Belastung

Allgemeine Symptome
- Fieber, Gewichtsverlust (Zeitraum), Leistungsabfall, Nachtschweiß

1.1.4 Bisherige Behandlungen

Medikamente
- Präparate/Dosierungen/Dauer/Linderung
- Lokale oder systemische Anwendungen

Physiotherapie
- Formen/Dauer/Häufigkeit/Linderung

Orthopädische Hilfsmittel
- Ggf. Gehstock/Unterarmgehstützen/Mieder/Bandage/Orthese/Gips

Operationen
- Ggf. Zeitpunkt/Lokalisation/Art/Erfolg

1.2 HWS

1.2.1 Systematische Untersuchung

■ Lokalbefund

Lot
- Steil/Überhang, rechts/links

Achsen/Stellung
- Physiologisch/pathologisch, rechts/links (Gesichtsskoliose/Schiefhals)

Lordose
- Normal/abgeflacht/kyphosiert/Prominenz 7. Dornfortsatz

Schulterstand
- Schultergleichstand/Schulterhochstand rechts/links

Schwellung/Rötung/Hyperthermie
- Ggf. Lokalisation/Ausdehnung/Umfänge/Konsistenz (weich/derb/verschieblich)

Hämatom/Abschürfung/Offene Wunde/Schorf
- Ggf. Lokalisation/Ausdehnung/Umfänge

Narben
- Ggf. Lokalisation/Ausdehnung/Konsistenz (weich/derb/verschieblich)

Muskulatur
- Kräftig/abgeschwächt/verkürzt
- Atrophie (deutliche/geringe) (Abb. 1.1)
- Weich/Myogelosen/verspannt/Hartspann
- Paravertebrale Muskulatur/Schulter-Nacken-Muskulatur

Beweglichkeit (Abb. 1.2–1.4)
- Kinn-Jugulum-Abstand bei Anteflexion bzw. Reklination: – cm
- Seitneigung –/–/– Grad
- Rotation in 0-Stellung, bei Anteflexion bzw. Reklination: –/–/– Grad

HWS-Schmerz
- Bewegungsschmerz (Richtung, kontinuierlich/endgradig)
- Klopfschmerz; Stauchungsschmerz (Abb. 1.5)
- Druckschmerz: subokzipital, Dornfortsätze, interspinal, paravertebral (Etage bzw. Lokalisation; rechts/links)
- Traktionstest mit oder ohne Schmerzlinderung (Abb. 1.6)

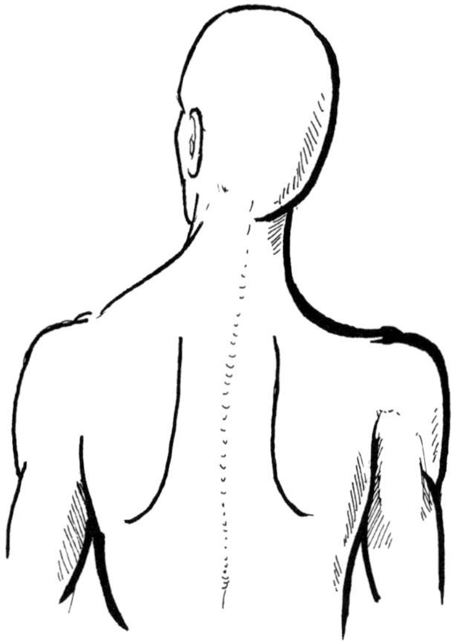

Abb. 1.1. Atrophie des M. trapezius rechts

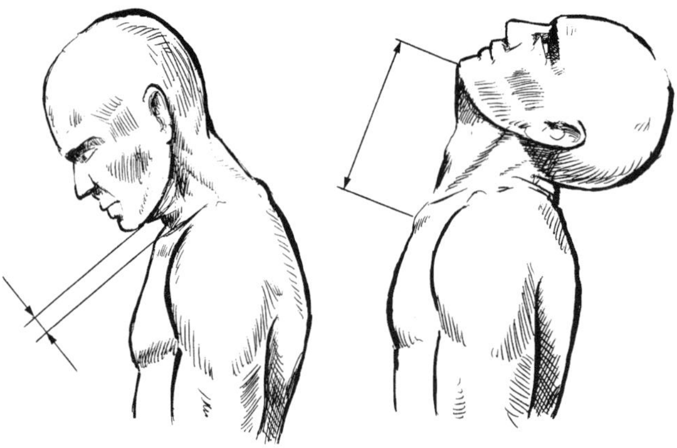

Abb. 1.2 a, b. Kinn-Jugulum-Abstand: bei maximaler Anteflexion (**a**) und bei maximaler Retroflexion (**b**)

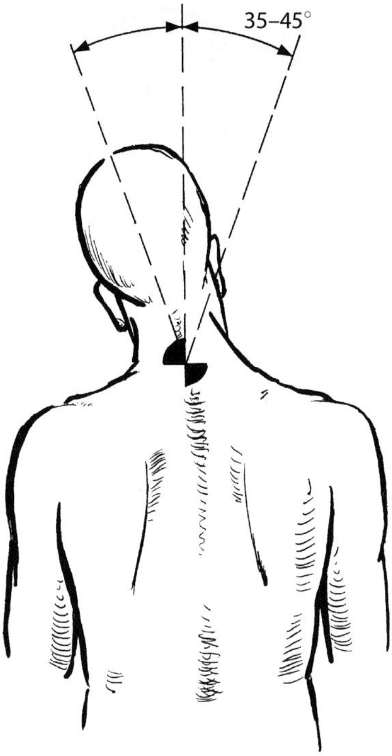

Abb. 1.3. Seitneigung der HWS

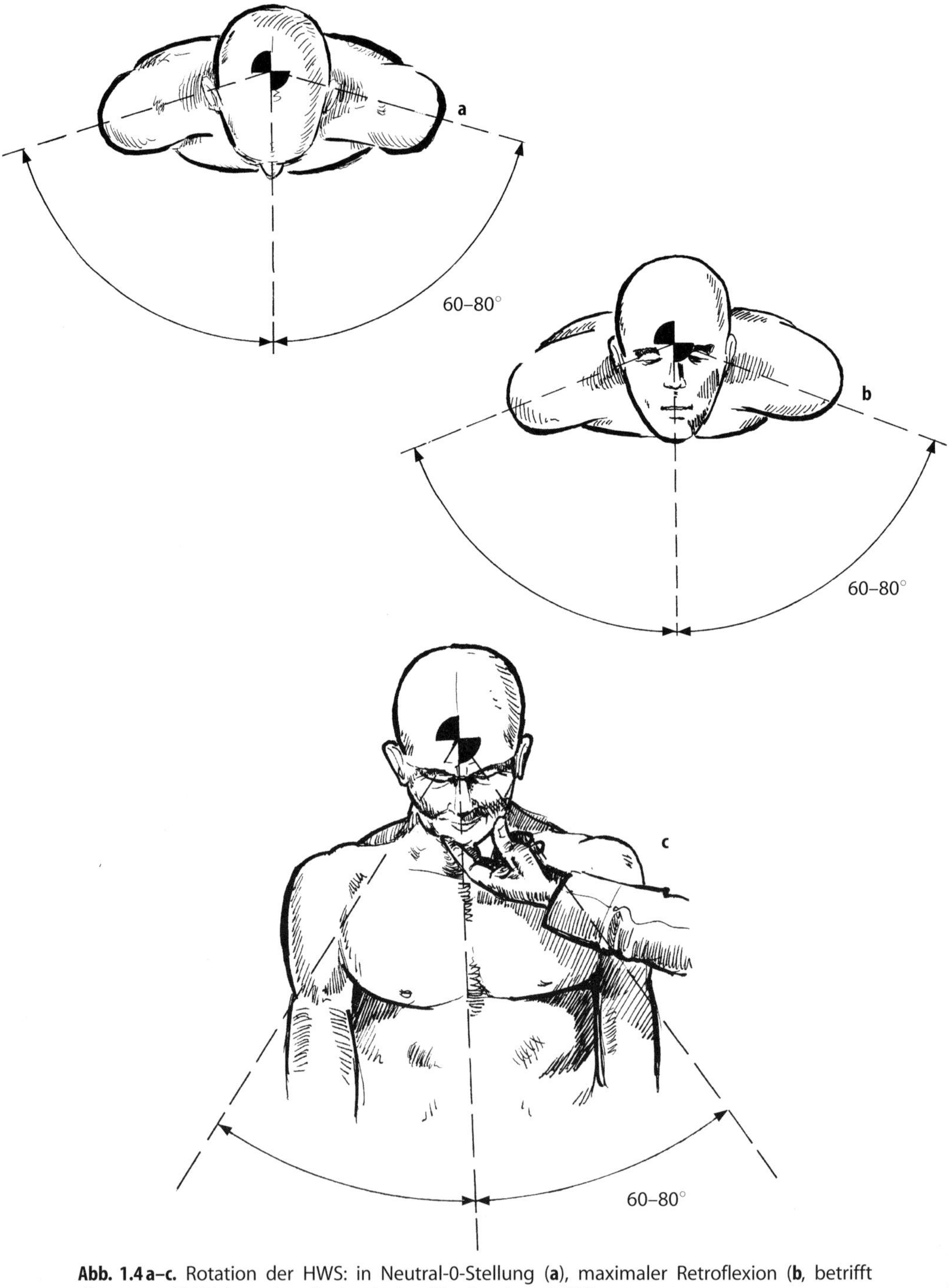

Abb. 1.4 a–c. Rotation der HWS: in Neutral-0-Stellung (**a**), maximaler Retroflexion (**b**, betrifft die untere HWS) bzw. Anteflexion (**c**, betrifft die obere HWS)

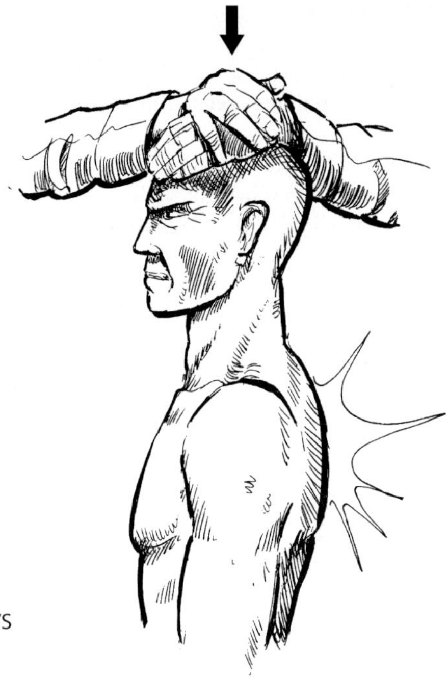

Abb. 1.5. Prüfung Stauchungsschmerz der HWS (Kompressionstest)

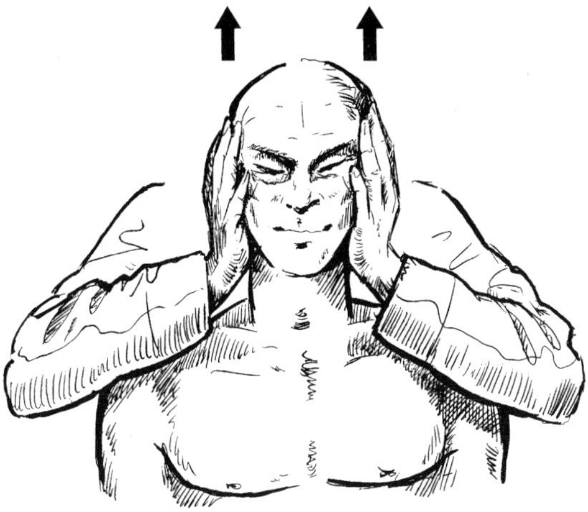

Abb. 1.6. Traktionstest der HWS (mit oder ohne Schmerzlinderung)

Neurologie

Horner-Trias
- Ggf. vorhanden, rechts/links (Abb. 1.7)

Reflexe (Abb. 1.8–1.10)
- Lebhaft/abgeschwächt/nicht auslösbar/gesteigert, rechts/links
- Bizepssehne (C5), Trizepssehne (C7), Radiusperiost (C6)

Sensibilität
- Hypästhesie/Parästhesie/Dysästhesie, rechts/links
- Dermatom (segmental bzw. einem peripheren Nerv genau oder nicht genau zuzuordnen) (Abb. 1.11, 2.15)

Motorik
- Intakt/abgeschwächt (M0-M1-M2-M3-M4-M5), rechts/links
- Schulterabduktion (C5/6), Ellenbogenbeugung (C5/6), Ellenbogenstreckung (C7), Pronation (C6–Th1), Supination (C5/6), Handgelenkstreckung (C6/7), Handgelenkbeugung (C6–Th1)

Durchblutung

Arterien
- A. radialis kräftig/schwach/nicht tastbar, rechts/links
- A. vertebralis negativ/positiv (rechts/links): De-Kleijn-Test (Abb. 1.12)
- A. carotis negativ/positiv (rechts/links): Adson-Test (Abb. 1.13)

Venen
- Venöse Stauung, rechts oder links

Kapillarpuls
- An den Fingerkuppen sichtbar oder nicht sichtbar

1.2.2 Leitsymptome

Die Leitsymptome der HWS sind in Tabelle 1.1 zusammengefasst.

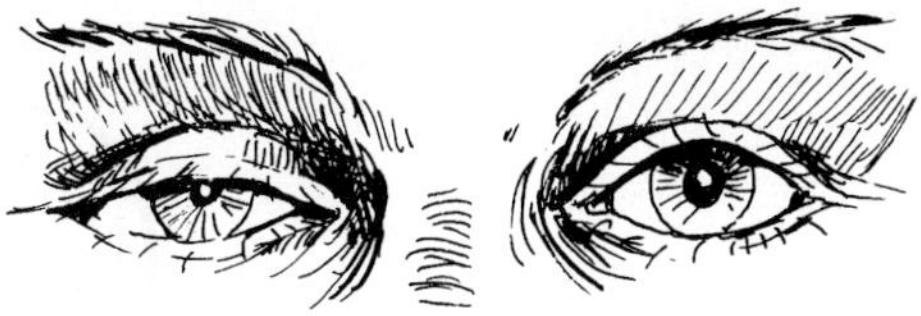

Abb. 1.7. Horner-Trias rechts. Ptosis, Miosis, Enophthalmus

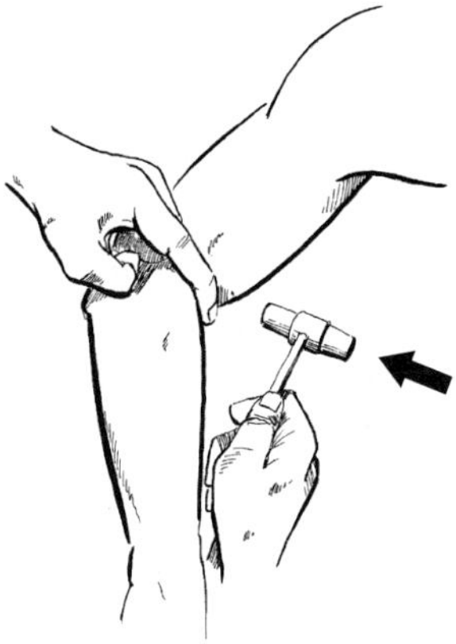

Abb. 1.8. Prüfung Bizepssehnenreflex

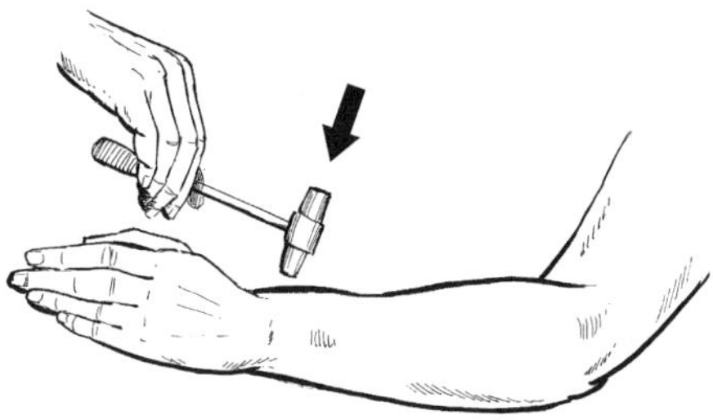

Abb. 1.9. Prüfung Radiusperiostreflex

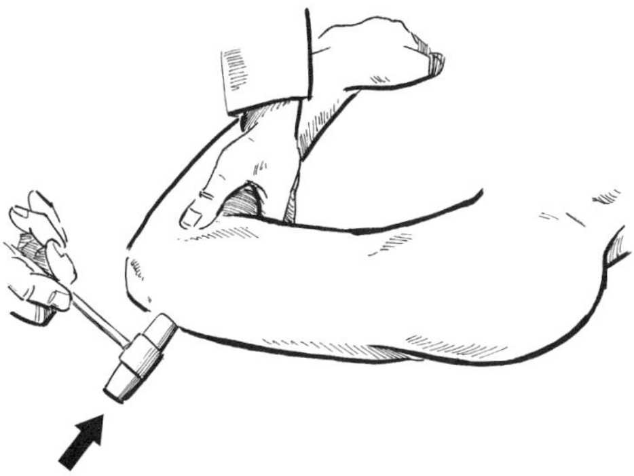

Abb. 1.10. Prüfung Trizepssehnenreflex

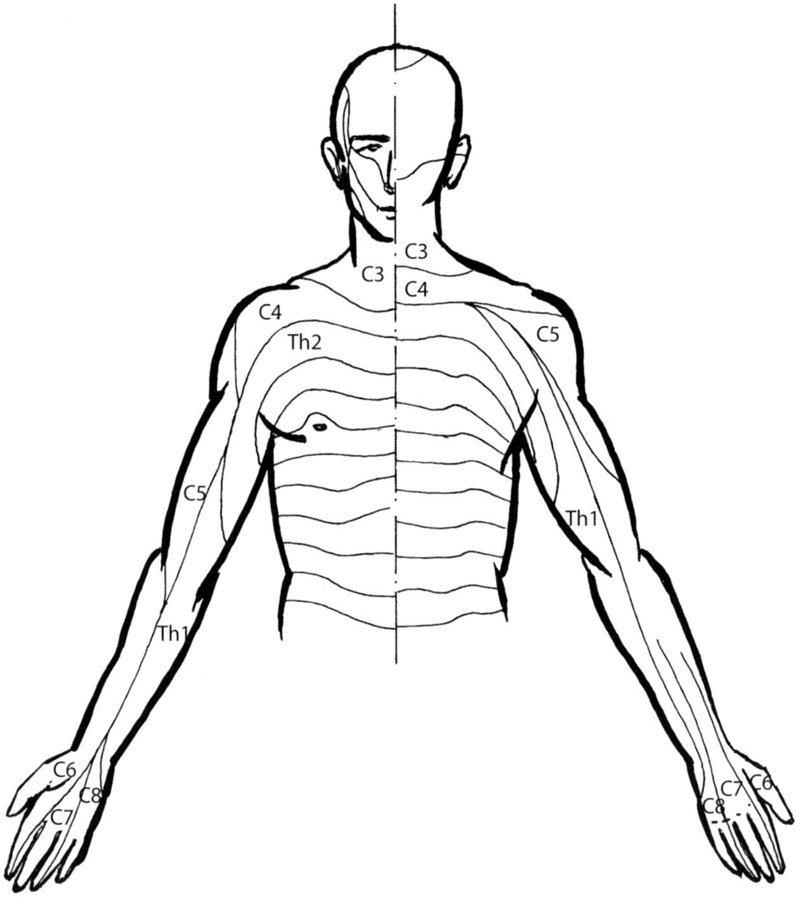

Abb. 1.11. Segmentale sensible Innervation an den oberen Extremitäten und am Rumpf (Vorder- und Rückansicht)

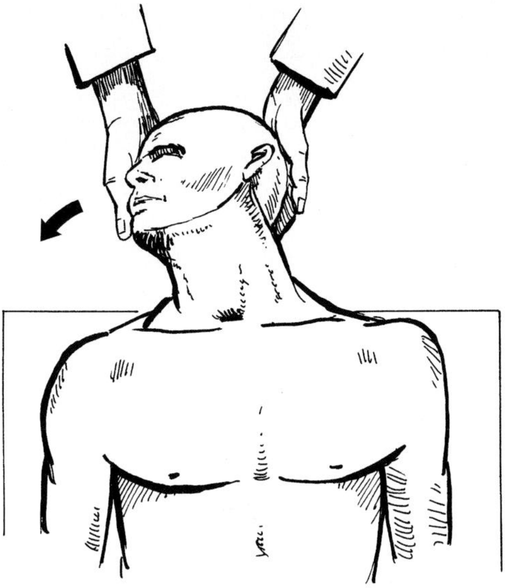

Abb. 1.12. De-Kleijn-Test: Der Patient liegt entspannt auf dem Rücken; der Untersucher beugt den Kopf nach hinten, neigt und dreht ihn zur gleichen Seite. Dabei wird die oben liegende A. vertebralis verriegelt. Der Test ist positiv bei Auftreten eines Liftschwindels nach wenigen Sekunden. Das spricht für eine Irritation der unten liegenden A. vertebralis

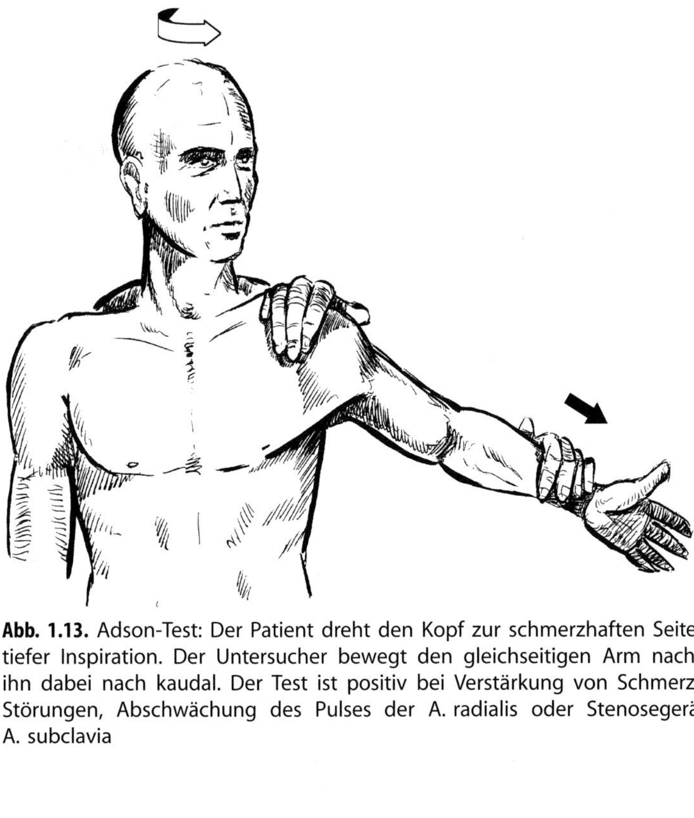

Abb. 1.13. Adson-Test: Der Patient dreht den Kopf zur schmerzhaften Seite bei gleichzeitiger tiefer Inspiration. Der Untersucher bewegt den gleichseitigen Arm nach dorsal und zieht ihn dabei nach kaudal. Der Test ist positiv bei Verstärkung von Schmerzen bzw. sensiblen Störungen, Abschwächung des Pulses der A. radialis oder Stenosegeräuschen über der A. subclavia

Tabelle 1.1. HWS: Leitsymptome

Anamnese	Schmerz	Lokalbefund, Funktionstests	Sensible Störung	Motorische Störung	Spricht für
„Zugluft", Fehlbelastung, leichte Distorsion, akute Schmerzen	Lokale HWS-Schmerzen	Schmerzhafte Einschränkung der Beweglichkeit, lokaler DS	i. d. R. keine	i. d. R. keine	Akutes Zervikal-Syndrom
Chronische Fehlbelastung (Computerarbeitsplatz, Sekretärin), chronische Schmerzen	Lokale HWS-Schmerzen	Endgradig schmerzhafte eingeschränkte Beweglichkeit, DS paravertebral	i. d. R. keine	i. d. R. keine	Chronisches Zervikal-Syndrom
Chronische Fehlbelastung (Computerarbeitsplatz, Sekretärin), Kopfschmerz, Drehschwindel, chronische Schmerzen	Ausstrahlende Schmerzen in HWS und Hinterkopf	Endgradig schmerzhafte eingeschränkte Beweglichkeit, Blickrichtungsnystagmus, DS subokzipital	i. d. R. keine	i. d. R. keine	Zervikokranial-Syndrom
Chronische Fehlbelastung (Computerarbeitsplatz, Sekretärin), chronische Schmerzen	Ausstrahlende Schmerzen in Schulter, Nacken und Arm, nicht sicher segmental zuzuordnen	Endgradig schmerzhaft eingeschränkte Beweglichkeit, insbes. der Rot. bei max. Reklination, DS untere HWS, Myogelosen	i. d. R. keine, Dysästhesien, nicht segmental zuzuordnen	Keine	Zervikobrachial-Syndrom
Schmerzen, bes. nachts und nach Belastung	Ausstrahlende Schulter-Nacken-Schmerzen; Schmerzen ulnarer Unterarm, laterale Handkante, 4. und 5. Finger	Adson-Test positiv (Drehen des Kopfes zur *kranken* Seite)	Hypästhesie ulnarer Unterarm, laterale Handkante, 4. und 5. Finger	Später Ausfälle der kleinen Handmuskeln mit Atrophie und Parese	Skalenus-Syndrom (DD: kostoklavikuläres Syndrom)
Schmerzen, bes. nachts und nach Belastung	ausstrahlende Schulter-Nacken-Schmerzen, Schmerzen ulnarer Unterarm, laterale Handkante, 4. und 5. Finger	positiver modifizierter Adson-Test (Drehen des Kopfes zur *gesunden* Seite)	Hypästhesie ulnarer Unterarm, laterale Handkante, 4. und 5. Finger	Keine	Halsrippe

Akut, meist chronisch auftretende Schmerzen, Kraftlosigkeit und sensible Störungen	Ausstrahlende Schmerzen in Schulter, Nacken und Arm, segmental zuzuordnen, HNP-Schmerz	Pos. HWS-Kompressionstest, eingeschränkte Beweglichkeit, Reflexdefizit: BSR (C5), RPR (C6), TSR (C7)	Parästhesien möglich, segmental zuzuordnen: M. deltoideus (C5), radialer Arm (C6), Finger 2 bis 4 (C7), Kleinfinger (C8)	Paresen möglich: Schulterabduktion (C5), Flexion Ellenbogen (C6), Extension Ellenbogen (C7), Flexion Hand (C7), Fingeran- und -abspreizen (C8)	Radikuläres zervikales Kompressionssyndrom (selten!)
Meist seitbetonte, langsam zunehmende Schwäche an Armen und/oder Beinen, Gangunsicherheit	Diffuse, z. T. radikuläre Schmerzen	Eingeschränkte Beweglichkeit, Eigenreflexe gesteigert	Uncharakteristisch (aber auch radikulär oder querschnittsähnlich!), Parästhesien an Händen und Füßen	Evtl. Miktionsstörungen, Paresen (symmetrisch, seitbetont), Tetra-o. Paraspastik, schlaffe Lähmung der Hand (sog. myelopathische Hand)	Chronische vertebragene zervikale Myelopathie
Intrauterine Zwangslage, Geburtstrauma	Kaum Schmerzen	Kopf zur gesunden Seite geneigt, zur kranken Seite rotiert	Keine	Keine	Muskulärer Schiefhals (Tortikollis)
Kindesalter, Kombination mit anderen Fehlbildungen, Taubheit (selten)	Erst im Alter, in Hinterkopf und Arme ausstrahlende Schmerzen	Kurzer Hals, tiefer Haaransatz, eingeschränkte Beweglichkeit, Schulterblatthochstand	–	Fazialisparese (selten)	Klippel-Feil-Syndrom
Juvenile chronische Polyarthritis, langjährige Rheumatoidarthritis, Steifigkeitsgefühl	Schmerzfrei oder Ruhe- und Belastungsschmerz, fortgeleitet zu Mandibula und Okziput; radikuläre Schmerzen	Gangunsicherheit, Rotation in Anteflexion schmerzhaft eingeschränkt	Parästhesien an Händen und Füßen	Schwäche der oberen Extremitäten, schlaffe Lähmung der Hände (myelopathische Hand)	Atlantookzipitale Instabilität
Therapieresistentes vermeintliches Zervikobrachial-, Tietze- oder Engpass-Syndrom	Lokale Schmerzen vordere Brustwand, ausstrahlend in den Arm	Verspannte Schulter-Nacken-Muskulatur, Beweglichkeit eingeschränkt, Horner-Trias	Dysästhesien möglich	Keine Ausfälle	Pancoast-Tumor

1.2.3 Erkrankungen

■ Klinische Krankheitsbilder

Muskulärer Schiefhals (Tortikollis)

Fixierte Schiefstellung des Kopfs beim Neugeborenen oder Säugling. Dabei wird der Kopf zur erkrankten Seite geneigt und zur gesunden Seite rotiert.

- **Ätiologie:** Durch intrauterine Zwangslagen oder Geburtstrauma kommt es zu einer bindegewebigen Verkürzung des M. sternocleidomastoideus. Genetische Faktoren werden diskutiert.
- **Anamnese:** Bewegungsstörung und Fehlhaltung des Kopfs auffällig.
- **Untersuchung:** Neigung des Kopfs zur erkrankten und Rotation zur gesunden Seite. Eingeschränkte Beweglichkeit der HWS. Manchmal Anschwellung des sternalen Muskelansatzes. Verhärtung und Verkürzung des betroffenen Muskels. Bei längerem Bestehen entwickelt sich eine Gesichtsskoliose.
- **Diagnostik:** Röntgen der HWS in zwei Ebenen zum Ausschluss eines knöchernen Schiefhalses oder einer basilären Impression.
- **DD:** M. Klippel-Feil; basiläre Impression; okulärer Schiefhals.

Akutes und chronisches Zervikalsyndrom

Hiermit werden Schmerzen im Bereich der Halswirbelsäule beschrieben. Bei gleichzeitig ausstrahlenden Schmerzen in die Arme wird vom Zervikobrachial-Syndrom gesprochen, bei Ausstrahlung in den Hinterkopf vom Zervikokranial-Syndrom. Es werden das chronische und das akute Zervikal-Syndrom unterschieden.

Beim Zervikobrachial-Syndrom liegt eine Irritation der Segmente von C4 bis C7 vor. Beim Zervikokranial-Syndrom sind die Segmente C0 bis C3 betroffen. Dabei tritt auch eine Irritation der A. vertebralis und des Sympathikus auf.

- **Ätiologie:** Als Ursache kommen akute und chronische Blockierungen der kleinen Zwischenwirbelgelenke sowie alle unter den degenerativen Diagnosen beschriebenen Formen des Verschleißes in Betracht. Akute Schmerzen können z. B. nach einem Beschleunigungstrauma (Distorsion) oder nach längerer Fehlbelastung sowie nach „Zugluft“ auftreten. Weitere Ursachen sind Entzündungen (Rheumatoidarthritis) und Tumoren (selten).

▶ Das Zervikokranial-Syndrom ist ätiologisch sehr vielfältig. Eine interdisziplinäre Abklärung mit den Fächern Neurologie, HNO und Innere Medizin ist in vielen Fällen angezeigt.

- **Anamnese:** Akute, Tage bis Wochen anhaltende oder chronische Nackenschmerzen, welche von der HWS ausgehen. Bei chronischem Verlauf strahlen die Schmerzen nicht selten in die Arme (Zervikobrachial-Syndrom) aus. Dann klagen die Patienten auch über Dysästhesien. Ausstrahlende Schmerzen in den Hinterkopf (Zervikokranial-Syndrom) gehen oft mit Drehschwindel und schmerzhafter Einschränkung der HWS-Beweglichkeit einher.
- **Untersuchung:** Druckschmerz paravertebral in Höhe der betroffenen Segmente, subokzipital und/oder über dem Oberrand des M. trapezius. Teilweise verspannte paravertebrale Muskulatur und Myogelosen. Eingeschränkte Beweglichkeit (meist Rotation und/oder Seitneigung), oft einseitig. Bei einfachen Blockierungen bringt der Traktions-Test (Abb. 1.6) eine Erleichterung. Ausstrahlende Schmerzen in den Arm und Dysästhesien sind häufig nicht segmental zuzuordnen. Sind die oberen Segmente der HWS betroffen, liegt oft ein Blickrichtungsnystagmus vor. Der Reflexstatus ist unauffällig.
- **Diagnostik:** Röntgen der HWS in zwei Ebenen und halbschräge Aufnahmen zum Nachweis degenerativer Veränderungen.
- **DD:** beim Zervikokranial-Syndrom: A.-vertebralis-Syndrom, De-Kleijn-Test (Abb. 1.12) positiv: Entspannte Lage auf der Liege. Passive Retroflexion, Seitneigung und gleichseitige Rotation der HWS aus der Mittelstellung. Nach wenigen Sekunden Liftschwindel durch Irritation der unten liegenden A. vertebralis.

■ Neurologische Krankheitsbilder

Radikuläres zervikales Kompressionssyndrom

Zervikale Wurzelkompressionssyndrome sind durch ausstrahlende Schulter-Nacken-Schmerzen gekennzeichnet, welche segmental zuzuordnen sind und mit Parästhesien gekoppelt sein können. Wurzelkompressionssyndrome treten an der Halswirbelsäule deutlich seltener auf als an der Lendenwirbelsäule.

- **Ätiologie:** Einengung der Wurzeln durch degenerative Vergrößerung der Processus uncinati oder einen Bandscheibenvorfall bzw. eine Bandscheibenprotrusion.
- **Anamnese:** Akute (selten) oder chronische (häufiger) Schulter-Nacken-Schmerzen. Ausstrahlende Schmerzen bis in die Arme. Manchmal Parästhesien. Husten-, Nies- und Pressschmerz.
- **Untersuchung:** (akuter) Schiefhals. Blickrichtungsnystagmus (obere Segmente). Druckschmerz subokzipital und paravertebral der HWS. Pos. HWS-Kompressionstest (Abb. 1.5). Bewegungseinschränkung der HWS. Sensible Ausfälle und Paresen. Reflexausfall bzw. Seitendifferenz.

► Bei gesteigerten Eigenreflexen, Spastik und Blasenlähmung (Querschnittssymptomatik) besteht der Verdacht auf einen medianen Bandscheibenvorfall.

- Sensible Ausfälle (Abb. 1.11), die Dermatomen zugeordnet werden können, sprechen für eine Schädigung der jeweiligen Wurzel. Die Region des M. deltoideus entspricht etwa C5, die Außenseite des Oberarmes, die radiale Seite des Unterarms und des Daumen entsprechen C6. Lateral und dorsal von C6 und die Finger 2–4 entsprechen C7. Die ulnare Handkante und der Kleinfinger sprechen für C8.

- Motorische Ausfälle der C5-Wurzel äußern sich durch eine Schwäche der Schulterabduktion und der Flexion im Ellenbogen; die Schädigung von C6 führt zur alleinigen Parese der Flexion im Ellenbogen. Eine Abschwächung der Extension im Ellenbogen und der Flexion im Handgelenk treten bei einer Schädigung von C7, eine Schwäche der Fingerabduktion und -adduktion bei einer Schädigung von C8 auf.
- Fehlende oder abgeschwächte Reflexe können einziger neurologischer Hinweis auf eine Wurzelschädigung sein. Der Bizepssehnenreflex (Abb. 1.8) lässt sich C5, Bizeps- und Radiusperiostreflex (Abb. 1.9) C6, der Trizepssehnenreflex (Abb. 1.10) C7 und C8 zuordnen.
- **Diagnostik:** Röntgen der HWS in zwei Ebenen und halbschräg zum Ausschluss knöcherner Veränderungen. CT oder MRT zum Nachweis eines Bandscheibenvorfalls oder einer Bandscheibenprotrusion. Neurologisches Konsil (EMG).
- **DD:** Neuralgische Schultermyatrophie (Plexusneuritis); Karpaltunnelsyndrom; Kompression des N. ulnaris.

Chronische vertebragene zervikale Myelopathie

Die Erkrankung beschreibt eine meist seitenbetonte, langsam zunehmende Schwäche an Armen und/oder Beinen infolge einer Einengung des Spinalkanals in einer oder mehreren Etagen. Oft sind die Etagen C4–C7 betroffen.

- **Ätiologie:** Meist durch spondylotische Randzacken (Spondylosis cervicalis) verursacht. Eine zervikale Myelopathie kann auch bei der atlanto-occipitalen Instabilität des Rheumatikers auftreten.
- **Anamnese:** Oft lang andauernde chronische Nackenschmerzen. Schwäche und Schweregefühl in Armen und/oder Beinen, oft einseitig betont. Gangunsicherheit; diffuse, aber auch radikuläre Schmerzen an Armen und Beinen. Miktionsstörungen sind selten.
- **Untersuchung:** Eingeschränkte Beweglichkeit der HWS (Abb. 1.3, Abb. 1.4). Sensibles Defizit ist uncharakteristisch (fehlt meist, kann aber radikulär oder auch querschnittsähnlich auftreten). Motorische Ausfälle in Form von Paresen (symmetrisch oder seitenbetont) bzw. Tetra- oder Paraspastik. Eigenreflexe (Abb. 1.8 ff.) gesteigert; pos. Babinski (Abb. 1.41). Auch „myelopathische Hand" möglich: Atrophie von Thenar, Hypothenar und Mm. interossei.
- **Diagnostik:** Röntgen der HWS in zwei Ebenen und halbschräg; CT oder MRT zum Nachweis von knöchernen Einengungen und zum Ausschluss eines Bandscheibenvorfalls bzw. einer Bandscheibenprotrusion. Neurologisches Konsil (EMG).

Schäden des Plexus cervicobrachialis, C1–Th1 (Th2)

Einteilung in Schäden des Plexus cervicalis und des Plexus brachialis. Bei letzteren kann man die obere, die erweiterte Form der oberen und die untere Armplexusparese unterscheiden.

- **Diagnostik:** Bei allen Plexusparesen sind wiederholte neurologische und EMG-Untersuchungen notwendig. Damit wird der Schaden und seine Dynamik verifiziert. Weiterhin: Myelografie (blutiger Liquor, „leere Wurzeltasche" auf dem Röntgenbild als Zeichen einer Wurzelläsion).

► Gerade bei traumatischen Schädigungen ist das Bild der Plexusschädigung häufig zunächst inhomogen. Deswegen ist eine wiederholte Erhebung des Befunds mit Dokumentation erforderlich.

- Schweißabsonderung auf Pilocarpin, Histamintest (lokale Flushreaktion). Hierbei ist zu beachten, dass die sympathischen Fasern für die Versorgung des Arms ihren Ursprung unterhalb Th3 haben. Bei erhaltener vegetativer Innervation der oberen Extremitäten (Schweißsekretion, lokale Flushreaktion) kann deshalb immer davon ausgegangen werden, dass die Schädigung im Wurzelbereich liegt. Ein Plexusschaden kann allerdings immer mit einem Wurzelschaden kombiniert sein.

Schädigung des Plexus cervicalis (C1–C4)

Relativ seltene Schädigung, da der Plexus cervicalis gut geschützt liegt. Traumata an dieser Stelle werden fast nie überlebt. Tumoren, Entzündungen und Strahlenschäden treten hier selten auf.

Schädigung des Plexus brachialis [(C4) C5–Th1 (Th2)]

Schädigung der Wurzel oder des Plexus in seinem Verlauf.

- **Ätiologie:** Direkte Traumata (z. B. Motorradunfälle); iatrogen (Lagerungsschäden bei Narkose, Plexusanästhesie); Geburtstrauma (Entbindungslähmung); Entzündungen; Strahlenschäden; Engpass-Syndrome; Neuralgische Schultermyatrophie (Plexusneuritis).

Obere Armplexusparese (Typ Duchenne-Erb)

Am häufigsten vorkommende Lähmung. Betrifft C5/C6.

- **Ätiologie:** Meist infolge Traumata, einschließlich des Geburtstraumas.
- **Anamnese:** Armheben nicht möglich. Der Arm hängt schlaff und mit einwärts gedrehter Hand herab.
- **Untersuchung:** Schulter: Aktive Abduktion und Außenrotation M0. Ellenbogen: Aktive Flexion und Supination Mo. Hypästhesie (Abb. 1.11) über dem M. deltoideus und der radialen Seite des Unterarms möglich.

Erweiterte Form der oberen Armplexusparese

Lähmungstyp ähnlich wie Duchenne-Erb. Betrifft aber neben C5/C6 zusätzlich C7. (Die alleinige C7-Läsion wird auch als mittlere Armplexusläsion bezeichnet. Außerdem treten auch C7 Läsionen in Kombination mit einer unteren Armplexusläsion auf.)

- **Anamnese:** Armheben nicht möglich. Arm hängt schlaff und in Innenrotation herab. Kraftlosigkeit in Arm und Hand.
- **Untersuchung:** Schulter: aktive Abduktion und Außenrotation M0; Ellenbogen: aktive Extension/Flexion sowie Pronation abgeschwächt. Hypästhesie (Abb. 1.11) über dem M. deltoideus und der radialen Seite des Unterarms und der Hand möglich.

Untere Armplexusparese (Typ Déjerine-Klumpke)

Kommt relativ selten vor. Lähmung von C8 und Th1. Geht mit einer Lähmung der Handbinnenmuskulatur, der langen Fingerbeuger und z.T. der langen Handbeuger einher.

- **Anamnese:** Starke Funktionsbehinderung der Hand.
- **Untersuchung:** Parese der kleinen Handmuskeln und der langen Fingerbeuger. Krallenhand (Abb. 2.46). Sensible Ausfälle an der ulnaren Seite von Unterarm und Hand treten immer auf. Häufig begleitende Horner-Trias (Abb. 1.7).

Engpass-Syndrome

Chronische Schädigung der unteren Anteile des Plexus brachialis. Kann mit Einengung der lokalen Gefäße einhergehen.

- **Ätiologie:** Kompression im Bereich anatomischer Engstellen.
- **Untersuchung:** Provokationstest (z.B. Adson-Test); mitunter auch bei Gesunden positiv. Röntgen der HWS in zwei Ebenen und Schulter in zwei Ebenen. Neurologisches Konsil (EMG, NLG). Dopplersono, Angiografie (DSA).
- **DD:** Pancoast-Tumor (keine Schmerzen); neuralgische Schultermyatrophie (Plexusneuritis); „Rucksacklähmung" (durch Tragen schwerer Lasten auf der Schulter); seltener Thrombose der V. axillaris, Verschluss der A. brachialis.

Halsrippe

Zusätzliche Rippe am 7. Halswirbel.

- **Ätiologie:** Angeboren.
- **Anamnese:** Schulter-Nacken-Schmerzen vor allem nachts und bei Belastung. Im Bereich des ulnaren Unterarmes, der lateralen Handkante und des 4./5. Fingers treten ebenfalls Schmerzen und ein Taubheitsgefühl auf.
- **Untersuchung:** Schmerzprovokation durch Drehen des Kopfs zur gesunden Seite. Dabei Abflachen oder völliges Fehlen des Pulses der A. radialis möglich. Hypästhesien laterale Handkante, 4. und 5. Finger (Abb. 1.13).

Skalenus-Syndrom

Einengung von A. subclavia und Plexus brachialis am Durchtritt durch die vordere Skalenuslücke. Kann zu motorischen Ausfällen der kleinen Handmuskeln mit Atrophie und Parese führen.

- **Ätiologie:** Verbreiterung des M. scalenus anterior an seiner Ansatzstelle.
- **Anamnese:** Brachialgien, Parästhesien sowie sensible Ausfälle. Später auch Kraftlosigkeit der Hand.
- **Untersuchung:** Adson-Test positiv (Abb. 1.13). Dabei Heben und Drehen des Kopfs zur kranken Seite bei gleichzeitiger tiefer Inspiration und Zug am gleichseitigen Arm nach kaudal. Sensible Ausfälle 4. und 5. Finger, laterale Handkante. Fingerabduktion und -adduktion eingeschränkt.

Kostoklavikuläres Syndrom

Kompression von Plexus brachialis, A. und V. subclavia zwischen Klavikula und 1. Rippe.

- **Ätiologie:** Zum Teil kongenitale Faktoren. In Fehlstellung verheilte Frakturen der Klavikula (Kallusbildung); Tumoren der Klavikula.
- **Anamnese:** Brachialgien, Parästhesien sowie sensible Ausfälle.
- **Untersuchung:** Adson-Test positiv (Abb. 1.13). Dabei Drehen des Kopfs zur kranken Seite, Anheben des Kinns, tiefe Inspiration und Führen des gleichseitigen, bis in die Horizontale gehobenen Arms nach hinten. Sensible Ausfälle 4. und 5. Finger, laterale Handkante.

Hyperabduktionssyndrom

Kommt sehr selten vor. Kompression des Gefäß-Nerven-Strangs zwischen dem Processus coracoideus und dem M. pectoralis minor.

- **Ätiologie:** Oft berufs- oder sportartbedingte regelmäßige Hyperabduktion des Arms (Maurer, Speerwerfer).
- **Anamnese:** Brachialgien, insbesondere bei den genannten oder vergleichbaren Tätigkeiten sowie beim Schlaf mit nach kranial überstreckt liegendem Arm.
- **Untersuchung:** Schmerzprovokation durch passives Rückführen des Arms in maximaler Elevation. Dabei Abschwächung des Radialispulses. Kaum sensible und motorische Ausfälle.

■ Angeborene Fehlbildungen

Klippel-Feil-Syndrom

Angeborene Fusion zweier oder mehrerer Halswirbel. Kommt oft in Kombination mit anderen Fehlbildungen vor, insbes. der oberen Extremitäten (Syndaktylie, Hypoplasie, Sprengel-Deformität) aber auch innerer Organe (Niere, Herz).

- **Ätiologie:** Unbekannt
- **Anamnese:** Lokale oder ausstrahlende Schmerzen in die Arme oder den Hinterkopf. Diese können insbesondere im Alter wegen des vorzeitigen Verschleißes auftreten. Meist eingeschränktes Bewegungsausmaß der Halswirbelsäule.
- **Untersuchung:** Auffällig sind ein kurzer Hals und ein tiefer Haaransatz. Meist findet sich eine Skoliose und die Kombination mit einer Sprengel-Deformität (Schulterblatthochstand). Manchmal liegt aufgrund der Fehlbildung der HWS ein sog. knöcherner Schiefhals vor. Selten sind neurologische Schädigungen wie eine Fazialisparese oder Taubheit.
- **Diagnostik:** Röntgen der HWS in zwei Ebenen und halbschräg. Evtl. Funktionsaufnahmen. Neurologisches (EMG, NLG) und internistisches Konsil (Fehlbildungen innerer Organe).
- **DD:** Muskulärer und okulärer Schiefhals. Synostosen der Wirbelkörper bei juveniler chronischer Polyarthritis und M. Bechterew.

■ Degenerative Erkrankungen

Unkovertebralarthrose

Degenerativ bedingte Vergrößerung der Processus uncinati. Kann zur Einengung des jeweils angrenzenden Foramen intervertebrale führen.

- Tritt klinisch als Zervikal-, Zervikokranial- und Zervikobrachial-Syndrom in Erscheinung. Findet sich auch beim radikulären zervikalen Kompressionssyndrom und bei der chronischen vertebragenen zervikalen Myelopathie.
- **Diagnostik:** Röntgen der HWS in zwei Ebenen und halbschräg zum Nachweis der Einengung der Foramina intervertebralia.

Spondylose

Knöcherne Randzacken an den Wirbelkörperrändern, z. T. als überbrückende Spangen.

- Bei allen klinischen Krankheitsbilder mit degenerativem Charakter möglich. In ausgeprägten Fällen über mehrere Etagen bei der chronischen vertebragenen zervikalen Myelopathie.
- **Diagnostik:** Röntgen der HWS in zwei Ebenen und halbschräg.

Osteochondrosis intervertebralis

Degenerative Veränderungen der Grund- und Deckplatten. Geht einher mit ventralen und/oder dorsalen exophytären Ausziehungen (Spondylophyten). Kommt isoliert, aber auch in Kombination mit allen anderen degenerativen Erkrankungen vor.

- Kann bei allen klinischen Krankheitsbilder mit degenerativem Charakter auftreten.
- **Diagnostik:** Röntgen der HWS in zwei Ebenen.

Bandscheibenprotrusion/Bandscheibenprolaps

An der HWS sehr selten. Vorwölbung bzw. Vorfall der Bandscheibe in den Spinalkanal. Ist häufig kombiniert mit degenerativen Veränderungen der Grund- und Deckplatten und der kleinen Zwischenwirbelgelenke. Klinisches Bild eher chronisch als akut.

- Meist klinisch weniger auffällige intraforaminale oder dorsolaterale (sog. weiche) Vorfälle. Diese äußern sich als Zervikal-, Zervikokranial- oder Zervikobrachial-Syndrom. Selten als radikuläres zervikales Kompressionssyndrom.
- **Diagnostik:** Röntgen der HWS in zwei Ebenen und halbschräg. MRT oder CT, falls sensible oder motorische Ausfälle auftreten.

Enger Spinalkanal

Einengung des Spinalkanals im Rahmen degenerativer Veränderungen der HWS (meist dorsale Spondylophyten bei Osteochondrosis intervertebralis, mehrere Etagen).

- Das klinische Bild entspricht dem der chronischen vertebragenen zervikalen Myelopathie.
- **Diagnostik:** Röntgen der HWS in zwei Ebenen und halbschräg. MRT oder CT bei sensiblen oder motorischen Ausfällen. Neurologisches Konsil (EMG).

■ Entzündliche Erkrankungen

Unspezifische und spezifische Entzündungen: Spondylitis, Spondylodiscitis

An der HWS selten. Unspezifische bakterielle, spezifische oder aseptische Entzündung der Bandscheibe mit Befall der angrenzenden Wirbelkörper (Spondylodiscitis) oder Osteomyelitis eines Wirbelkörpers (Spondylitis).

- **Diagnostik:** Röntgen der HWS in zwei Ebenen und halbschräg. MRT oder CT zum Nachweis von Lokalisation und Ausdehnung der Entzündung. Szintigrafie zur Beurteilung der Aktivität.

Rheumatische Entzündungen

Spondylarthritis

Entzündlich-degenerative Veränderungen der kleinen Zwischenwirbelgelenke auf Basis einer rheumatischen Grunderkrankung. Wertigkeit durch systemischen Charakter der Erkrankung mit Befall der Extremitäten und der oberen Halswirbelsäule stark zurückgedrängt.

Atlantookzipitale Instabilität

Instabilität der oberen Halswirbelsäule als Folge einer Destruktion von Bändern und Gelenken durch chronisch entzündliche Prozesse. Dabei entwickeln sich eine atlantoaxiale Subluxation und eine vertikale Densluxation (pseudobasiläre Densinvagination). Des Weiteren auch ein subaxiales Wirbelgleiten. Auch eine Destruktion des Dens kann auftreten.

- **Ätiologie:** Juvenile chronische Polyarthritis und nach langjährigem Verlauf einer Rheumatoidarthritis.
- **Anamnese:** Ruhe- und bewegungsabhängiger Schmerz, z. T. fortgeleitet in die Mandibula und das Okziput. Hyposensibilität und Parästhesien am Okziput möglich. Radikuläre Schmerzen und Schmerzen bei Anteversion des Kopfs. Zeichen einer zervikalen Myelopathie oder einer vertebrobasilären Insuffizienz können auftreten. Durch rheumatisches Krankheitsbild überlagert.
- **Untersuchung:** Typische Untersuchungsbefunde der Rheumatoidarthritis. Die Rotation aus der Anteflexion ist eingeschränkt (knackende Geräusche). Befunde einer chronischen zervikalen Myelopathie können vorhanden sein.

► Die klinische Untersuchung muss sehr sorgfältig vorgenommen werden, um keine iatrogenen Schäden zu verursachen.

- **Diagnostik:** Röntgen der HWS in zwei Ebenen. Funktionsaufnahmen in Extension und Flexion.

■ Traumatische Erkrankungen

Bei den traumatischen Erkrankungen der Halswirbelsäule wird zwischen Weichteilverletzungen, Subluxationen und Luxationen sowie Frakturen mit und ohne Rückenmarkbeteiligung unterschieden.

Weichteilverletzungen und Frakturen

Weichteilverletzungen im Bereich der HWS stellen den Großteil der HWS-Verletzungen. Die einfache Zerrung der Weichteile der HWS wird als Distorsion bezeichnet. Grundsätzlich muss der Verletzungsmechanismus sorgfältig geklärt werden, auch bei Patienten, welche sich verzögert vorstellen. Die verschiedenen Verletzungsmechanismen der HWS sind in der aktuellen Literatur beschrieben.

Die Diagnostik von Frakturen der HWS orientiert sich sehr stark an der Anamnese (der Unfallhergang legt den Verdacht auf eine Verletzung der HWS nahe) und am Röntgenbild. Es werden Verletzungen des Dens, des Atlas und der unteren HWS unterschieden. Bei letzteren gibt es Frakturen des Wirbel-

körper (Kompressions- und Berstungsfrakturen), Zerreißungen des hinteren ligamentären Komplexes, ein- und beidseitige Facettenluxationen, Luxationsfrakturen sowie Abrissfrakturen der Dornfortsätze (Schipperfraktur). Man unterteilt stabile und instabile Frakturen.

Bedeutendste Frakturen sind die Jefferson-Fraktur (Atlasfraktur), die Hangman-Fraktur (Fraktur des Axis), die Densfrakturen und die Tear-drop-contusion (Abriss einer Vorder- oder Hinterkante des Wirbelkörpers). Die Beschreibung dieser Frakturen ginge über den Rahmen dieses Buchs hinaus und muss an entsprechender Stelle nachgelesen werden.

- **Ätiologie:** Axiale Kompression des Kopfs auf den Nacken, Beschleunigungsverletzungen, Polytrauma.
- Bei der ersten orientierenden klinischen Untersuchung können eine Fehlstellung des Kopfs und Achsabweichungen der HWS auffallen. Es finden sich Klopf-, Druck- und Stauchungsschmerz. Eine Beweglichkeitsprüfung sollte bei Verdacht auf eine Fraktur unterbleiben, bis sie ausgeschlossen ist. Sensible und motorische Ausfälle können in unterschiedlicher Art und Ausprägung vorliegen.

► Ganz wesentlich bei der Diagnostik von Frakturen der HWS sind die komplette, wiederholte neurologische Untersuchung (Dokumentation!) und das Röntgenbild.

■ Tumoröse Erkrankungen

Pancoast-Tumor

Sonderform des peripheren Bronchialkarzinoms, welches meist apikal liegt und frühzeitig die Thoraxwand infiltriert.

- **Anamnese:** Ausstrahlende Schmerzen in den Arm (Zervikobrachial-Syndrom), aber auch ein Tietze-Syndrom können erstes Symptom sein. Armschwellung möglich.
- **Untersuchung:** Verspannung der Schulter-Nacken-Muskulatur. Paravertebraler Druckschmerz. Einschränkung der Rotation (Abb. 1.4) bzw. Seitneigung (Abb. 1.3). Bei Irritation der Wurzeln von C8 und D1 liegt eine Horner-Trias – Ptosis, Miosis, Enophthalmus – vor (relativ typisch, Abb. 1.7). Dysästhesien möglich; keine motorischen Ausfälle (allerdings gibt es auch umschriebene Radikulopathien von C8, Abb. 1.11).
- **Diagnostik:** Röntgen der HWS in zwei Ebenen und halbschräg. Röntgen Thorax. Ggf. MRT oder CT zum Nachweis des Tumors und seiner Ausdehnung.

1.3 BWS und LWS

1.3.1 Systematische Untersuchung

■ Lokalbefund

Gangbild
- Unauffällig, rechts/links hinkend
- Schmerzhinken, Verkürzungshinken, Schonhinken, Versteifungshinken

Lot (C7 über S1)
- Steil, Überhang rechts/links (Abb. 1.14)

Kyphose (BWS)
- Normal/abgeflacht/vermehrt/Gibbus (Abb. 1.15–1.17)
- Im Stand/in Päckchenstellung/in Rutschhalte (aktiv aufrichtbar/fixiert) (Abb. 1.18)

Lordose (LWS)
- Normal/abgeflacht/vermehrt (Tannenbaumphänomen, Abb. 1.19)

Skoliose (Abb. 1.20–1.22)
- Rechts-/linkskonvex
- Fixiert/aktiv aufrichtbar (vollständig/unvollständig)
- Rippenbuckel/Lendenwulst, rechts/links
- Taillendreiecke gleichmäßig/verstrichen, rechts/links

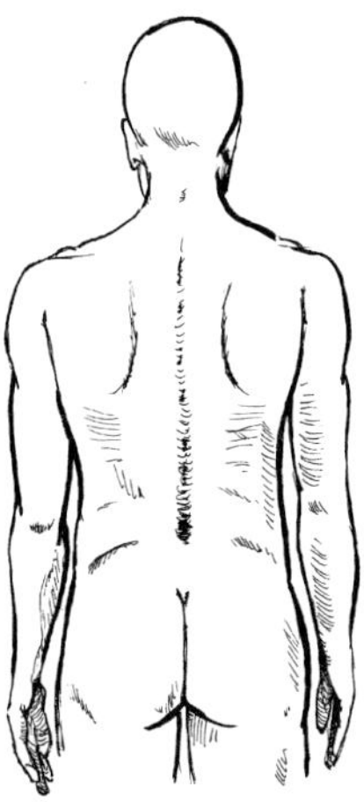

Abb. 1.14. Steilstellung der WS

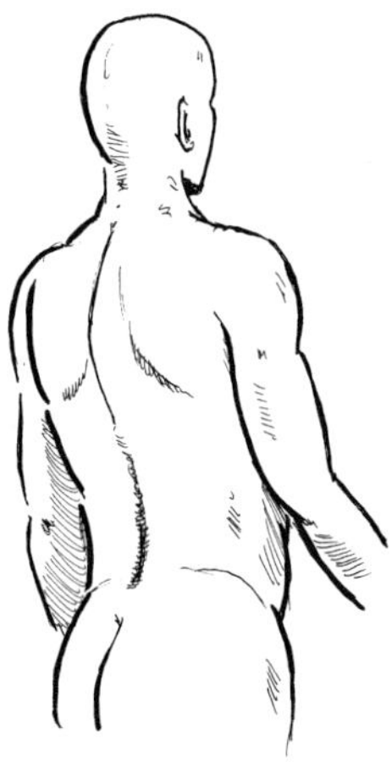

Abb. 1.15. Normale Kyphose der BWS und Lordose der LWS

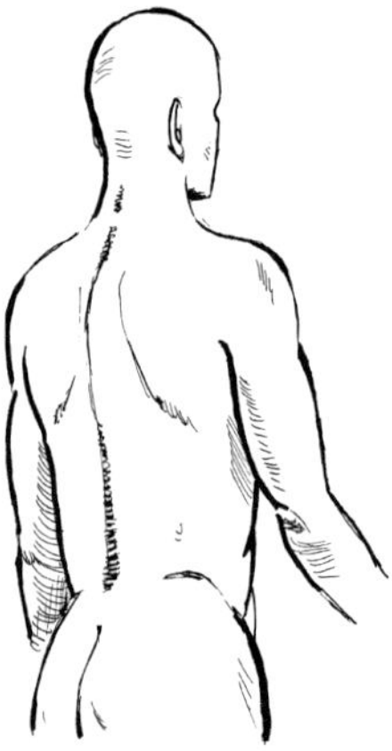

Abb. 1.16. Abgeflachte Kyphose der BWS und Lordose der LWS

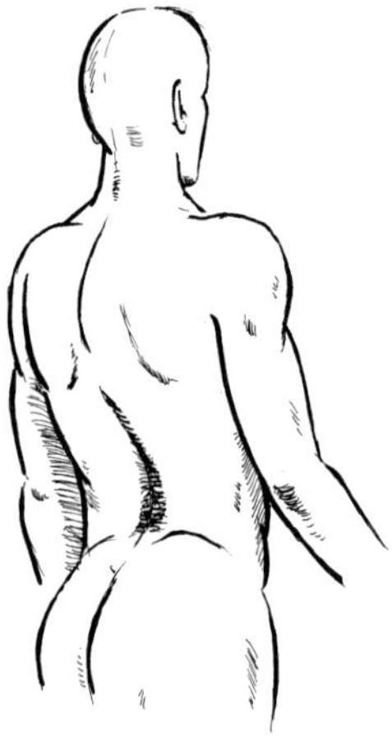

Abb. 1.17. Vermehrte Kyphose der BWS und Lordose der LWS

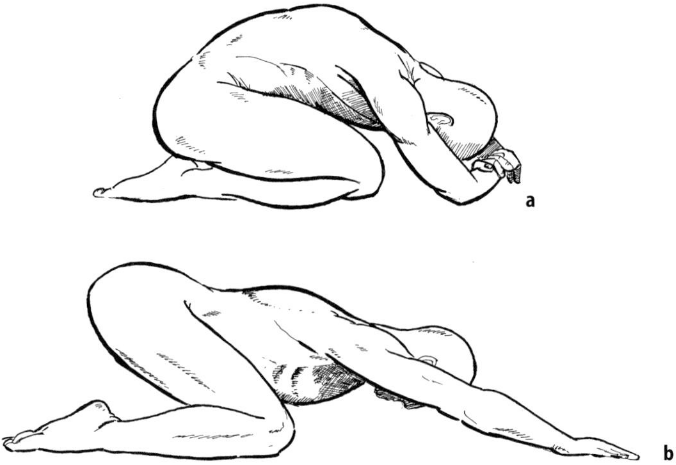

Abb. 1.18 a, b. Prüfung der BWS-Kyphose beim aktiven Übergang aus der Päckchenstellung (**a**) in die Rutschhalte. Dabei werden fixierte Kyphosen sichtbar (**b**)

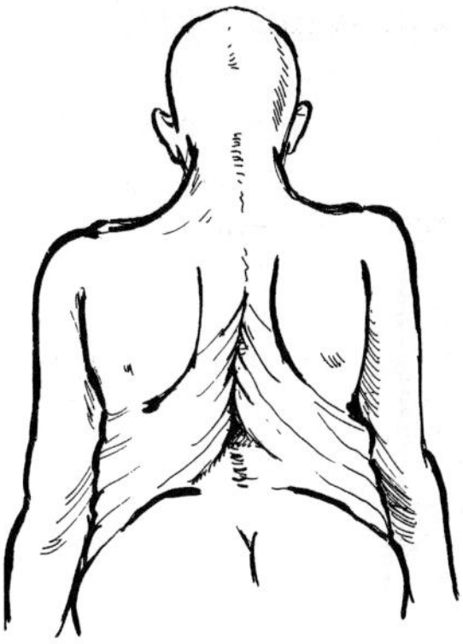

Abb. 1.19. Tannenbaumphänomen. Durch Sinterung der osteoporotischen Wirbelsäule „reiten" die unteren Rippenbögen auf den Beckenkämmen. Die Fältelung der Haut erinnert an einen Tannenbaum

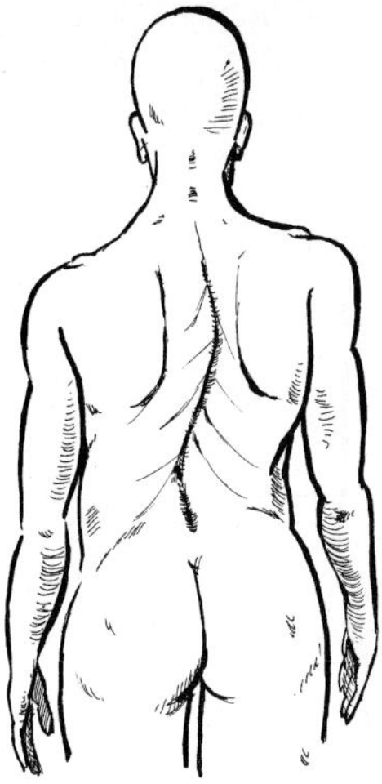

Abb. 1.20. S-förmige strukturelle Skoliose, rechtskonvex thorakal, linkskonvex lumbal. Schulterhochstand rechts, Taillendreieck links verstrichen

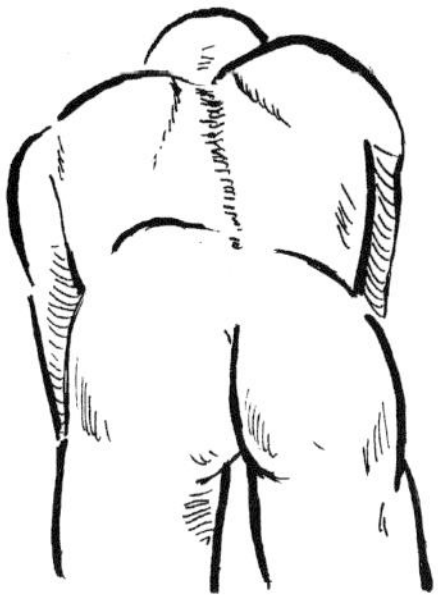

Abb. 1.21. Rippenbuckel rechts und Lendenwulst links bei struktureller Skoliose

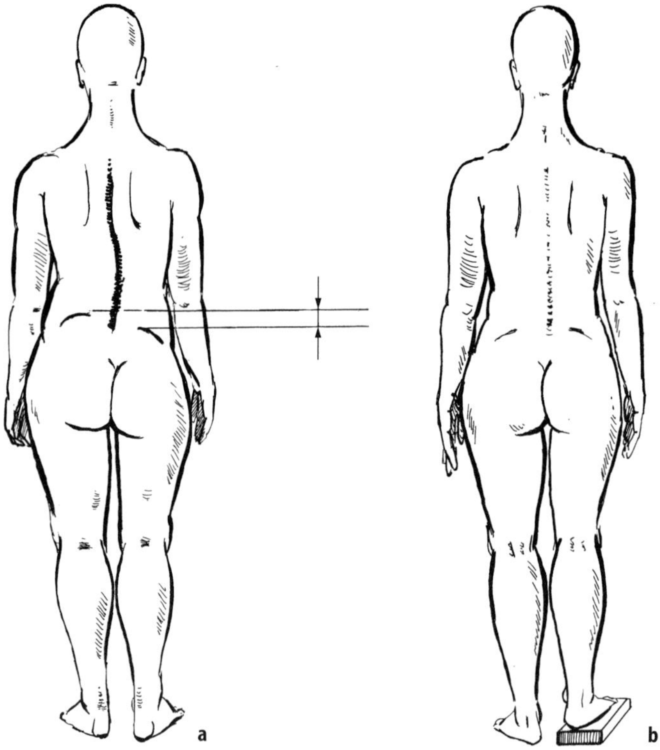

Abb. 1.22 a, b. Funktionelle Skoliose bei Beckenschiefstand rechts (**a**). Die Abweichung aus dem Lot lässt sich aktiv aufrichten. Die Korrektur ist durch Ausgleich der Beinverkürzung möglich (**b**)

Skapula

- Unauffällig/Protraktion/Scapula alata, rechts/links (Abb. 1.23)

Schulterstand

- Schultergleichstand/Schulterhochstand, rechts/links

Beckenstand

- Beckengeradstand/Beckenschiefstand: Verkürzungsausgleich (cm), rechts/links

Stufenbildung über Dornfortsätzen

- Ggf. welche Etage

Schwellung/Rötung/Hyperthermie

- Ggf. Lokalisation/Ausdehnung/Umfänge/Konsistenz (weich/derb/verschieblich)

Hämatom/Abschürfung/offene Wunde/Schorf

- Ggf. Lokalisation/Ausdehnung/Umfänge

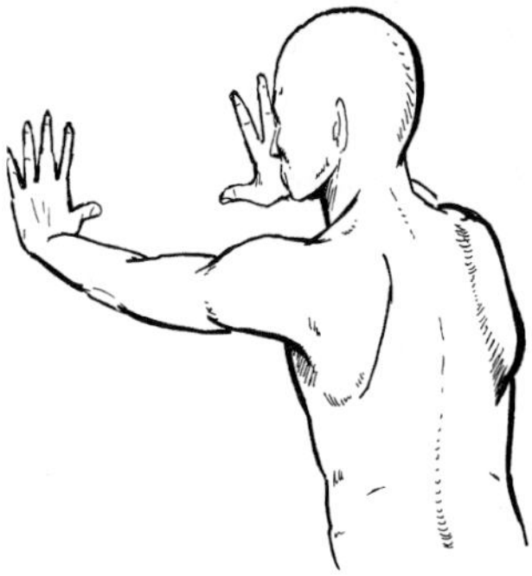

Abb. 1.23. Scapula alata rechts. Die Abweichung wird besonders deutlich, wenn beide Arme nach vorn angehoben und gegen eine Wand gestemmt werden

Narben
- Ggf. Lokalisation/Ausdehnung/Konsistenz (weich/derb/verschieblich)

Muskulatur
- Paravertebrale Muskulatur/M. pectoralis (BWS)/Bauchmuskulatur (LWS)
- Kräftig/abgeschwächt/verkürzt
- Atrophie (deutliche/geringe)
- Weich/Myogelosen/verspannt/Hartspann

Matthiaß-Test
- Negativ/positiv (Haltungsschwäche, Haltungsverfall) (Abb. 1.24)

Atembreite (Höhe Th9)
- Bei Inspiration/bei Exspiration – cm/– cm (Differenz in cm) (Abb. 1.25)

Beweglichkeit (Abb. 1.26–1.29)
- Fingerspitzen-Boden-Abstand – cm
- Schober –/– cm
- Ott –/– cm
- Reklination – Grad
- Seitneigung –/–/– Grad (nach rechts oberhalb L–, nach links oberhalb L–)
- Rotation (im Sitzen) –/–/– Grad

BWS-/LWS-Schmerz
- Bewegungsschmerz (Richtung, kontinuierlich/endgradig)
- Klopfschmerz, Thoraxkompressionsschmerz
- Druckschmerz: Dornfortsätze/interspinal/paravertebral/Beckenkämme (Etage bzw. Lokalisation, rechts/links)
- Fersenfallschmerz (Abb. 1.30)

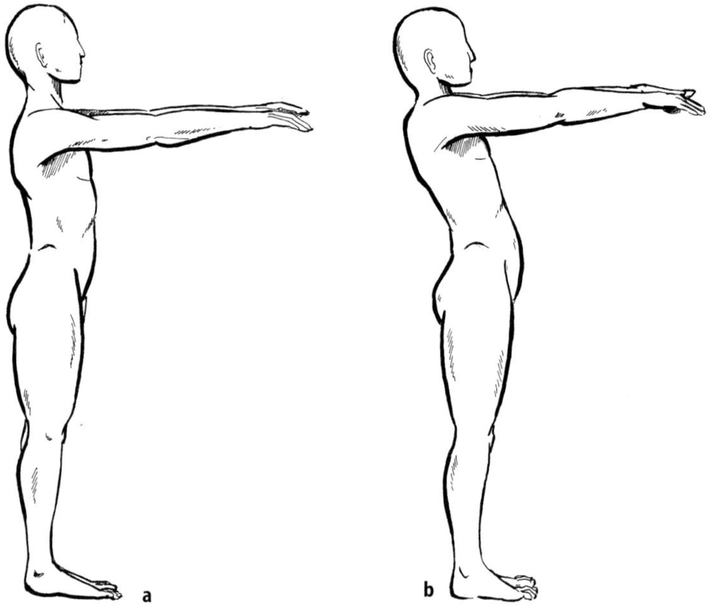

Abb. 1.24 a, b. Armvorhaltetest nach Matthiaß (Prüfung bei Kindern). Die Arme sollen – aufrecht stehend – aktiv nach vorn gestreckt werden (**a**). Bei insuffizienter Rumpfmuskulatur weicht der Oberkörper nach ca. 30 Sekunden nach hinten aus, damit die Arme oben gehalten werden können (**b**). Die Lendenlordose wird verstärkt (Haltungsschwäche). Kann die aufrechte Haltung mit nach vorn gestreckten Armen überhaupt nicht eingenommen werden, liegt ein Haltungsverfall vor

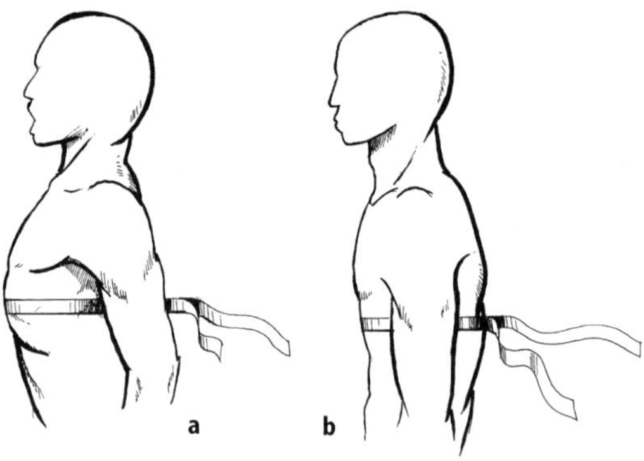

Abb. 1.25 a, b. Atembreite. Gemessen wird der Umfang des Thorax in Höhe Th9 bei Inspiration (**a**) und bei Exspiration (**b**). Angabe der Differenz in cm

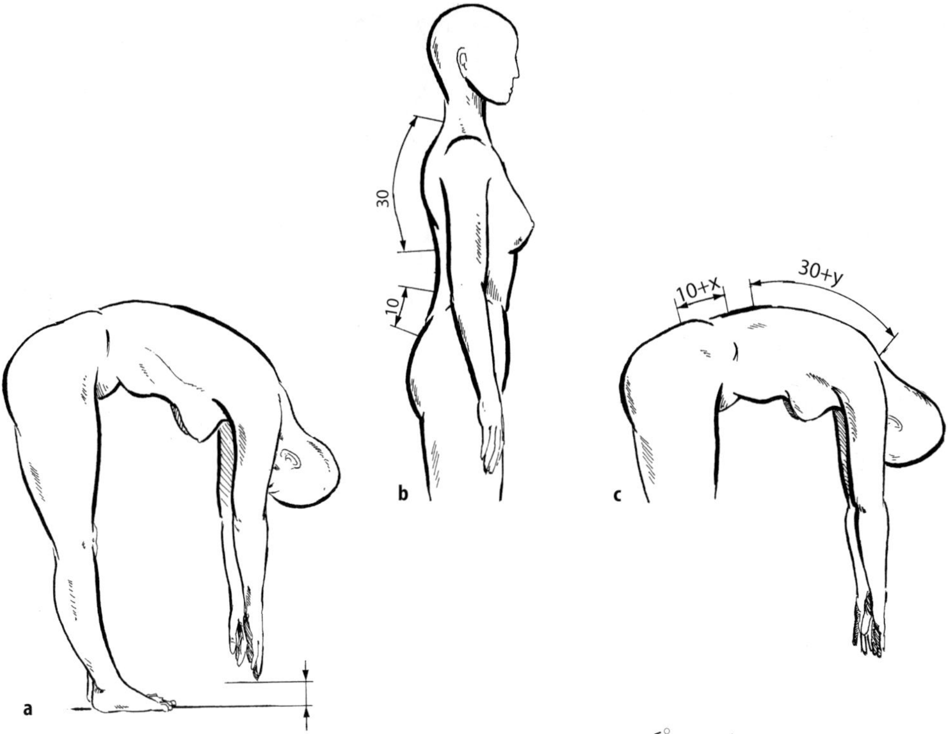

Abb. 1.26 a–c. Messung des Fingerspitzen-Boden-Abstands. Abstand zwischen Fingerspitzen und Fußboden bei maximaler Anteflexion des Rumpfs (**a**). Zeichen nach Schober: Markieren von S1 sowie 10 cm oberhalb davon in Neutral-Null-Stellung (**b**). Der Abstand der Markierungen beträgt bei maximaler Beugung des Rumpfs normal ca. 14 cm (**c**). Zeichen nach Ott: Markieren von C7 sowie 30 cm unterhalb davon (**b**). Der Abstand der Markierungen beträgt bei maximaler Beugung des Rumpfs normal ca. 35 cm (**c**)

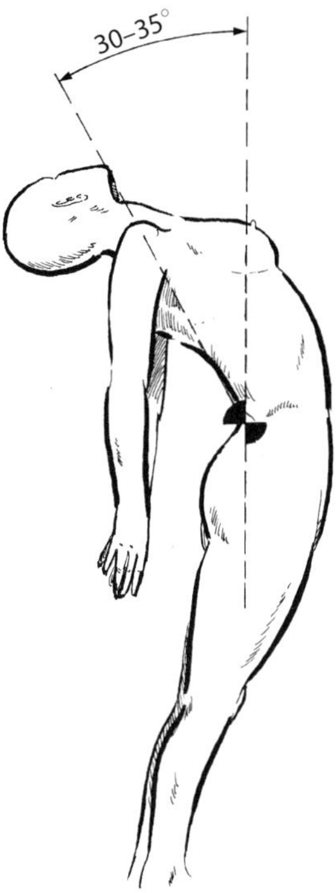

Abb. 1.27. Prüfung der LWS-Reklination ▶

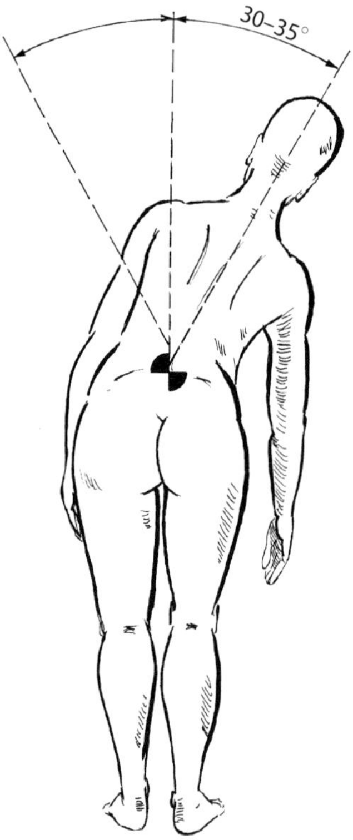

Abb. 1.28. Prüfung der LWS-Seitneigung. Dabei ist nicht nur der Neigungswinkel, sondern auch eine eventuelle Blockierung der LWS zu beachten (z. B. nach rechts oberhalb L5, nach links oberhalb L4)

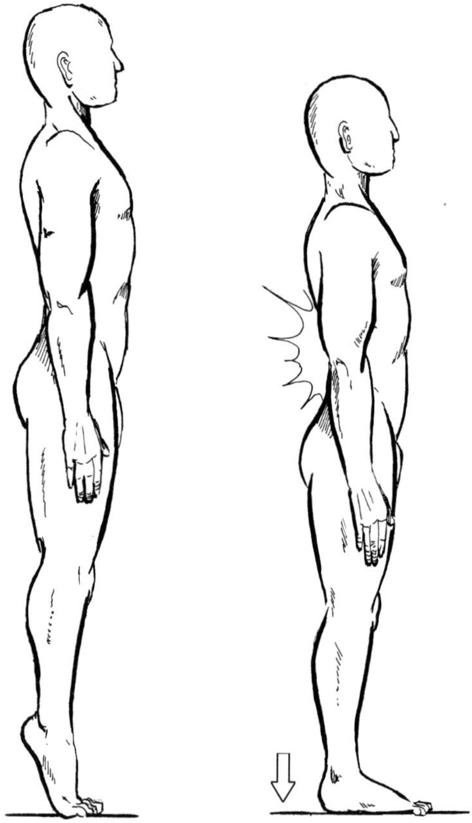

Abb. 1.30 a, b. Fersenfallschmerz. Patient soll sich auf die Zehenspitzen stellen (**a**) und dann fallen lassen (**b**). Der Test ist positiv, wenn dadurch Schmerzen in der LWS ausgelöst werden

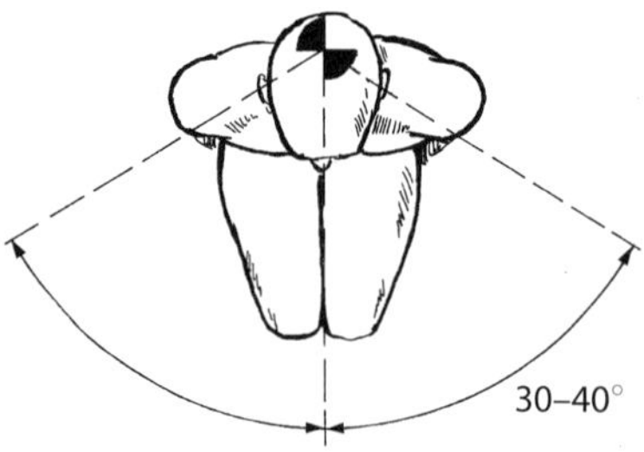

Abb. 1.29. Prüfung der LWS-Rotation. Im Sitzen wird das Becken fixiert, wodurch die Messung erleichtert wird

ISG-Funktion

- Unauffällig; gestört, rechts/links
- Ggf. pos. Druckschmerz, Mennel-Zeichen, Viererzeichen (Abb. 1.31–1.33)

■ Neurologie

Nervendehnungsschmerz

- Negativ/positiv, rechts/links
- Lasègue; gekreuzter Lasègue; Pseudolasègue; Bragard, Femoralisdehnungsschmerz, Valleix (Abb. 1.34–1.37)

Reflexe

- Lebhaft/nicht auslösbar/abgeschwächt/gesteigert/Kloni, rechts/links
- Patellarsehne (L4), Tibialis posterior (L5), Achillessehne (S1) (Abb. 1.38, 1.39)
- Bauchhautreflexe
- Babinski, Gordon, Oppenheimer (Abb. 1.40–1.43)

Sensibilität

- Hypästhesie/Parästhesie/Dysästhesie, rechts/links
- Reithosenanästhesie
- Dermatom (segmental bzw. einem peripheren Nerv zuzuordnen/nicht genau zuzuordnen) (Abb. 1.44, 3.41)

Motorik

- Intakt/abgeschwächt (M0-M1-M2-M3-M4-M5), rechts/links
- Kniebeugung/Hüftadduktion (L3), Kniestreckung/Hüftabduktion (L4), Hackenstand (Fuß-/Großzehenheber; L5), Zehenstand (Fußsenker; S1)
- Analsphinktertonus kräftig/herabgesetzt/schlaff

■ Durchblutung

Arterien

- A. femoralis, A. poplitea, A. dorsalis pedis, A. tibialis posterior
- Kräftig/schwach/nicht tastbar, rechts/links

Venen

- Varicosis cruris, venöse Stauung, Hyperpigmentierung
- Vorhanden/nicht vorhanden, rechts/links

Kapillarpuls

- An den Zehenkuppen sichtbar/nicht sichtbar

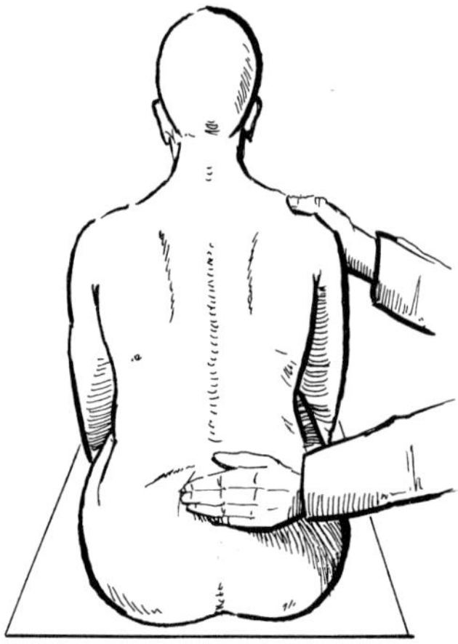

Abb. 1.31. Prüfung Druckschmerz linksseitiges ISG

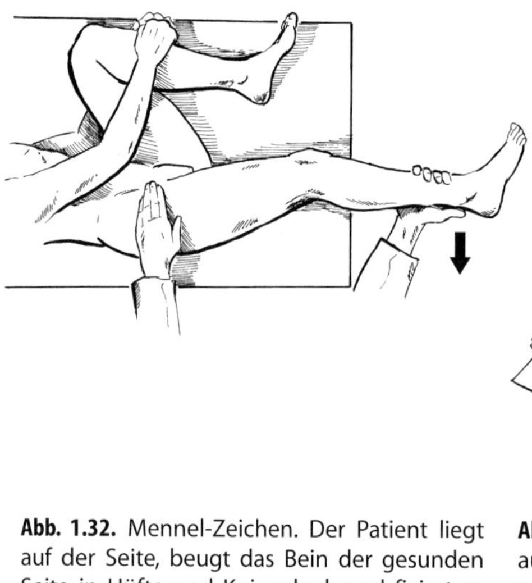

Abb. 1.32. Mennel-Zeichen. Der Patient liegt auf der Seite, beugt das Bein der gesunden Seite in Hüfte und Kniegelenk und fixiert es in dieser Stellung mit beiden Händen. Das Zeichen ist positiv, wenn der Untersucher durch Überstrecken des Hüftgelenks der betroffenen Seite im ISG Schmerzen auslöst

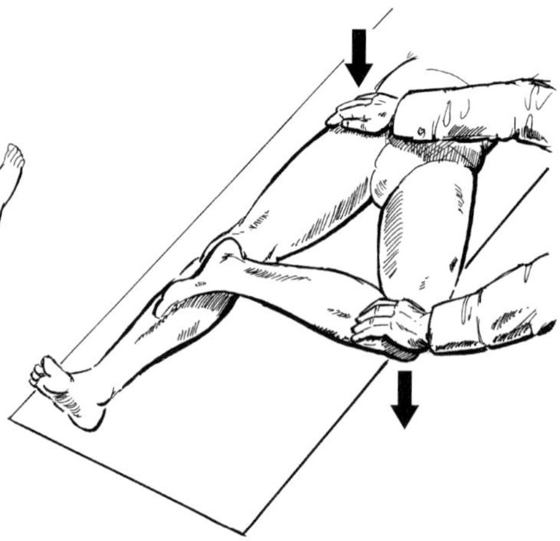

Abb. 1.33. Viererzeichen: Der Patient liegt auf dem Rücken und winkelt das Bein der zu untersuchenden Seite wie dargestellt an (Abduktion und Außenrotation des Hüftgelenks). Der Untersucher fixiert die gegenseitige Hüfte und drückt das Knie der betroffenen Seite nach unten. Das Zeichen ist positiv, wenn dadurch Schmerzen im ipsilateralen ISG ausgelöst werden

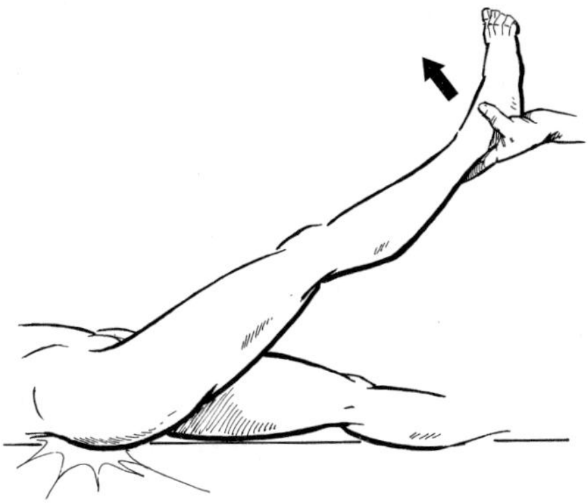

Abb. 1.34. Lasègue rechts positiv bei 40°. Der Patient liegt auf dem Rücken. Der Test ist positiv, wenn der Untersucher das entspannte Bein anhebt und dadurch ab einem bestimmten Winkel Schmerzen im Gesäß auslöst

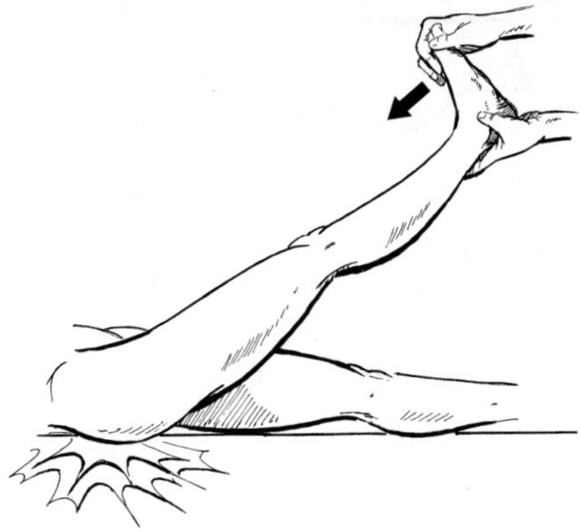

Abb. 1.35. Positiver Bragard rechts. Ist der Lasègue-Test bei einem bestimmten Winkel positiv, dann führt die passive Dorsalextension des Fußes zur Schmerzverstärkung

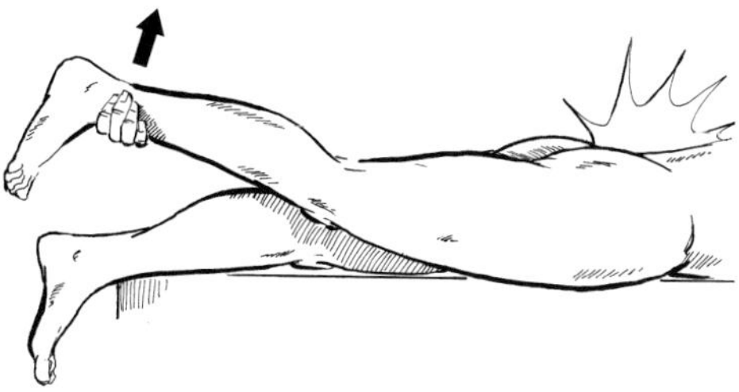

Abb. 1.36. Positiver Femoralisdehnungsschmerz (umgekehrter Lasègue) rechts. Der Patient liegt auf dem Bauch. Der Untersucher löst durch das Anheben des gestreckten Beins Schmerzen im Gesäß aus

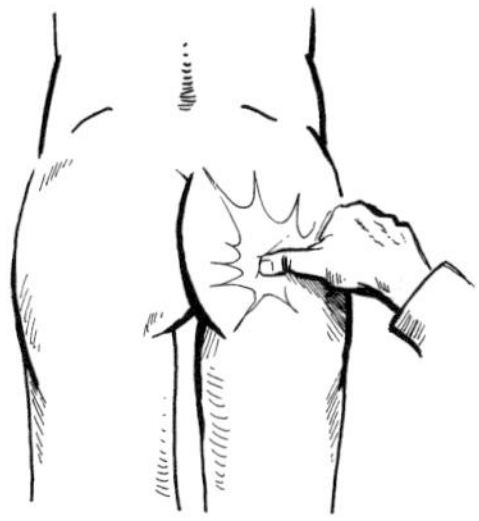

Abb. 1.37. Valleix rechts positiv. Druckschmerz am Gesäß im Verlauf des N. ischiadicus

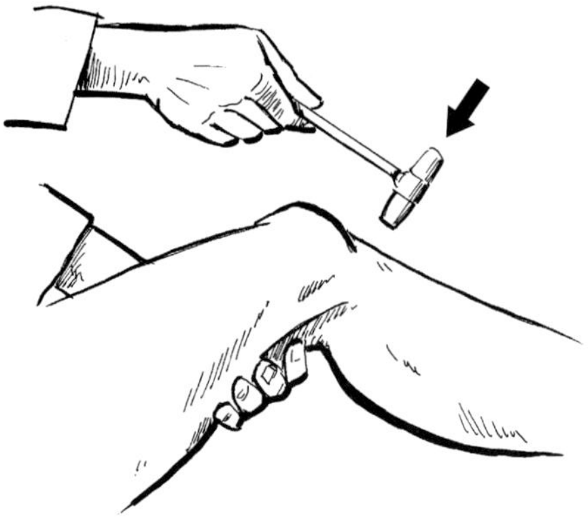

Abb. 1.38. Prüfung Patellarsehnenreflex

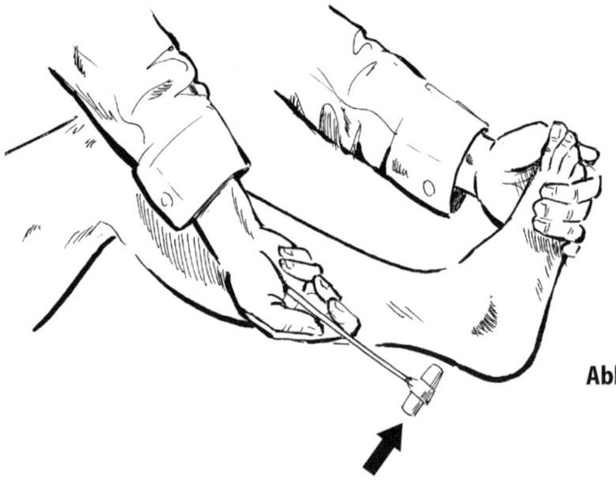

Abb. 1.39. Prüfung Achillessehnenreflex

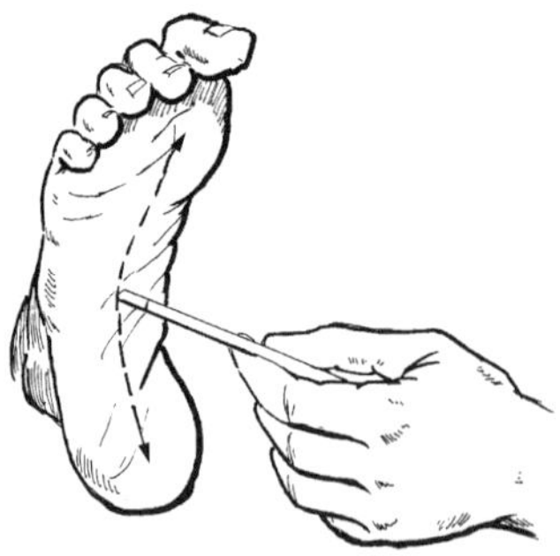

Abb. 1.40. Babinski negativ. Beim Bestreichen der Fußsohle wird die Großzehe reflektorisch plantarflektiert

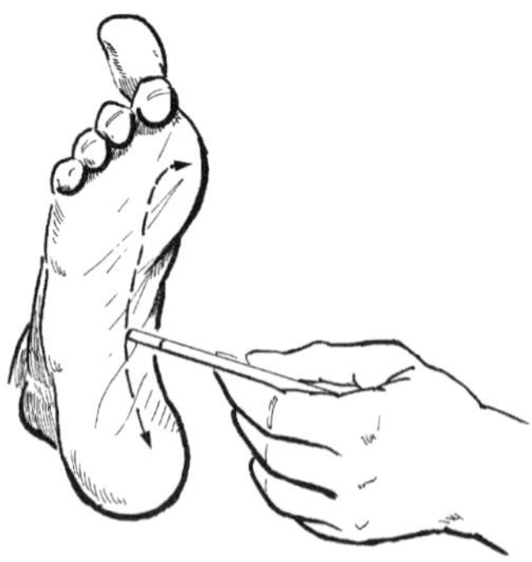

Abb. 1.41. Babinski positiv. Beim Bestreichen der Fußsohle wird die Großzehe reflektorisch dorsalextendiert

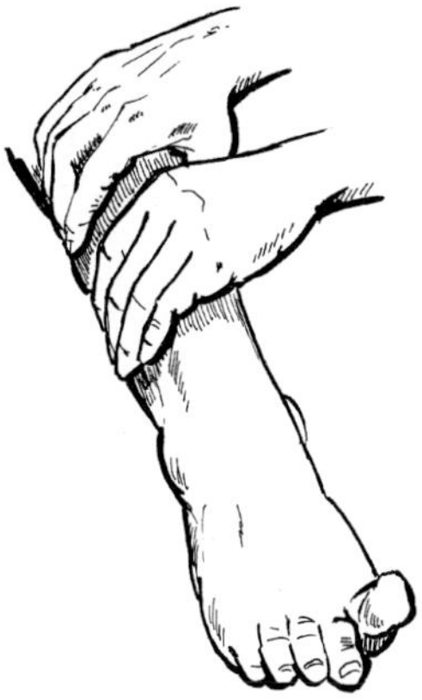

Abb. 1.42. Gordon positiv. Beim Kneten der Wade wird die Großzehe reflektorisch dorsalextendiert

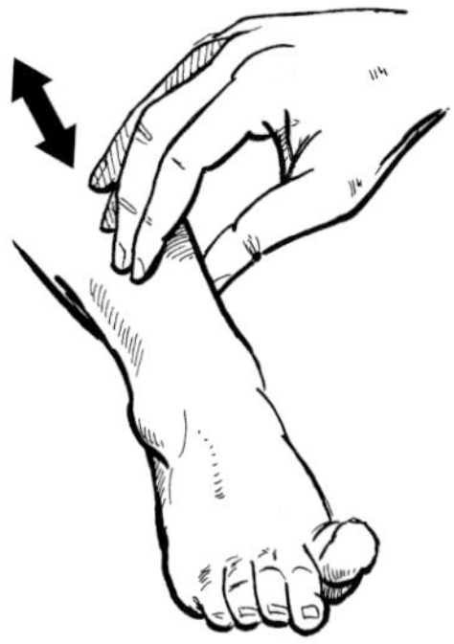

Abb. 1.43. Oppenheimer positiv. Beim Bestreichen der Tibiavorderkante wird die Großzehe reflektorisch dorsalextendiert

1.3.2 Leitsymptome

Die Leitsymptome der BWS und LWS sind in Tabelle 1.2 zusammengefasst.

1.3.3 Erkrankungen

■ Klinische Krankheitsbilder

Tietze-Syndrom

Schmerzen im Bereich des kostosternalen Übergangs in Höhe der 2.–4. Rippe.

- **Ätiologie:** Nicht einheitlich. Einfache Blockierungen der entsprechenden Rippen; projizierte segmentale Schmerzen innerer Organe; Engpass-Syndrome des Plexus brachialis; Entzündungen im Bereich des oberen Armplexus; Thrombose der V. axillaris; retrosternale Tumoren (Pancoast-Tumor).
- **Anamnese:** Schmerzen über dem betroffenen kostosternalen Bereich; Schmerzen in Ruhe, können bei tiefer Inspiration, Husten und Pressen zunehmen.
- **Untersuchung:** Lokaler Druckschmerz (außerdem oft über dem der Höhe entsprechenden kostovertebralen Gelenk, manchmal auch eher diffus, nicht genau lokalisierbar!), lokale Schwellung möglich.

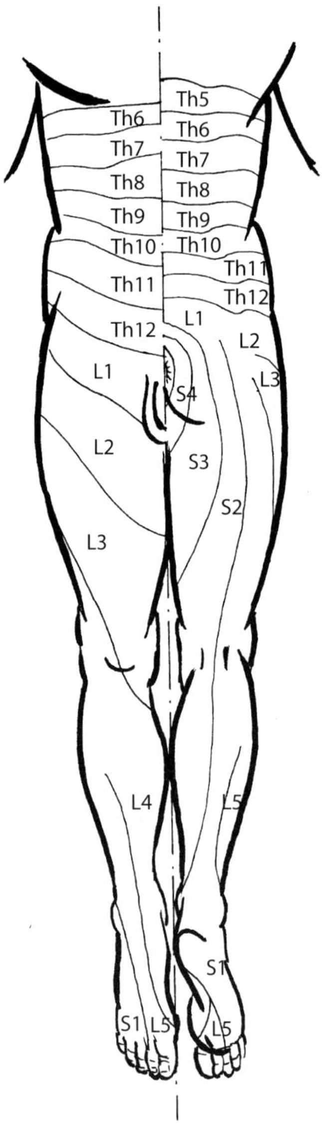

Abb. 1.44. Segmentale sensible Innervation an den unteren Extremitäten und am Rumpf (Vorder- und Rückansicht)

Tabelle 1.2. BWS und LWS: Leitsymptome

Anamnese	Schmerz	Lokalbefund, Funktionstests	Sensible Störung	Motorische Störung	Spricht für
Dorsalgien möglich, sonst eher uncharakteristisch	Lokale Schmerzen, am kostosternalen Übergang Höhe 2.–4. Rippe	Lokale Schwellung am kostosternalen Übergang Höhe 2.–4. Rippe, lokaler DS, DS entsprechendes kostovertebrales Gelenk	Keine	Keine	Tietze-Syndrom (DD: Erkrankungen innerer Organe, Engpass-Syndrome, Thrombose V. axillaris, Pancoast-Tumor)
Lumbago, Lumboischialgie, schleichend beginnende Lumbalgie	Diffuse, tief sitzende Schmerzen; z. T. ausstrahlend; nicht segmental zuzuordnen	Seitneige einseitig eingeschränkt; DS an hinterem Beckenkamm, bei Anteflexion weiter vorn; Pseudolasègue positiv	Dysästhesien an Gesäß, lateraler Oberschenkel, nicht segmental zuzuordnen	Keine	Pseudoradikulärsyndrom (degenerative Erkrankung der LWS. DD: Rezessusstenose)
Lumbago, Lumboischialgie	Ausstrahlende stechende Schmerzen, segmental zuzuordnen, HNP-Schmerz	Überhang der LWS meist auf die gesunde Seite; Valleix u. Lasègue positiv, Bragard positiv	Möglich, immer segmental; Fußrücken u. Großzehe (L5), lateraler Fußrand und Kleinzehe (S1)	Möglich, Fuß- und Großzehenheberschwäche (L5), Fußsenkerschwäche (S1)	Radikuläres Syndrom (DD: Rezessusstenose)
Operative Versorgung eines Bandscheibenvorfalls	Unveränderte oder sogar verstärkte Schmerzen im Vergleich zum Vorbefund	Eingeschränkte Beweglichkeit, pos. Lasègue oder Pseudo-Lasègue	Möglich, segmental	Möglich, segmental	Postnukleotomie-Syndrom (DD: Rezidivvorfall)
Lumbalgie, Lumboischialgie	Brennende Schmerzen, belastungsabhängig	Rasche Schmerzlinderung durch Vorbeugen und Hinlegen	Kaum	Kaum	Claudicatio spinalis (Spinalkanalstenose)
Lumbago, Lumboischialgie, Leistungssportler	Lokale Schmerzen, selten radikulär ausstrahlend, belastungsabhängig	Hyperlordose der LWS oder Stufenbildung der Dornfortsätze, bei Kinder teilweise Hüftlendenstrecksteife	Nicht immer, manchmal belastungsabhängig	Kaum	Spondylolisthesis

Tabelle 1.2 (Fortsetzung)

Anamnese	Schmerz	Lokalbefund, Funktionstests	Sensible Störung	Motorische Störung	Spricht für
Lumbalgie, Dorsalgie, bakterieller Infekt, Op. Bandscheibe, schweres Krankheitsgefühl, Fieber Müdigkeit, Gewichtsverlust	Dumpfe, teilweise stechende Schmerzen, Nachtschmerz	Schonhaltung, LWS entlordosiert, lokaler DS, Fersenfallschmerz	Möglich	Möglich, desgleichen Miktionsstörungen	Spondylodiscitis/ Spondylitis
Dorsalgie, Lumbalgie, alter Primärinfekt der Lunge, Kontakt zu Tbc-Erkranktem, Leistungsabfall, Nachtschweiß	Lokale Schmerzen, auch ausstrahlend, Nachtschmerz	z. T. Hyperkyphose oder Gibbus der BWS/LWS, lokaler DS und KS, Hartspann, eingeschränkte Beweglichkeit	Bei Einengung des Spinalkanals	Frühlähmung möglich, bei langen Verläufen auch Spätlähmung	Spondylitis tuberculosa
Lumbago, Lumbalgie, Dorsalgie; evtl. Iridozyklitis	Lokale Schmerzten, stechend, teilweise dumpf, frühmorgendliche Schmerzen „treiben" den Pat. aus dem Bett!	Zu Beginn oft pos. ISG-Symptomatik, HNP-Schmerz, später verstärkte Hyperkyphose der BWS und geringere Atembreite	Keine	Keine	Spondylitis ankylosans
Akute Dorsalgie, Lumbago, geringes oder kein Unfallereignis, Hyperkyphose BWS	Lokale Schmerzen, stechend, (BWS oder obere LWS), atemabhängig	Evtl. vermehrte Kyphose, manchmal Tannenbaumphänomen, Beweglichkeit eingeschränkt, lokaler DS/KS	Keine	Keine	Kompressions-/ Keilwirbelfraktur (Osteoporose, DD: Tumor/Metastase)
Auffällige seitliche Ausbiegung der Wirbelsäule beim Säugling	Keine	C- oder S-förmige seitliche Ausbiegung der Wirbelsäule, passiv und aktiv nicht korrigierbar	Keine	Keine	Säuglingsskoliose

Seitliche Ausbiegung der Wirbelsäule; akute Lumboischialgie oder Beinverkürzung	Evtl. ausstrahlende Schmerzen ins Bein	Seitliche Ausbiegung vollständig aufrichtbar bei Gabe von Analgetika bzw. Ausgleich der Beinverkürzung	Bei Bandscheibenvorfall möglich	Bei Bandscheibenvorfall möglich	Funktionelle Skoliose
Seitliche Ausbiegung der Wirbelsäule, meist Kinder oder Jugendliche, selten neurologische oder myopathische Erkrankungen	Oft keine Schmerzen, später lokal, im Alter auch ausstrahlend	C- oder S-förmige Krümmung der WS, nicht vollständig aufrichtbar, Rippenbuckel bzw. Lendenwulst auf der konkaven Seite	Dysästhesien oder leicht segmentale Schäden bei schweren Befunden (selten!)	Leichte Schädigungen möglich bei schweren Befunden (selten!)	Strukturelle Skoliose
Lumbago oder Lumbalgie, Appetitlosigkeit, Gewichtsverlust, Nachtschweiß, bekanntes Tumorleiden	Oft uncharakteristische, lokale/diffuse Schmerzen, aber auch ausstrahlend, segmental zuzuordnen, Nachtschmerz	Lokaler DS und KS	Möglich	Im Verlauf möglich	Primäre Tumoren der WS und Metastasen

- **Diagnostik:** Bei therapieresistenten Schmerzen Röntgen der BWS in zwei Ebenen. Ggf. Ausschlussdiagnostik bezüglich der Ätiologie (DD).

Haltungsschwäche

Aktiv oder passiv voll ausgleichbare Abweichung von der normalen Haltung der Wirbelsäule in der Sagittalebene. Zu beachten ist, dass es unterschiedliche Haltungstypen gibt, welche mit einer mehr oder weniger starken Betonung der Wirbelsäulenkrümmungen einhergehen.

- **Ätiologie:** Relative Schwäche von Bauch- und Rückenmuskulatur, vor allem in Zeiträumen des stärkeren Wachstums.
- **Anamnese:** Auffälliger Rundrücken, herabhängende Schultern, vorgewölbter Bauch.
- **Untersuchung:** Vermehrte Brustkyphose (Abb. 1.17). Aktiv aufrichtbar. Matthiaß-Test (Abb. 1.24) positiv (Armvorhaltetest: aufrechtes Stehen, Arme nach vorn gestreckt. Bei insuffizienter Rumpfmuskulatur weicht der Oberkörper nach ca. 30 Sekunden nach hinten aus, um die Arme weiter oben zu halten. Die Lendenlordose wird verstärkt). Vermehrte LWS-Lordose (Abb. 1.17). Im Vierfüßergang auf Knien werden beim Übergang von der „Päckchenstellung" in die sog. „Rutschhalte" kyphotisch fixierte Wirbelsäulenabschnitte sichtbar (Abb. 1.18).
- **Diagnostik:** Röntgen der BWS und LWS in zwei Ebenen falls V. a. DD.
- **DD:** M. Scheuermann.

Funktionelle Skoliose

Nicht fixierte, voll ausgleichbare Seitausbiegung der Wirbelsäule.

- **Ätiologie:** Tritt auf bei Lumboischialgie und Beckenschiefstand.
- **Untersuchung:** Seitliche Ausbiegung der Wirbelsäule (Abb. 1.22). Bei Beckenschiefstand aktiv aufrichtbar durch Ausgleich der Beinlängendifferenz. Bei Lumboischialgie reicht oft die Gabe von Analgetika aus.
- **Diagnostik:** Röntgen der BWS und LWS in zwei Ebenen, falls V. a. DD.
- **DD:** (Strukturelle) Skoliose.

Säuglingsskoliose

Teilfixiert, meiste C-förmige seitliche Verbiegung der Wirbelsäule beim Säugling ohne Torsion. Es bestehen keine strukturellen Veränderungen.

- **Ätiologie:** Gestörte neuromuskuläre Entwicklung, die zur einseitigen Kontraktur der Muskulatur am Körperstamm führt.
- **Anamnese:** Seitliche Ausbiegung der Wirbelsäule.
- **Untersuchung:** Meistens C-, selten auch S-förmige Biegung der Wirbelsäule. Lässt sich weder passiv noch aktiv korrigieren.
- **Diagnostik:** Röntgen der WS a. p. zum Ausschluss von Anomalien der Wirbelsäule (z. B. Halbwirbel).
- **DD:** Infantile Skoliose (während der ersten 3 Lebensjahre). Angeborene Skoliosen (in Kombination mit anderen Anomalien).

Strukturelle Skoliose

Fixierte Seitausbiegung der Wirbelsäule mit Torsion.

- **Ätiologie:** Überwiegend idiopathisch. Seltener sind neurologische und myopathische Erkrankungen die Ursache. Auch primäre und sekundäre Erkrankungen des Knochens sowie Hautschädigungen kommen in Frage.
- **Anamnese:** Im Kindesalter und jungem Erwachsenenalter in der Regel kaum Beschwerden (oft Zufallsbefund im Alter von 10–12 Jahren); mit zunehmenden Alter lokale Schmerzen, später auch ausstrahlend. Sensible Störungen, manchmal auch leichte motorische Schäden können später auftreten. Die Anamnese wird bei schweren oder progredienten Befunden auch durch die mechanische Störung der Funktion innerer Organe (insbes. Herz und Lunge) bestimmt.
- **Untersuchung:** Meist C- oder S-förmige seitliche Krümmungsform der Wirbelsäule (thorakal, thorakolumbal, lumbal, kombiniert; rechts-, linkskonvex, Abb. 1.20). Einseitiger Schulterhochstand und Verkürzungsausgleich von 1–1,5 cm. Das Lot von C7 über S1 weicht meist zu einer Seite ab. Taillendreieck auf der konvexen Seite der Krümmung verstrichen. Kyphose der BWS abgeflacht (manchmal auch vermehrt). Lendenlordose abgeflacht. Beim Vornüberbeugen Rippenbuckel bzw. Lendenwulst auf der konvexen Seite der Krümmung (Abb. 1.21). In Abhängigkeit von der Fixation lässt sich die Skoliose durch aktives Aufrichten mehr oder weniger ausgleichen. Dies findet auch seinen Ausdruck bei Überprüfung der Seitneigung beiderseits (Abb. 1.28). Zur Beurteilung der Progredienz des klinischen Befunds ist die Erfassung von Körpergröße und Armspanne wichtig.
- **Diagnostik:** Röntgen Wirbelsäulenganzaufnahme a. p. im Stehen (mit Beckenkamm): Bestimmung der Krümmung nach Höhe und Seite. Grad der Achsabweichung (nach Cobb). Rotation (nach Nash und Moe). Wachstumspotenz (Stadium der Verknöcherung der Beckenkammapophyse nach Risser). Seitliche Röntgenaufnahmen von BWS und LWS zur Bestimmung der Krümmungen in der Sagittalebene. Bei ausgeprägten Befunden Lungenfunktionsprüfung veranlassen.
- **DD:** Funktionelle Skoliose.

Lumbago und Lumbalgie

Die Lumbago beschreibt einen akuten, die Lumbalgie den chronischen Kreuzschmerz.

- **Ätiologie:** Alle Differenzialdiagnosen der degenerativen Erkrankungen der LWS. Aus diesem Grunde sollten beide Begriffe nicht eigenständig, sondern in Verbindung mit der jeweiligen Diagnose verwendet werden, welche das jeweilige Krankheitsbild besser beschreibt.
- **DD:** Treten häufig beim Pseudoradikulärsyndrom auf. Sind aber auch für das radikuläre Schmerzsyndrom und das Wurzelkompressionssyndrom typisch.

Lumboischialgie und Ischialgie

Die Lumboischialgie beschreibt den Kreuzschmerz, welcher in das Bein ausstrahlt. Die Ischialgie bezeichnet einen reinen Beinschmerz im Verlauf des N. ischiadicus. Ätiologie und Verwendung dieser Begriffe wie bei Lumbago und Lumbalgie.

Kokzygodynie

Schmerzen im Bereich des Steißbeins.

- **Ätiologie:** Traumata, gynäkologische Erkrankungen, Erkrankungen der Bandscheiben, Entzündungen, Tumoren.
- **Anamnese:** Schmerzen bes. beim Sitzen, Pressen (Defäkation) und Koitus. Meist Frauen.
- **Untersuchung:** Lokaler Druckschmerz über dem Steißbein; rektaler Druckschmerz.
- **Diagnostik:** Röntgen des Steißbeins in zwei Ebenen und Beckenübersicht. Ausschlussdiagnostik bezüglich der Ätiologie (DD). Gynäkologisches Konsil; MRT oder CT; Szintigrafie.

Pseudoradikulärsyndrom

Das Pseudoradikulärsyndrom ist durch lokale oder ausstrahlende Schmerzen von der Wirbelsäule ohne neurologische Ausfälle gekennzeichnet. Es liegt keine Wurzelbeteiligung vor. Stehen als Ursache die kleinen Wirbelgelenke im Vordergrund, wird auch vom Facettensyndrom gesprochen. Strahlen die Schmerzen nicht aus, wird dies auch als vertebrales oder Lokalsyndrom der LWS bezeichnet.

- **Ätiologie:** Blockierungen und degenerative Veränderungen im Bereich der Bandscheiben und besonders der kleinen Zwischenwirbelgelenke, die mit einer segmentalen Instabilität einhergehen. Entsteht auch auf der Basis anderer degenerativer Erkrankungen der Wirbelsäule (Postnukleotomie-Syndrom, Osteoporose und Spondylolisthesis, Osteochondrose, Spondylose, Spondylarthrose, Retrolisthesis, Pseudospondylolisthesis, Drehgleiten, Bandscheibenprotrusion).
- **Anamnese:** Häufig Lumbago oder Lumboischialgie. Diffuser, tiefsitzender Rückenschmerz. Schmerzen können in das Gesäß, die Leiste und die unteren Extremitäten ausstrahlen.
- **Untersuchung:** Lokaler Druckschmerz im Bereich der Dornfortsätze und paravertebral. Oft findet sich ein Druckschmerz über den Beckenkämmen nahe der Wirbelsäule gelegen, welcher bei Vorbeugung weiter vorn (in Richtung Spina iliaca anterior superior) gefunden wird. ISG-Symptomatik (lokaler Druckschmerz, Federungstest – keine Federung zwischen Beckenschaufel und Os sacrum; Mennel-Zeichen, Abb. 1.32 und Viererzeichen, Abb. 1.33) meist positiv. Bei positivem Lasègue kann durch distalen Zug am gestreckten Bein weiter in der Hüfte gebeugt werden, wobei die Schmerzen nachlassen (sog. Pseudolasègue). Die Entlordosierung der LWS bringt eine Schmerzlinderung.
- Sensible Störungen finden sich in Form von kreisförmigen bis ovalen Arealen mit Dysästhesien, meist am Gesäß und am lateralen Oberschenkel. Eine segmentale Zuordnung ist nicht möglich.
- Keine motorischen Ausfälle.
- Reflexstatus unauffällig.
- **Diagnostik:** Röntgen der LWS in zwei Ebenen.
- **DD:** Alle ätiologisch bedeutsamen Erkrankungen.

Radikuläres Schmerzsyndrom und motorisches, sensibles sowie sensomotorisches Radikulärsyndrom (Wurzelkompressionssyndrom)

Das radikuläre Schmerzsyndrom ist durch eine segmentale Schmerzausbreitung entsprechend dem sensiblen Dermatom gekennzeichnet. In Abhängigkeit davon, ob sensible, motorische oder sensomotorische Ausfälle bestehen, wird vom jeweiligen Radikulär- bzw. Wurzelkompressionssyndrom gesprochen.

- **Ätiologie:** Mechanische Einengung der Spinalnerven, meist durch Bandscheibenprolaps, seltener durch -protrusion.
- **Anamnese:** Plötzlicher Schmerz an der LWS (Lumbago) oder ins Bein ausstrahlend (Lumboischialgie). Husten-, Nieß- und Pressschmerz. Ggf. segmentale Gefühlsstörungen. Segmentale Muskelschwäche möglich.

► Bei Reithosenanästhesie und bei Blasen-Mastdarm-Störungen besteht der Verdacht auf eine Kaudakompression durch den Prolaps (sog. Konus-Kauda-Syndrom)! Dieses stellt einen Notfall dar, der innerhalb von Stunden operiert werden muss, da sonst irreversible Schäden bleiben können.

- **Untersuchung:** Häufig Überhang der LWS in Richtung der nicht betroffenen Seite (Zwangshaltung, Ischiasskoliose bzw. funktionelle Skoliose, Abb. 1.22). Druck- und Klopfschmerz über der LWS. Valleix-Druckpunkte (Abb. 1.37) auf der betroffenen Seite schmerzhaft. Paravertebraler Muskelhartspann bis zur Lendenstrecksteife (beim Hochheben beider gestreckter Beine an den Füßen aus der Rückenlage hebt sich das Gesäß mit an). Die Beweglichkeit ist schmerzhaft eingeschränkt. Aufrichtung bei der Prüfung des Finger-Boden-Abstands über ein Ausweichen aus der Sagittalebene auf die nicht betroffene Seite. Eine Seitneigung ist unterhalb des entsprechenden Segments auf die schmerzhafte Seite nicht oder nur stark eingeschränkt möglich (Abb. 1.28). Lasègue (Abb. 1.34, Anheben des gestreckten Beins aus der Rückenlage ist bei 10–60° Beugung in der Hüfte schmerzhaft) auf der schmerzhaften Seite positiv, wenn die Wurzeln von L4, L5 oder S1 betroffen sind. Das Zeichen nach Bragard ist ebenfalls positiv (Abb. 1.35, Prüfung des Lasègue; zusätzliche Dorsalextension im oberen Sprunggelenk löst ausstrahlende Schmerzen aus). Bei Befall von L3 ist der umgekehrte Lasègue (Abb. 1.36, Anheben des gestreckten Beins aus der Bauchlage) positiv. Bei zentralem Vorfall kann ein gekreuzter Lasègue vorliegen.
- Sensible Ausfälle (Abb. 1.44) finden sich in den von der jeweiligen Wurzel versorgten Dermatomen. Der Fußrücken und die Großzehe weisen auf eine Läsion von L5, der Fußaußenrand und die Kleinzehe von S1 hin.
- Motorische Ausfälle in Form einer Fuß- und Großzehenheberschwäche treten bei einer Schädigung von L5, eine Fußsenkerschwäche von S1 auf.
- Es finden sich fehlende oder abgeschwächte Reflexe. Dies kann auch als einziger neurologischer Hinweis auf eine Wurzelschädigung auftreten. Der Achillessehnenreflex (Abb. 1.39) entspricht S1, der Tibialis-posterior-Reflex L5 und der Patellarsehnenreflex L4 (Abb. 1.38).
- **Diagnostik:** Röntgen der LWS in zwei Ebenen (Ausschluss von Erkrankungen des Knochens). CT, MRT (Lokalisation und Ausmaß: Etage, mediolateral, lateral, medial, intraforaminal. DD). Neurologisches Konsil.
- **DD:** Rezessusstenose (selten neurologische Ausfälle); Spondylolisthesis; Pseudospondylolisthesis; Spinalkanalstenose; Entzündungen; Borreliose; Tumoren.

Postnukleotomie-Syndrom/Failed-Back-Surgery-Syndrom (FBSS)

Anhaltende Schmerzen nach Bandscheibenoperation (Postnukleotomie-Syndrom). Wird auch als Failed-Back-Surgery-Syndrom bezeichnet, wobei dieser Begriff auch Schmerzen nach anderen operativen Eingriffen an der Wirbelsäule einschließt.

- **Ätiologie:** Unzureichende Dekompression, übersehene Rezessusstenose, falsche Etage operiert, Osteosynthese nicht korrekt, falsche Ursache der Schmerzen, Instabilität, Narbenzug, Rezidivvorfall, Hämatom, Infekt, Liquorfistel. Psychische Faktoren sollen eine nicht unwesentliche Rolle spielen.
- **Anamnese:** Postoperativ unveränderte oder verstärkte Schmerzen, ähnlich wie beim Pseudoradikulär- und beim Radikulärsyndrom. Auch gemischt.

- **Untersuchung:** Je nachdem, welche Ursache der Erkrankung zugrunde liegt, werden positive orthopädische Befunde gefunden. Ganz wesentlich ist die genaue Anamnese.
- **Diagnostik:** Röntgen der LWS in zwei Ebenen und seitliche Funktionsaufnahmen (Instabilitäten). Evtl. Funktionsmyelogramm (Pendelprolaps); MRT (ggf. mit Gadolineum, Darstellung von Narben) und CT (Rezessusstenose); Szintigrafie (bei V. a. entzündlichen Prozess).
- **DD:** Es müssen alle ätiologisch bedeutsamen Erkrankungen ausgeschlossen werden.

Claudicatio spinalis

Schmerzen, Sensibilitätsstörungen und (selten) motorische Ausfälle, die beim Laufen verstärkt und durch Ruhepausen sowie Vornüberbeugen deutlich gelindert werden. Betrifft überwiegend die LWS, seltener die BWS und HWS (dort als chronische vertebragene zervikale Myelopathie).

- **Ätiologie:** Einengung des Spinalkanals, meist durch degenerative Veränderungen. Sehr selten sind angeborene Stenosen.
- **Anamnese:** Chronische Lumbalgien und Lumboischialgien. Manchmal Brennen und Schwächegefühl in den Beinen. Beschwerden verstärken sich durch Lordosierung und beim Laufen. Typisch ist die rasche Linderung der Beschwerden durch Vorbeugen, Hinsetzen und Hinlegen (Entlordosierung der LWS).
- **Untersuchung:** Paravertebrale Muskulatur verspannt; lokaler Druck- und Klopfschmerz über der LWS, Druckschmerz über den ISG und den Beckenkämmen; Lasègue und Valleix negativ; eingeschränkte Beweglichkeit der LWS. Neurologische Ausfälle eher selten und gering ausgeprägt. Periphere Pulse am Fuß sind tastbar. Positiver Fahrradtest: Schmerzzunahme nach ca. 10 Minuten auf dem Fahrradergometer, rasche Linderung durch Vornüberbeugen trotz weiterer Belastung.
- **Diagnostik:** Röntgen der LWS in zwei Ebenen (Spinalkanal im seitlichen Bild normal >12 mm). MRT oder CT (z. B. Protrusion/Prolaps). Funktionsmyelografie (zunehmende Einengung bei Extension). Ggf. neurologisches Konsil (Bestimmung der betroffenen Etagen).
- **DD:** Polyneuropathie, Bandscheibenprolaps oder -protrusion, Entzündungen, Tumoren, Coxarthrose u. a.

■ Angeborene Fehlbildungen und Stoffwechseldefekte

Trichterbrust

Trichterförmige Einziehung der vorderen Thoraxwand.

- **Ätiologie:** Kongenital.
- **Anamnese:** Die Trichterbrust entwickelt sich in den ersten Lebensjahren. Nur in schweren Fällen wird die Funktion von Lunge und Herz beeinträchtigt.
- **Untersuchung:** Einziehung der vorderen Thoraxwand bzw. des Sternums.
- **Diagnostik:** Röntgen Thorax a.-p. und seitlich. Lungenfunktionstest. Belastungs-EKG. Fotodokumentation.

Spondylolisthesis

Ventralverschiebung eines Wirbelkörpers über dem darunter gelegenen, wobei die kranialen Gelenk- und die Querfortsätze der normalen Anatomie entsprechend mit dem betroffenen Wirbelkörper verbunden sind. An der Interartikularportion besteht eine Defektbildung (Spondylolyse).

- **Ätiologie:** Kongenital.
- **Anamnese:** Meist asymptomatisch. Je nach Grad des Abrutschens können leichte Lumbalgien mit z.T. Dysästhesien (häufiger) bis hin zu Lumboischialgien mit sensiblen und motorischen Ausfällen (seltener) auftreten. Oft bei Leistungssportlern.
- **Untersuchung:** Lokaler Druckschmerz über den Dornfortsätzen der unteren LWS. Paravertebrale Muskulatur verspannt. Tastbare Stufenbildung in Abhängigkeit vom Grad des Gleitens. Bei Kindern Hüftlendenstrecksteife (beim Hochheben beider gestreckter Beine an den Füßen aus der Rückenlage hebt sich das Gesäß mit an) möglich.
- **Diagnostik:** Röntgen der LWS in zwei Ebenen (seitlich Beurteilung der Verschiebung nach Mayerding Grad I–IV; vollständiges Abrutschen: Spondyloptose) und halbschräg (Spondylolyse).

Ostitis deformans Paget

Mono- oder polyostotisch umschriebene Knochenerkrankung, die mit einer gesteigerten, unkoordinierten Aktivität der Osteoklasten und Osteoblasten einhergeht. Dabei wird minderwertiges Knochengewebe gebildet, welches unzureichend mechanisch belastbar ist. Meist Befall von Becken und LWS. Aber auch Femur, Tibia und Schädel.

- **Ätiologie:** Unbekannt.
- **Anamnese:** Oft ohne Symptome. Je nach Befall treten lokal oder diffus Knochenschmerzen auf. Neurologische Ausfälle bei LWS-Befall möglich, aber selten. Verplumpung und Verbiegung von Extremitäten, Vergrößerung des Kopfs möglich. Zunehmende Taubheit durch Einengung des 8. Hirnnerven kann auftreten.
- **Untersuchung:** Meist uncharakteristisch. Lokaler Druck- und Klopfschmerz. Verspannung der paravertebralen Muskulatur. Neurologische Ausfälle selten. Ver-

biegung der Beine („Säbelscheidentibia") bei Befall der Extremitäten. Dort auch lokale Überwärmung der Haut. Facies leontiasis des Gesichts (Löwenhaupt) bei Beteiligung des Schädels.

- **Diagnostik:** Röntgen der LWS (bzw. betroffenen Extremität) in zwei Ebenen. Labor: erhöhte Werte für die alkalische Phosphatase im Serum sowie Hydroxyprolin und cross-links im Urin.

■ Degenerative Erkrankungen

Osteochondrose

Verschleiß der Bandscheibe mit Befall der angrenzenden Grund- und Deckplatten. Führt zu einer Instabilität des Bewegungssegments. Dadurch kommt es zu einer vermehrten subchondralen Sklerosierung der Grund- und Deckplatten sowie zur Ausbildung randständiger Spondylophyten (Spondylose).

Spondylose

Durch Instabilität bilden sich an den Wirbelkörperrändern knöcherne Randzacken. In ausgeprägten Fällen kommt es zur Fusion dieser sog. Spondylophyten, welche dann überbrückende Spangen bilden.

Spondylarthrose

Arthrose der kleinen Zwischenwirbelgelenke.

Retrolisthesis

Gleiten eines Wirbelkörpers über einem anderen nach dorsal.

Pseudospondylolisthesis

Gleiten eines Wirbels über einen anderen nach ventral, ohne vorbestehende Spondylolyse.

Drehgleiten

Geht mit einer seitlichen Verschiebung der Wirbelkörper gegeneinander einher.

Bandscheibenprotrusion

Vorwölbung der Bandscheibe in den Wirbelkanal.

- Klinisch imponieren diese Erkrankungen als Lumbago oder auch als chronisch rezidivierende Lumbalgie/Lumboischialgie.
- **Untersuchung:** Je nach Lokalisation finden sich druckschmerzhafte Punkte an der Brust- oder Lendenwirbelsäule und den Iliosakralgelenken (Abb. 1.31) sowie im Bereich der paravertebralen Muskulatur. Dort treten Myogelosen auf. Es ist auch ein Hartspann der Muskulatur möglich; die Beweglichkeit ist eingeschränkt. Die Seitneigung ist zum Teil (oft einseitig) nur in den oberen Etagen der LWS möglich, wobei die darunter gelegenen Segmente bei der Prüfung steil stehen bleiben (Abb. 1.28). Häufig findet sich ein Rotationsschmerz.
- Sensibilität: Segmentale Ausfälle sind selten. Häufiger Dysästhesien, die segmental nicht zuzuordnen sind.
- Motorik: Keine Ausfälle.
- **Diagnostik:** Röntgen der LWS in zwei Ebenen. Bei Therapieresistenz MRT oder CT.
- **DD:** Bandscheibenprolaps; Borreliose; Entzündungen; Tumoren u. a.

Bandscheibenprolaps

Beim Bandscheibenvorfall tritt Bandscheibengewebe durch einen Riss im Anulus fibrosus und dem hinteren Längsband in den Wirbelkanal. Der Prolaps kann median, mediolateral und lateral gelegen sein. Verlässt er komplett den Bandscheibenraum, spricht man von einem sequestrierten Bandscheibenvorfall.

Steht nicht ausreichend Reserveraum zur Verfügung, so kommt es zu einer Einengung der neuralen Strukturen. Anamnese und Untersuchung entsprechen dem Bild eines radikulären Schmerz- oder Wurzelkompressionssyndroms.

M. Scheuermann

Wachstumsstörung der Grund- und Deckplatten im Jugendalter. Betrifft meist die BWS, seltener auch die LWS.

- **Ätiologie:** Unbekannt.
- **Anamnese:** Nicht immer Schmerzen. Vermehrte Kyphosierung der BWS (Rundrücken, Hohlrundrücken) oder abgeflachte Lordose der LWS (Flachrücken). Dorsalgien bzw. Lumbalgien bes. bei Belastung.
- **Untersuchung:** Klopfschmerz über BWS bzw. LWS. Paravertebrale Muskulatur schwach ausgebildet. Fixierte Kyphose der BWS (Abb. 1.17). Beim Übergang von der „Päckchenstellung" in die „Rutschhalte" wird die segmentale Fixation der Kyphose bzw. der Entlordosierung sichtbar (Abb. 1.18).
- **Diagnostik:** Röntgen der BWS bzw. LWS in zwei Ebenen (Schmorl-Knötchen in den betroffenen Grund- und Deckplatten, mindestens 3 Keilwirbel).
- **DD:** Haltungsschwäche.

Spondylosis hyperostotica (M. Forestier)

Durch hyperostotische Spondylophyten hervorgerufene versteifende Erkrankung der Wirbelsäule, wobei meist die BWS betroffen ist. Geht einher mit Fibroostosen an Band- und Sehneninsertionen an Becken und Fersenbein. Auch als osteoplastische Diathese bezeichnet. In erster Linie handelt es sich um eine radiologische Diagnose.

- **Ätiologie:** Nicht sicher bekannt. Geht signifikant häufig mit latentem oder klinisch manifestem Diabetes mellitus einher. Des Weiteren Hyperlipidämien, Gicht, Arteriosklerose, Hypertonie.
- **Anamnese:** Meist männliche Patienten, älter als 60 Jahre. Oft fixierte Hyperkyphose der BWS. Lokale oder ausstrahlende Schmerzen. Oft kombinierte Schmerzsyndrome der gesamten Wirbelsäule.
- **Untersuchung:** Vermehrte (fixierte) Brustkyphose möglich (Abb. 1.17, Abb. 1.18). Lokaler Druckschmerz. Des Weiteren Einschränkung der Atembreite (Abb. 1.25). Dabei ist aber die Beweglichkeit von HWS und LWS oft frei. Dysästhesien, lokal nicht zuzuordnen. Keine motorischen Ausfälle.
- **Diagnostik:** Röntgen der LWS und BWS in zwei Ebenen (ausgeprägte Spondylophyten zwischen den Wirbelkörpern).
- **DD:** M. Bechterew. „Alter" M. Scheuermann.

Osteoarthrosis interspinosa (M. Baastrup)

Lokal isoliertes Schmerzsyndrom der LWS durch direkten Kontakt benachbarter Dornfortsätze.

- **Ätiologie:** Hyperlordose und vergrößerte Dornfortsätze; Verschmälerung der Bandscheibenzwischenräume; Hypermobilität.
- **Anamnese:** Lokaler Schmerz in Höhe der Dornfortsätze der LWS. Schmerz bei Belastung. Ruheschmerz möglich.

- **Untersuchung:** lokaler interspinaler Druckschmerz. Reklination (Lordosierung) führt zur lokalen Schmerzverstärkung.
- **Diagnostik:** Röntgen der LWS in zwei Ebenen („kissing spine“). Evtl. seitliche Funktionsaufnahmen (bei Reklination Kontakt sichtbar).

Enger Spinalkanal

Einengung des Spinalkanals, in der Regel durch degenerative Veränderungen, meist in Höhe der LWS. Klinisch liegt das relativ charakteristische Bild einer Claudicatio spinalis vor.

Rezessusstenose

Irritation der Nervenwurzel im Foramen intervertebrale. Oft in Begleitung mit einer Bandscheibenprotrusion oder einem Bandscheibenvorfall. Meist überwiegen die entsprechenden Befunde in diesen Fällen.

- **Ätiologie:** Degenerative Veränderungen der kleinen Zwischenwirbelgelenke (Spondylarthrose).
- **Anamnese:** Lumboischialgie, meist segmental zuzuordnen. Schmerzen nehmen unter Belastung zu. Parästhesien.
- **Untersuchung:** Verspannte paravertebrale Muskulatur. Lokaler Druckschmerz über der LWS, den ISG (Abb. 1.31) und den Beckenkämmen. Lasègue negativ. Keine segmentalen sensiblen und motorischen Ausfälle.
- **Diagnostik:** Röntgen der LWS in zwei Ebenen.
- **DD:** Polyneuropathie; Bandscheibenprolaps oder -protrusion; Pseudoradikulärsyndrom; Entzündungen; Tumoren; Coxarthrose u.a.

Osteoporose

Systemische Skeletterkrankung, charakterisiert durch eine Verminderung der Knochenmasse und Verschlechterung der Mikroarchitektur des Knochengewebes mit entsprechend reduzierter Festigkeit und erhöhter Frakturneigung. Es werden primäre und sekundäre Osteoporosen unterschieden. Bei den primären Osteoporosen treten der sog. Typ I (postmenopausal, präsenil) und Typ II (senil) am häufigsten auf.

Sekundäre Osteoporosen sind meist eigenständige Krankheitsbilder. Sie werden an dieser Stelle nur erwähnt. Beispiele sind: Inaktivitätsosteoporose, M. Sudeck, transitorische Osteoporose am Hüftgelenk, Osteoporosen bei Rheumatoidarthritis, Diabetes mellitus, Malabsorption, Mangelernährung, Hyperthyreose, Heparin-Dauermedikation.

- **Ätiologie:** Typ I – Östrogenmangel; Typ II – biologische Alterung, Bewegungsmangel, Kalzium- und Vit.-D-Mangel.
- **Anamnese:** Lokale Rückenschmerzen. Manchmal ausstrahlend in die unteren Extremitäten oder in die Leistenregion. Heftiger, plötzlicher Schmerz bei osteoporotischen Wirbelkörperfrakturen, meist an der unteren BWS, ohne adäquates Trauma. Größenabnahme und zunehmender Rundrücken. Entsprechende Anamnese bei Radius- oder Schenkelhalsfraktur. Andere Vorerkrankungen s. oben.
- **Untersuchung:** Klassisches Bild mit Rundrücken, Kugelbauch und Tannenbaumphänomen (Abb. 1.19) heute selten als Erstvorstellung. Verminderte Körpergröße (Armspanne größer). Schwach ausgebildete paravertebrale Muskulatur. Häufiger eher uncharakteristische Befunde wie Klopf- und Stauchungsschmerz über BWS bzw. LWS. Starker lokaler Druck- und Klopfschmerz bei frischer Fraktur eines Wirbelkörpers. Keine sensiblen und motorischen Ausfälle.
- **Diagnostik:** Röntgen der BWS und LWS in zwei Ebenen (seitliche Aufnahmen: Betonung der Längstrabekel, Rahmenwirbel, evtl. Keilwirbel). Densitometrie von LWS, Schenkelhals, Radius (verminderte Knochendichte). Labor: BSG, Kalzium, (knochenspezifische) alkalische Phosphatase, 25-OH-Vitamin D3, TSH basal, Kreatinin, cross-links oder crosslaps.

■ Entzündliche Erkrankungen

Unspezifische Entzündungen: Spondylodiscitis, Spondylitis

Unspezifische bakterielle oder aseptische Entzündung der Bandscheibe mit Befall der angrenzenden Wirbelkörper (Spondylodiscitis) oder Osteomyelitis eines Wirbelkörpers (Spondylitis). Akute (häufiger) und chronische Form.

- **Ätiologie:** Sekundäre bakterielle Infektion durch hämatogene Streuung. Exogene bakterielle Infektion (offene oder endoskopische Bandscheibenoperation, Diskografie, Chemonukleolyse) und aseptische Entzündung durch Laserdekompression.
- **Anamnese:** Oft bakterieller Infekt oder operativer Eingriff an der Bandscheibe in der Anamnese. Müdigkeit, Gewichtsverlust, subfebrile Temperaturen (chronische Form) bis zu schwerem Krankheitsgefühl und septischen Temperaturen (akute Form). Dumpfer, manchmal starker, stechender Rückenschmerz. Nachtschmerz.
- **Untersuchung:** Schonhaltung, Entlordosierung der LWS, paravertebrale Muskulatur verspannt, lokaler Druckschmerz, Fersenfallschmerz (Abb. 1.30). Neurologische Ausfälle können auftreten.
- **Diagnostik:** Labor (BSG und CRP erhöht, Leukozytose). Im Fieberschub Blutkultur. Röntgen LWS/BWS in zwei Ebenen (seitliche Aufnahmen: Bandscheibenerniedrigung beim Kind – Spondylitis, Osteolysen an Grund- und Deckplatten – Spondylodiscitis). CT, MRT. Szintigrafie (Mehrspeicherung).
- **DD:** Spezifische Spondylitis, M. Bechterew, chronische Polyarthritis bei Kindern, Tumoren u. a.

Spezifische Entzündungen: Spondylitis tuberculosa

Spezifische Entzündung im Bereich eines oder mehrerer Wirbelkörper (meist BWS und LWS) durch Mycobacterium tuberculosae.

- **Ätiologie:** Oft hämatogene Streuung eines alten Primärinfekts der Lunge (Mycobacterium tuberculosae).
- **Anamnese:** Häufig Tbc. insbes. der Lunge oder auch bekannter Kontakt mit einem Tuberkulosekranken. Lokale Rückenschmerzen, v. a. nachts. Auch ausstrahlende Schmerzen. Leistungsabfall, Nachtschmerz und Nachtschweiß. Schleichender Verlauf.
- **Untersuchung:** Manchmal Kyphose oder sogar Gibbusbildung der BWS/LWS. Muskelhartspann. Lokaler Druck- und Klopfschmerz. Eingeschränkte Beweglichkeit der LWS. Neurologische Ausfälle können auftreten.
- **Diagnostik:** Röntgen der BWS und LWS in zwei Ebenen (paravertebraler Senkungsabszess, Psoasschatten); Szintigrafie; CT/MRT. Tine-Test. Gastroskopie (säurefeste Stäbchen). Labor: BSG (etwas erhöht).
- **DD:** Unspezifische Spondylitis; M. Bechterew; Frakturen; Tumoren u. a.

Rheumatische Entzündungen: Spondylitis ankylosans (M. Bechterew)

Chronisch entzündliche seronegative Systemerkrankung von Achsenskelett und Gelenken. Neben destruierenden laufen auch proliferative Vorgänge ab, welche die Iliosakralgelenke und die Wirbelsäule betreffen und zu Ankylosen führen.

- **Ätiologie:** Mikrobielle Antigene werden diskutiert. Genetische Beziehung zum Histokombatibilitätsantigen HLA-B27.
- **Anamnese:** Im Initialstadium Schwäche und Krankheitsgefühl. Schmerzen an anderen Gelenken und an der Ferse. Iridozyklitis möglich. Anhaltender, tiefsitzender Rückenschmerz, teilweise ischialgiform mit Ausstrahlung in die Wade. Besserung durch Bewegung.

► Die Schmerzen „wecken“ den Patienten in der Nacht oder in den frühen Morgenstunden und „treiben“ ihn aus dem Bett.

- Später dann zunehmende Einsteifung der Wirbelsäule, Steilstellung der LWS, Kyphosierung der BWS. Periphere Gelenkbeteiligung.
- **Untersuchung:** Je nach Stadium: Entlordosierung der LWS, Hyperkyphose der BWS. Lokaler Druck- und Klopfschmerz über Wirbelsäule und ISG. ISG-Federungstest negativ (keine Federung zwischen Beckenschaufel und Os sacrum möglich). Einschränkung der Beweglichkeit der Wirbelsäule (insbes. der Reklination der HWS, Abb. 1.2b). Atembreite erniedrigt (Abb. 1.25).

- **Diagnostik:** Labor: BSG erhöht, HLA-B27 positiv. Röntgen der ISG (evtl. Schichtaufnahme; u. a. Perlschnurphänomen, später knöcherner Durchbau). BWS und LWS (Syndesmophyten, später Bambusstabform).
- **DD:** Seronegative Spondarthritiden (Arthritis psoriatica, M. Reiter), enteropathische Arthritiden (bei M. Crohn, M. Whipple, Colitis ulcerosa und reaktive Arthritiden auf Enteritiserreger).

■ Traumatische Erkrankungen

Verletzungen der Brust- und Lendenwirbelsäule werden bei polytraumatisierten Patienten leicht übersehen. Es gibt stabile und instabile Frakturen. Frakturen der Brustwirbelsäule zwischen Th1 und Th10 sind relativ stabil.

An der BWS werden Kompressionsfrakturen, Berstungsfrakturen und Luxationsfrakturen unterschieden. An der LWS werden Kompressions- oder Keilwirbelfrakturen, Luxationsfrakturen und Frakturen der Processus transversi unterschieden.

Kompressions- und Keilwirbelfrakturen

Vorwiegend Kompression des Wirbelkörpers im Bereich seiner Vorderkante. Dadurch Abschrägung zur Vorderkante. Bei pathologischen Frakturen ist die Hinterkante betroffen, bei osteoporotischen Frakturen praktisch nie. Osteoporotische Frakturen sind deshalb stabil.

- **Ätiologie:** Meist Osteoporose, auch pathologische Frakturen (Kompressions- und Keilwirbelfrakturen der BWS und der LWS). Diese gehen mit einem geringen Trauma oder ohne Trauma einher. Bei einem adäquaten Trauma werden Frakturen der BWS und LWS durch eine starke Gewalteinwirkung (Sturz aus großer Höhe, z. B. bei jüngeren Patienten) verursacht und gehen oft mit neurologischen Ausfällen einher (dann auch Berstungsfrakturen).
- **Anamnese:** Bei osteoporotischen Keilwirbelfrakturen treten akut Schmerzen in der BWS, seltener der LWS, auf. Kein adäquates Trauma. Auch chronisch schleichende Schmerzverläufe sind möglich.
- **Untersuchung:** Osteoporotische oder pathologische Fraktur: Häufiger eher uncharakteristische Befunde wie Klopf- und Stauchungsschmerz über BWS bzw. LWS. Schwach ausgebildete paravertebrale Muskulatur. Keine sensiblen und motorischen Ausfälle. Starker lokaler Druck- und Klopfschmerz bei frischer Fraktur eines Wirbelkörpers. Bei Fraktur infolge eines adäquaten Traumas sind auch neurologische Ausfälle möglich (wiederholte Untersuchung und Dokumentation!).
- **Diagnostik:** Röntgen der BWS/LWS in zwei Ebenen zum Nachweis der Fraktur. Ggf. neurologisches Konsil bei V. a. sensible oder motorische Ausfälle.

Luxationsfrakturen

Schwere Verletzungen der Wirbelkörper, meist in Kombination mit anderen Begleitverletzungen. An der BWS fast immer mit einer Paraplegie verbunden. Prognose an der LWS besser, da eher die Cauda equina betroffen ist als das Rückenmark.

Processus-transversus-Frakturen, Rippenfrakturen

Im Rahmen der orthopädischen Befundung selten, und dann nur als Spätzustand vorstellig. Klinisch kaum auffällig. Ohne therapeutische Konsequenzen.

■ Tumoröse Erkrankungen

Osteoidosteom

An der Wirbelsäule selten (bevorzugt die langen Röhrenknochen). Meist bei jugendlichen und jungen Erwachsenen. Benigner Knochentumor. Durchmesser ca. 1 cm. Zentraler Nidus (Osteoid mit Spindelzellen) mit umgebender Sklerose (Osteoblasten).

- **Anamnese:** Typisch ist ein starker Nachtschmerz (hier Lumbalgie oder Dorsalgie). Bei Gabe von Salizylaten lassen die Schmerzen deutlich nach.
- **Untersuchung:** uncharakteristisch.
- **Diagnostik:** Röntgen der LWS/BWS in zwei Ebenen. Tomografie. Szintigrafie. MRT/CT.
- **DD:** Osteoblastom.

Osteoblastom

Tritt vor dem 40. Lebensjahrzehnt auf. Benigner Knochentumor. Befällt meist die Wirbelsäule und langen Röhrenknochen.

- **Anamnese:** Nachtschmerz nicht typisch. Salizylate bringen keine Schmerzlinderung.
- **Untersuchung:** Uncharakteristisch. Bei Befall eines Wirbelbogens oft skoliotische Fehlhaltung.
- **Diagnostik:** Röntgen der LWS/BWS in zwei Ebenen. Tomografie. Szintigrafie. MRT/CT.
- **DD:** Aneurysmatische Knochenzyste, hochdifferenziertes Osteosarkom, Riesenzelltumor.

Plasmozytom

Häufigster primärer maligner Knochentumor der Wirbelsäule. Altersgipfel oberhalb des 50. Lebensjahrs. Befällt hauptsächlich den Wirbelkörper. Charakterisiert durch Auftreten abnormer Plasmazellen.

- **Anamnese:** Lumbalgien. Bei Frakturen Lumbago.
- **Untersuchung:** Kein charakteristischer klinischer Untersuchungsbefund.
- **Diagnostik:** Röntgen der LWS/BWS in zwei Ebenen, Tomografie; Röntgen des Schädels in zwei Ebenen; Szintigrafie; MRT/CT. Labor: BSG (stark beschleunigt), Bence-Jones-Proteine im Urin. Evtl. Biopsie.

Metastasen

Häufigste in das Stammskelett absiedelnde Tumoren sind das Nierenzellkarzinom, das Mammakarzinom, das Schilddrüsenkarzinom, das Prostatakarzinom und das Bronchialkarzinom.

- **Anamnese:** Abhängig vom Befall. Als erstes Zeichen kann eine pathologische Wirbelkörperfraktur auftreten. Diese geht mit plötzlichen, stechenden oder auch diffusen Schmerzen in der betroffenen Region einher. Auch ausstrahlende Schmerzen. Appetitlosigkeit, Nachtschweiß und Gewichtsverlust geben zusätzliche Hinweise auf die Erkrankung.
- **Untersuchung:** Lokaler Druck- und Klopfschmerz, Stauchungsschmerz.
- **Diagnostik:** Röntgen der BWS/LWS in zwei Ebenen; Szintigrafie; CT/MRT. Ausschlussdiagnostik der 5 wichtigsten Primärtumoren.

Kapitel 2 Obere Extremität

2.1 Anamnese

2.1. Lokalisation und Art der Beschwerden

Schmerz
- Lokalisation: umschrieben/ausstrahlend
- Charakter: dumpf/stechend/bohrend/hämmernd/brennend/krampfartig
- Umstände: bei bestimmten Bewegungen und Tätigkeiten; bei Belastung/in Ruhe; Nachtschmerz

Schwellung
- Lokalisation/Ausdehnung

Deformität
- Fehlhaltung, Fehlstellung (Lokalisation, Art)

Bewegungsstörung
- Einschränkung/Blockierung/Steifigkeit/Morgensteifigkeit (Lokalisation/Richtung)

Sensible Störung
- Art: Taubheit/Gefühlsminderung/Kribbeln/pelziges Gefühl
- Lokalisation

Motorische Störung
- Muskelatrophie
- Schwäche/Kraftlosigkeit/Lähmung/Spastik
- Gelenkbeugung/-streckung/-abspreizen/-anspreizen (Schulter/Ellenbogen/Handgelenk/Finger)

2.1.2 Beginn und Verlauf

- Angeboren/erworben (Alter, Zeitpunkt)
- Akut/chronisch
- Schleichend/gleichmäßig zunehmend
- Schubweise mit bzw. ohne beschwerdefreie Intervalle

2.1.3 Begleitumstände

Mechanismus/Unfallhergang

- Art: Sturz/Anheben einer Last/schweres Tragen/Verkehrsunfall
- Ggf. Höhe/Gewichte/Lasten/Geschwindigkeiten/beteiligte Personen
- Beim Verkehrsunfall: Fahrzeugtypen/Fahrtrichtung/seitliche-, Frontal- oder Heckkollision/Aufprallwinkel/Gurt

Ort

- Freizeit/Arbeit

Vorerkrankungen

- Bakterielle Infektion/Virusinfekt
- Degenerativ/bakteriell/rheumatisch-entzündlich/traumatisch/tumorös/Fehlbildungen
- Lokal/systemisch
- Familiäre Belastung

Allgemeine Symptome

- Fieber, Gewichtsverlust (Zeitraum), Leistungsabfall, Nachtschweiß

2.1.4 Bisherige Behandlungen

Medikamente

- Ggf. Präparate/Dosierungen/Dauer/Linderung
- Lokale oder systemische Anwendungen

Physiotherapie

- Formen/Dauer/Häufigkeit/Linderung
- Welche Anwendungen

Orthopädische Hilfsmittel

- Ggf. Bandage/Orthese/Gips

Operationen

- Ggf. Zeitpunkt/Lokalisation/Art/Erfolg

2.2 Schulter

2.2.1 Systematische Untersuchung

■ Lokalbefund

Schulterstand/-relief

- Schultergleichstand/Schulterhochstand rechts/links (Abb. 2.1)
- Protraktion Skapula/Scapula alata, rechts/links
- Prominenz Akromioklavikulargelenk/Sternoklavikulargelenk, rechts/links

Schwellung/Rötung/Hyperthermie

- Ggf. Lokalisation/Ausdehnung/Umfänge/Konsistenz (weich/derb/verschieblich)

Hämatom/Abschürfung/Offene Wunde/Schorf

- Ggf. Lokalisation/Ausdehnung/Umfänge

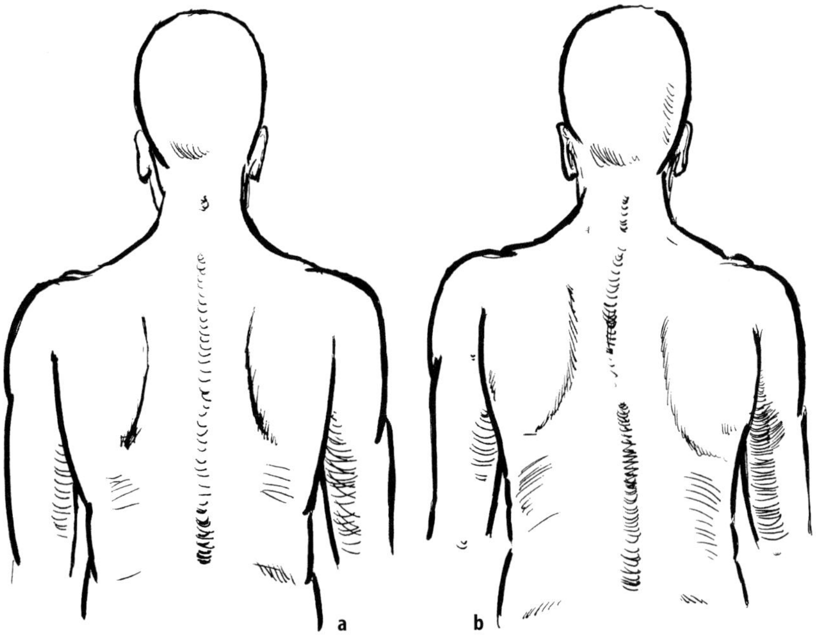

Abb. 2.1. a Schultergleichstand, **b** Schulterhochstand links

Narben

- Ggf. Lokalisation/Ausdehnung/Konsistenz (weich/derb/verschieblich)

Muskulatur

- Kräftig/abgeschwächt/verkürzt
- Atrophie (deutliche/geringe)
- Weich/verspannt
- M. supraspinatus/M. infraspinatus/M. deltoideus/M. pectoralis/M. trapezius, rechts/links
- Fallarmtest negativ/positiv, rechts/links (Abb. 2.2)

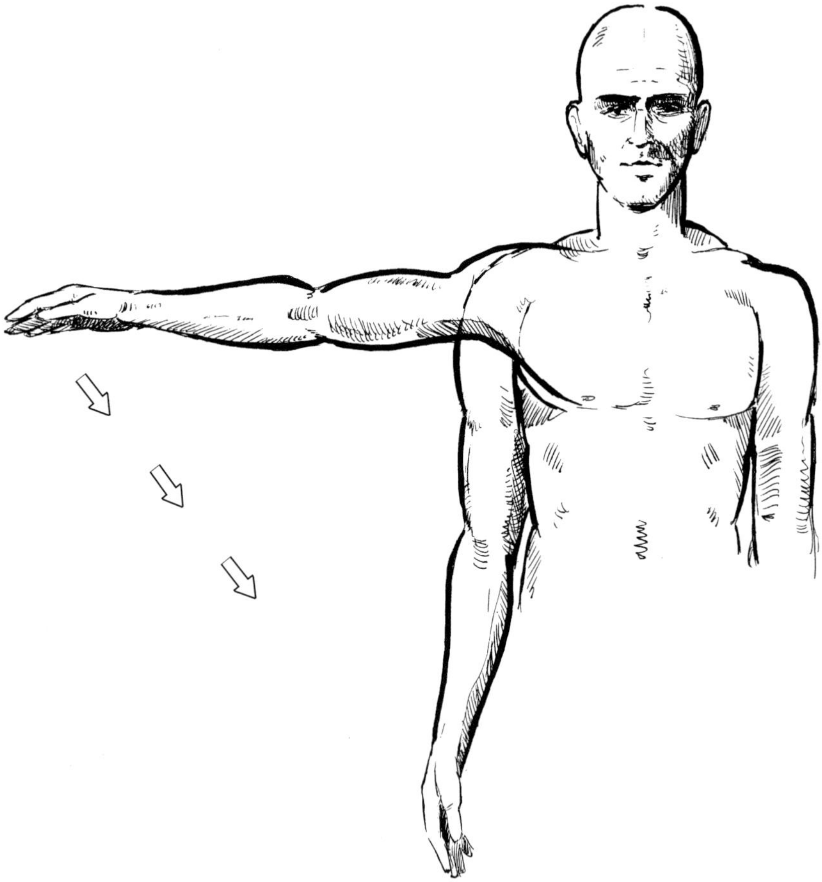

Abb. 2.2. Fallarmtest rechts positiv: Abduktion des Arms durch den Untersucher. Der Test ist positiv, wenn der Arm nicht langsam adduziert werden kann, sondern herabfällt

- Muskelbauch distalisiert/nicht distalisiert (M. biceps brachii bei Flexion gegen Widerstand) (Abb. 2.3)

Beweglichkeit Schulter

- Anteversion/Retroversion -/-/- Grad (passiv/aktiv; rechts/links) (Abb. 2.4)
- Abduktion/Adduktion (Abb. 2.5)
- Außenrotation/Innenrotation (in Neutral-Null-Stellung, bei 90° Abduktion) (Abb. 2.6)

Krepitation

- Ggf. fein/grob, rechts/links

Schulterschmerz

- Bewegungsschmerz (aktiv/passiv)
- Painful arc (Abb. 2.7)
- Druckschmerz subakromial, Tuberculum majus, Sulcus intertubercularis, Processus coracoideus, Akromioklavikulargelenk (Abb. 2.8)
- Schmerz bei Bewegung gegen Widerstand (Außenrotation, Innenrotation, Abduktion, Adduktion) (Abb. 2.9, 2.10)

Glenohumerale Führung

- Stabil/positive Schublade rechts/links
- Apprehensionstest, hinterer Gerber, Sulcus-sign (Abb. 2.11–2.13)

Klavikula/Akromioklavikulargelenk

- Unauffällig/instabil
- Klaviertastenphänomen (Abb. 2.14)

Armlänge

- Lateraler Akromionrand–Processus styloideus ulnae: – cm, rechts/links

Amputationsstumpflänge

- Lateraler Akromionrand-Stumpfende: – cm, rechts/links

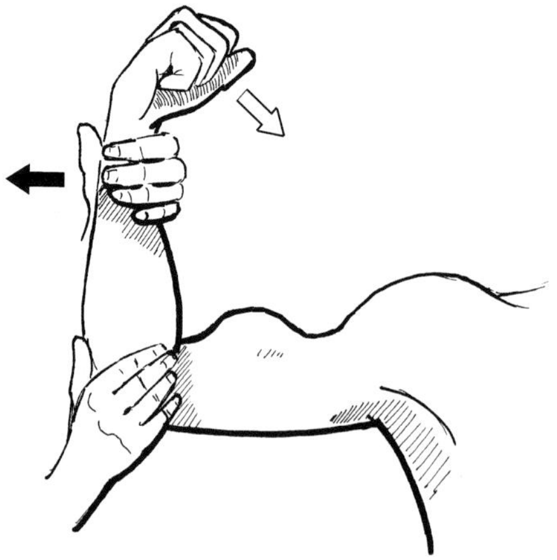

Abb. 2.3. Durch aktive Flexion des Arms im Ellenbogen gegen den Widerstand des Untersuchers wird bei Ruptur der langen Bizepssehne eine Distalisierung des Muskelbauchs vom M. biceps brachii sichtbar

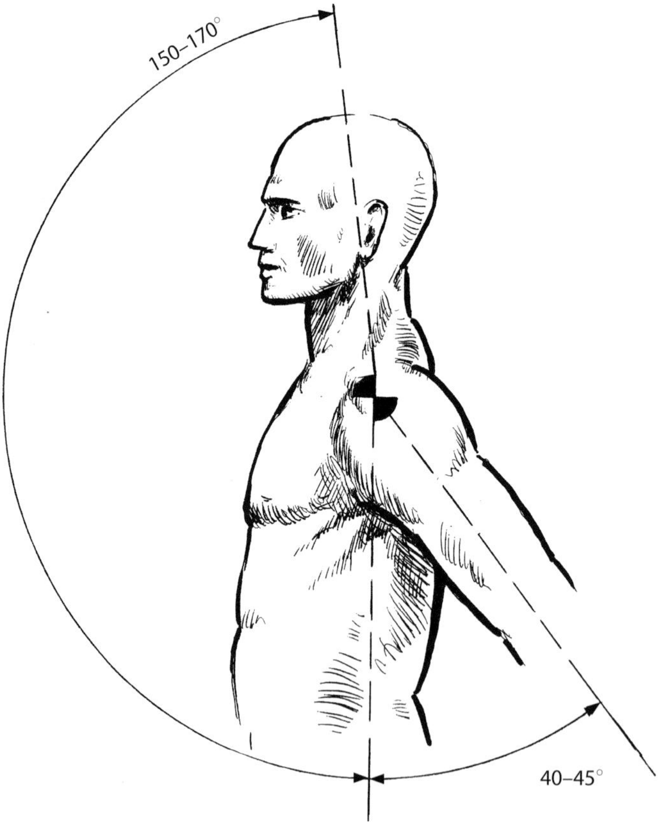

Abb. 2.4. Prüfung Anteversion/Retroversion im Schultergelenk

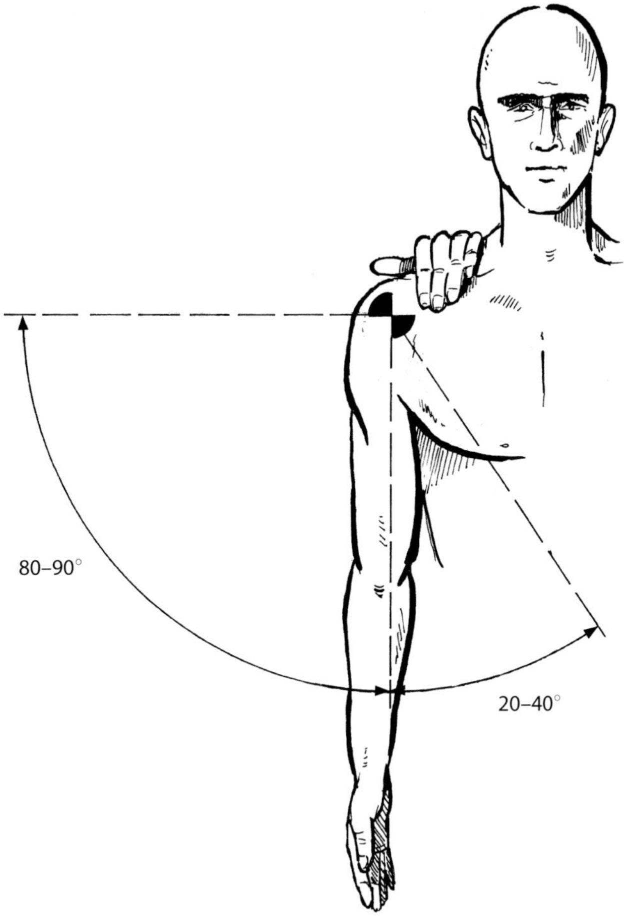

Abb. 2.5. Prüfung Abduktion/Adduktion im Schultergelenk

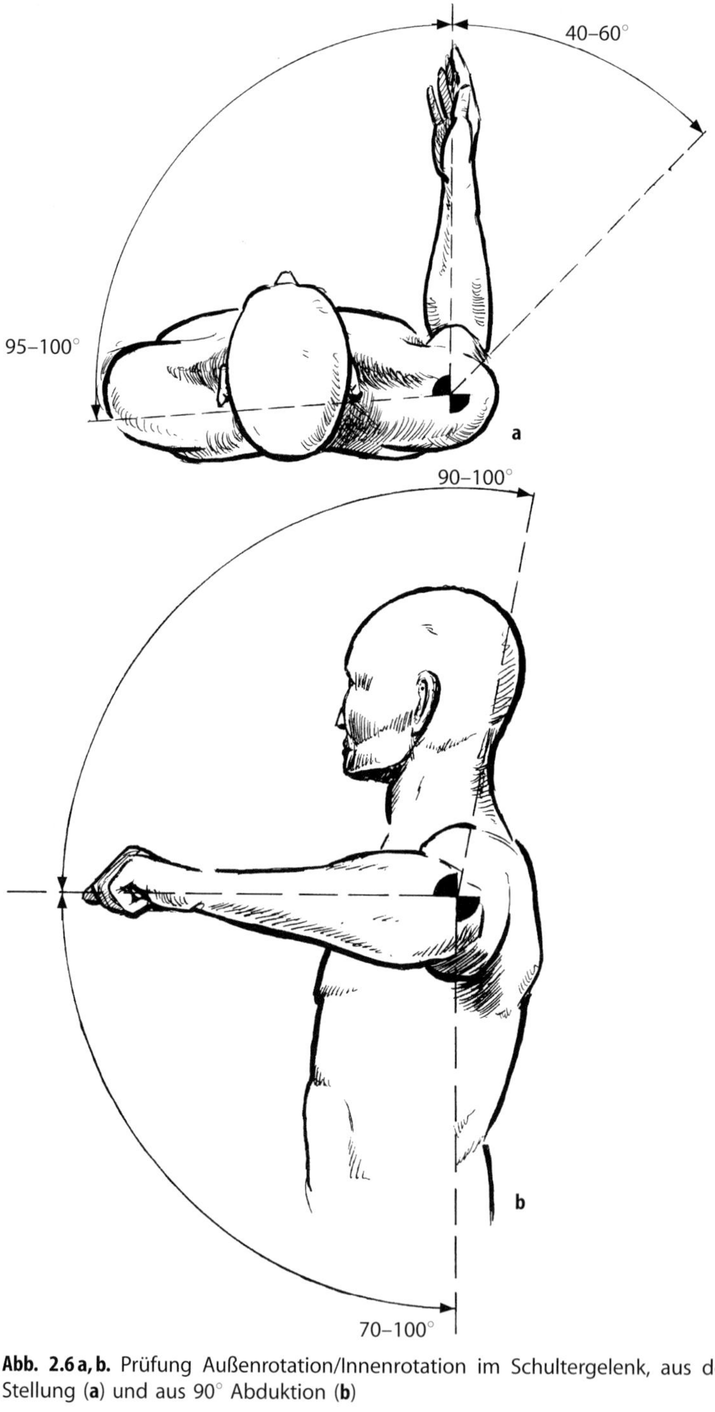

Abb. 2.6 a, b. Prüfung Außenrotation/Innenrotation im Schultergelenk, aus der Neutral-Null-Stellung (**a**) und aus 90° Abduktion (**b**)

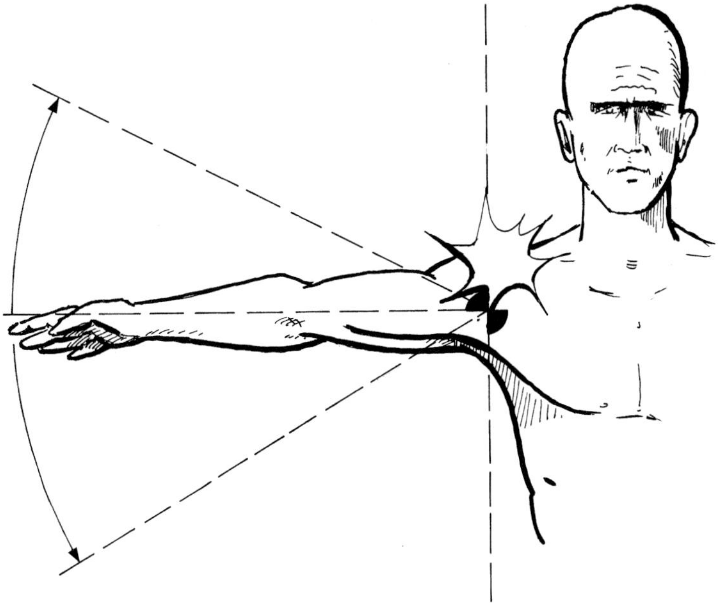

Abb. 2.7. Prüfung des Painful arc im Schultergelenk: Der Test ist positiv, wenn bei einer aktiven Abduktion bzw. Adduktion Schmerzen im Winkel zwischen 60 und 120° angegeben werden

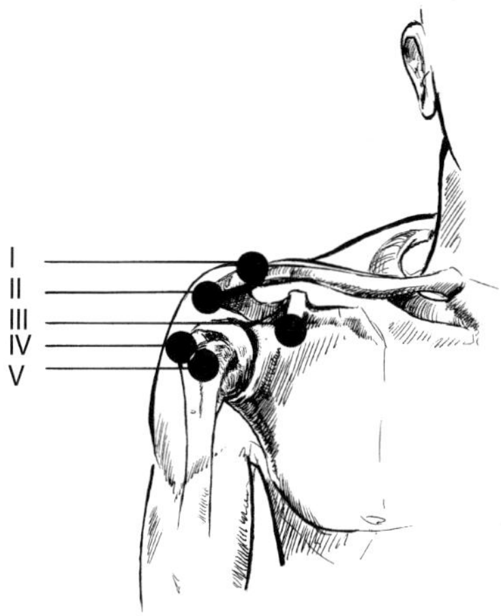

Abb. 2.8. Prüfung druckschmerzhafter Punkte am Schultergelenk: Akromioklavikulargelenk (*I*), subakromial (*II*), Processus coracoideus (*III*), Tuberculum majus (*IV*), Sulcus intertubercularis (*V*)

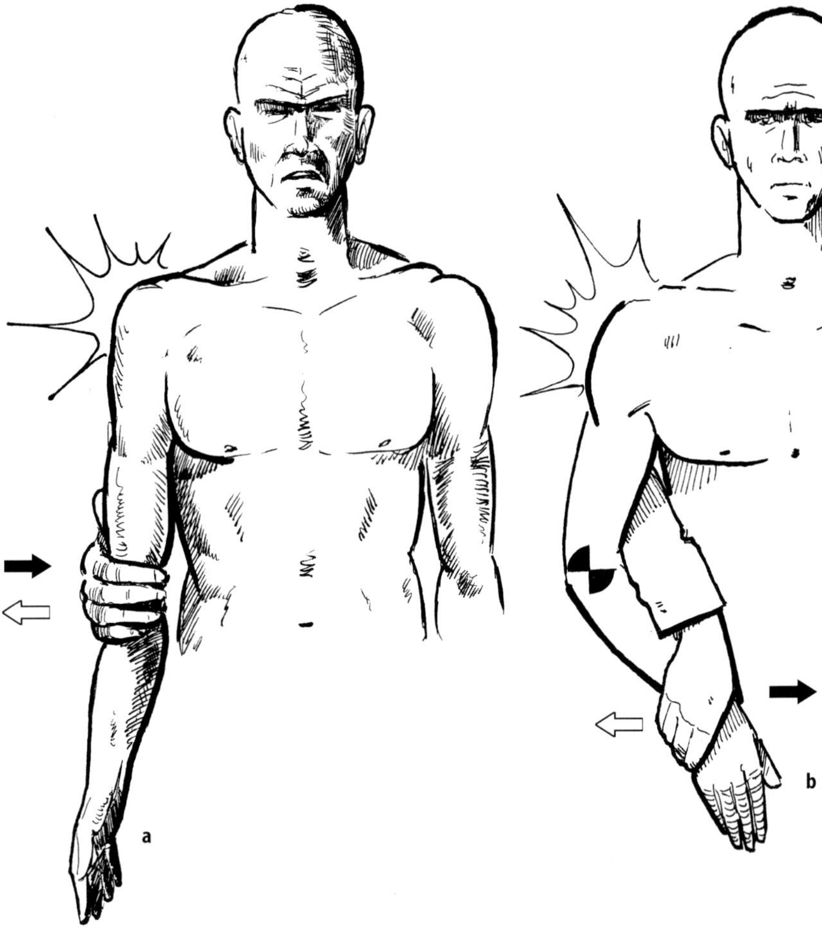

Abb. 2.9 a–c. Prüfung der aktiven Bewegung gegen Widerstand. Schmerzen sind möglich bei Abduktion (**a**), Außenrotation (**b**) und Innenrotation (**c**)

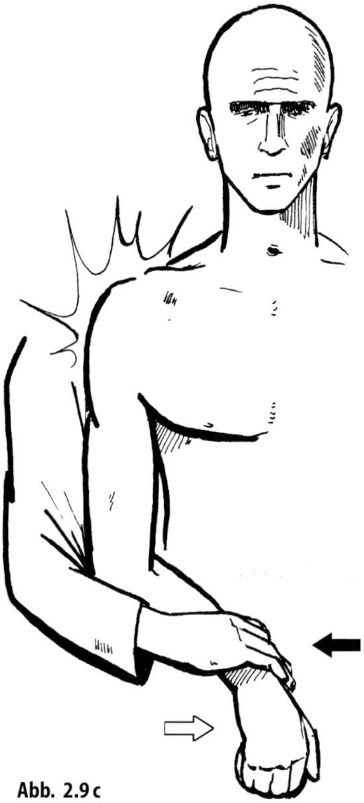

Abb. 2.9 c

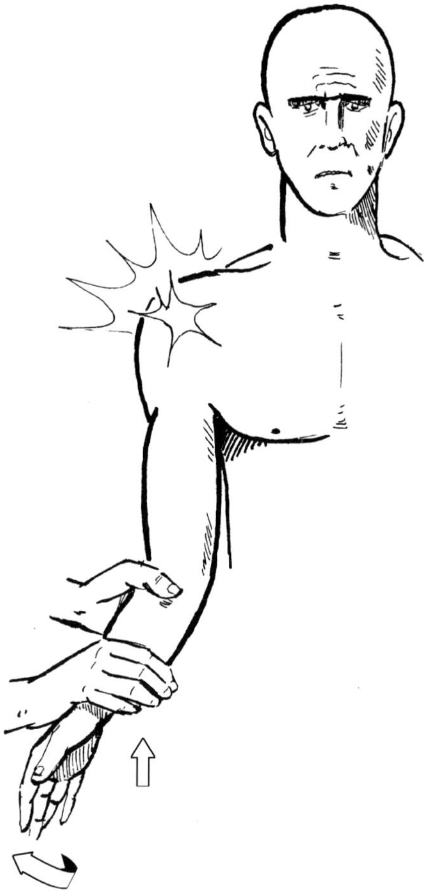

Abb. 2.10. Yergason-Test: Der Patient beugt den Ellenbogen rechtwinklig und proniert den Unterarm. Gegen den Widerstand des Untersuchers versucht er, den Unterarm zu supinieren und im Ellenbogen weiter zu beugen. Der Test ist positiv, wenn dadurch Schmerzen im Bereich des Sulcus intertubercularis ausgelöst werden

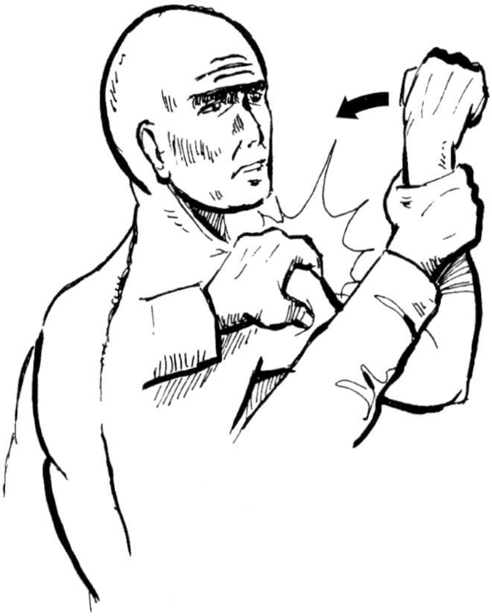

Abb. 2.11. Vorderer Apprehensionstest: Der Untersucher abduziert den Arm und rotiert ihn nach außen. Gleichzeitig drückt er mit dem Daumen von hinten auf den Humeruskopf. Bei ventraler Instabilität wird dadurch eine muskuläre Abwehrspannung ausgelöst. Der Patient hat Angst, die Schulter würde luxieren

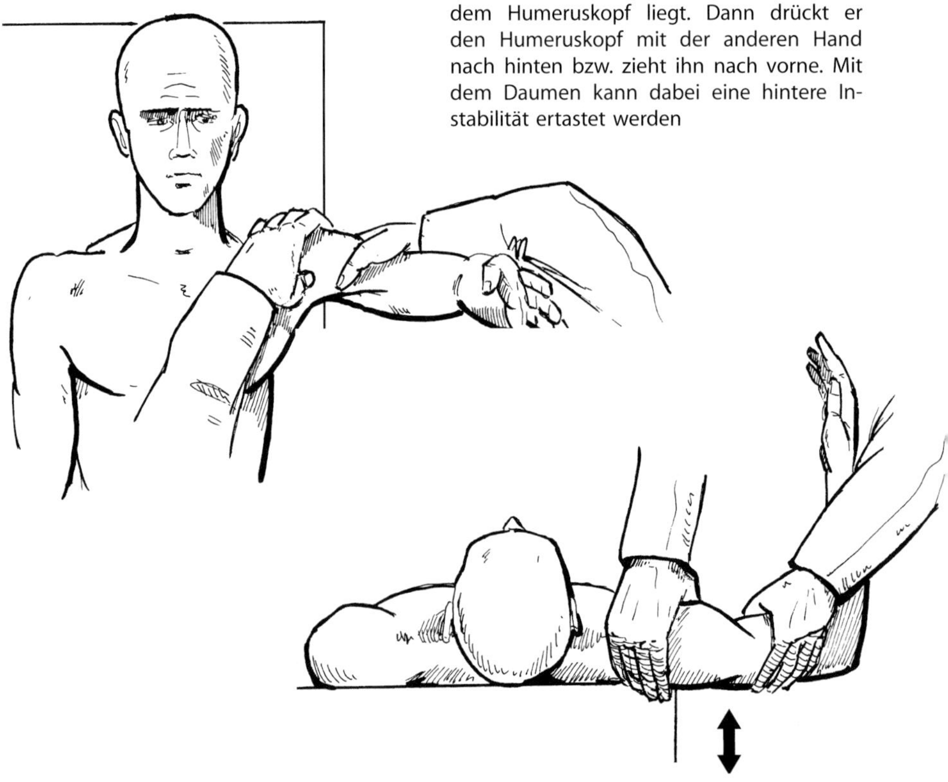

Abb. 2.12. Prüfung der passiven hinteren Schublade: Der Patient liegt auf dem Rükken; seine Schulter liegt frei. Der Untersucher fixiert die Schulter am lateralen Akromionrand, sodass der Daumen ventral auf dem Humeruskopf liegt. Dann drückt er den Humeruskopf mit der anderen Hand nach hinten bzw. zieht ihn nach vorne. Mit dem Daumen kann dabei eine hintere Instabilität ertastet werden

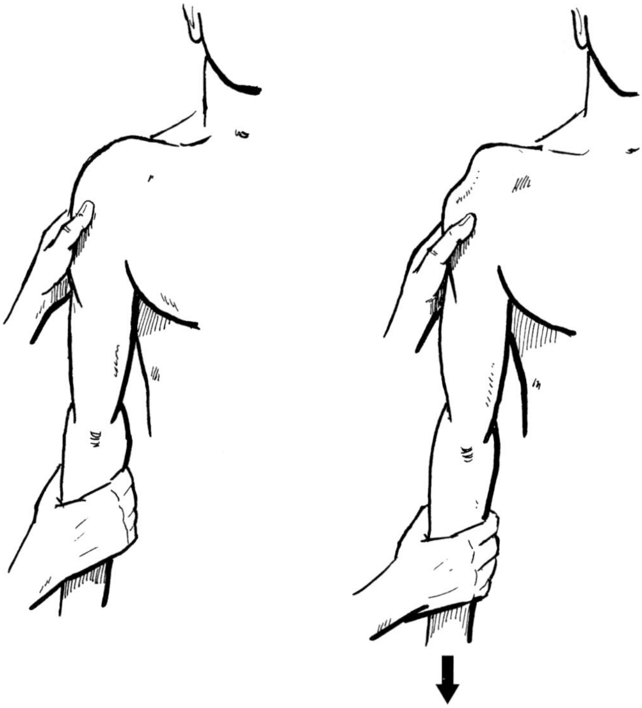

Abb. 2.13. Sulcus-sign: Der Untersucher zieht den locker hängenden Arm des Patienten nach kaudal. Bei unteren Instabilitäten wird unterhalb des lateralen Akromions eine Delle sichtbar

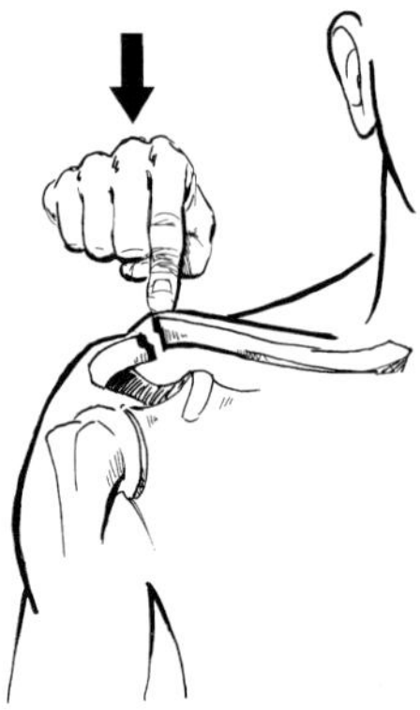

Abb. 2.14. Klaviertastenphänomen: Bei Instabilitäten der Klavikula kann diese wie eine Klaviertaste nach unten gedrückt werden

■ Neurologie

Reflexe (Abb. 1.8–1.10)

- Lebhaft/abgeschwächt/nicht auslösbar/gesteigert, rechts/links
- Bizepssehne (C5), Trizepssehne (C7), Radiusperiost (C6)

Sensibilität (Abb. 2.15)

- Hypästhesie/Parästhesie/Dysästhesie, rechts/links
- Dermatom (einem peripheren Nerven zuzuordnen/nicht genau zuzuordnen)

Motorik (Abb. 2.44–2.47)

- Intakt/abgeschwächt (M0-M1-M2-M3-M4-M5), rechts/links
- Schulterheben (C3–5), Schulterabduktion (C5/6), Ellenbogenbeugung (C5/6), Ellenbogenstreckung (C7), Pronation (C6–Th1), Supination (C5/6), Handbeugung (C6–Th1), Handstreckung (C6/7), Fallhand (N. radialis), Schwurhand (N. medianus), Krallenhand (N. ulnaris)

■ Durchblutung

Arterien

- A. axillaris, A. radialis kräftig-/schwach-/nicht tastbar, rechts/links

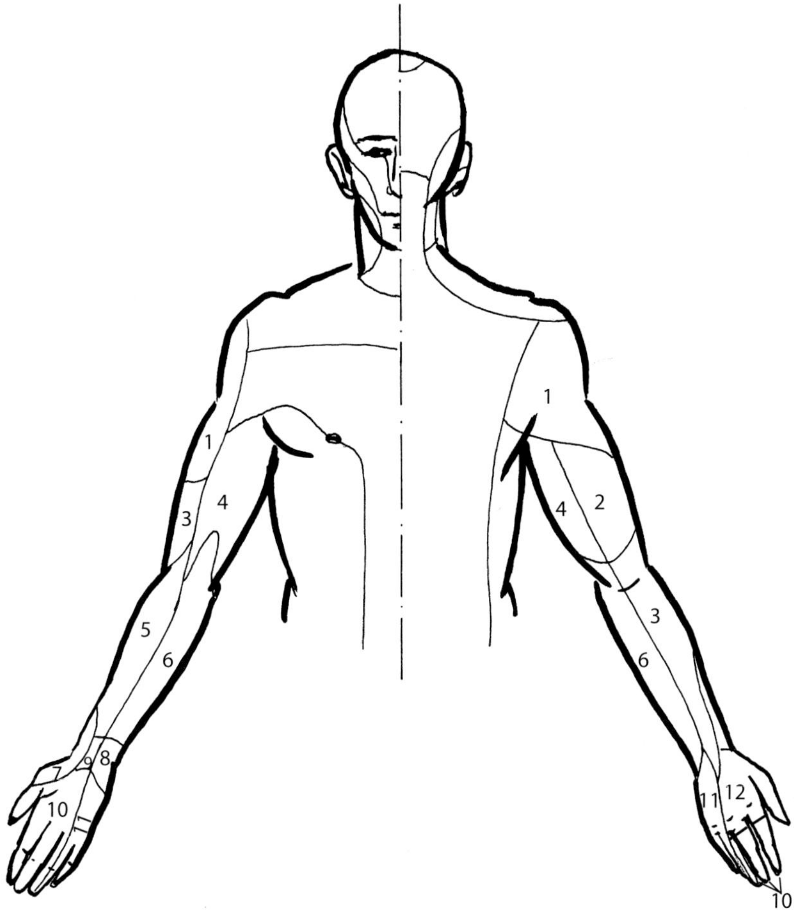

Abb. 2.15. Periphere sensible Innervation an Rumpf und oberen Extremitäten (Vorder- und Rückansicht). 1 N. cutaneus brachii lateralis (N. axillaris); 2 N. cutaneus brachii posterior (N. radialis); 3 N. cutaneus antebrachii posterior (N. radialis); 4 N. cutaneus brachii medialis; 5 N. cutaneus antebrachii lateralis (N. musculocutaneus); 6 N. cutaneus antebrachii medialis (Plexus brachialis); 7 R. superficialis n. radialis; 8 R. superficialis n. ulnaris; 9 R. palmaris n. mediani; 10 N. medianus; 11 N. ulnaris; 12 N. radialis

Venen

- Venöse Stauung vorhanden/nicht vorhanden, rechts/links

Kapillarpuls

- Sichtbar/nicht sichtbar an den Fingerkuppen

2.2.2 Leitsymptome

Die Leitsymptome der Schulter sind in Tabelle 2.1 aufgeführt.

2.2.3 Erkrankungen

■ Klinische Krankheitsbilder

Habituelle Schulterluxation

Glenohumerale Instabilität, die mit wiederholten atraumatischen Luxationen der Schulter einhergeht. Nach der Richtung der Instabilität werden vordere und untere (am häufigsten) sowie hintere Luxationen unterschieden. Die untere Luxation ist meist mit einer vorderen oder hinteren kombiniert. Luxationen in eine Richtung werden als unidirektional, in mehrere Richtungen als multidirektional bezeichnet. Den Luxationen gehen häufig Subluxationen voraus oder begleiten diese. Es werden außerdem willkürliche und paralytische Luxationen unterschieden.

- **Ätiologie:** Atraumatische Genese (ohne Unfallereignis). Allgemeine Kapsel- und Bänderlaxizität. Angeborene Fehlbildungen von Humeruskopf, Gelenkpfanne und Bändern. Paralytische Luxationen treten bei Lähmungen der Schultermuskulatur auf.
- **Anamnese:** Die habituelle Schulterluxation wird fast immer anamnestisch beschrieben. Subluxationen oft schon im Kindesalter, die nicht immer bewusst erlebt werden. Luxationen oder Subluxationen im Jugendalter ohne Trauma, meist beim Sport. Relativ leicht reponierbar. Beide Schultern können betroffen sein. Häufige Rezidivluxationen. Die sog. willkürliche Luxation tritt bereits im Kindesalter auf (dann aber meist nach dorsal). Hier öfter auffällige Psyche.
- **Untersuchung:** In der Regel stellen sich die Patienten mit nicht luxierter Schulter vor. Eine laterale Delle im Schulterrelief und eine Zwangshaltung des Arms sind bei vorliegender Luxation nicht immer augenfällig. Je nach Richtung der Luxation ist der entsprechende Stabilitätstest positiv (Apprehensionstest, Abb. 2.11; Sulcus-sign, Abb. 2.13; passive hintere Schublade, Abb. 2.12). Ein tastbares Schnappen kann auftreten. Oft Hypermobilität auch der anderen Gelenke.
- **Diagnostik:** Röntgen der Schulter in zwei Ebenen und spezielle Zielaufnahmen (Beurteilung der knöchernen Verhältnisse); CT (mit Arthrografie), MRT; Sonografie (Beurteilung Muskulatur, Sehnen, Labrum).
- **DD:** Deutlich abzugrenzen von der traumatischen und der posttraumatisch rezidivierenden Schulterluxation.

Tabelle 2.1. Schulter: Leitsymptome

Anamnese	Schmerz	Lokalbefund, Funktionstests	Sensible Störung	Motorische Störung	Spricht für
Meist Patienten älter als 40 Jahre, akute oder subakute Funktionsstörung	Nach Anheben einer Last oder Sturz plötzlich Schulterschmerzen oder spontane Schmerzen nachts, zunehmend auch tags	Schwächung der Rotation und Abduktion (bis hin zur Pseudoparalyse), positiver Painful arc, lokaler Druckschmerz, schmerzhafte Bewegungen gegen Widerstand	Keine	Keine	Rotatorenmanschettenruptur
Meist Frauen mittleren Alters, chronisch bis subakute Schulterschmerzen	Schmerzen am proximalen Oberarm	Lokaler Druckschmerz am proximalen Oberarm, evtl. Einschränkung der Beweglichkeit	Keine	Keine	Tendinitis calcarea
Rotatorenmanschetten- oder Bizepssehnenläsion, Tendinitis calcarea (oft primär nicht bekannt), Funktionsstörung	(schmerzbedingte) Schonhaltung	Einschränkung von Abduktion, Außenrotation und Nackengriff. Lokaler Druckschmerz	Keine	Keine	Sekundäre Schultersteife
Frauen (40–60 Jahre). Phasenhafter Verlauf von Schmerz und Bewegungseinschränkung	Rel. akute Schmerzen, bes. nachts. Lassen nach, während die Beweglichkeit abnimmt	(Stetig zunehmende) endgradig schmerzhafte Einschränkung der Beweglichkeit	Keine	Keine	Primäre Schultersteife (Stadium 1–2)

Tabelle 2.1 (Fortsetzung)

Anamnese	Schmerz	Lokalbefund, Funktionstests	Sensible Störung	Motorische Störung	Spricht für
Rezidivierende Schulterluxationen nach primär traumatischer Schulterluxation	Schmerzen bei Luxation, können mit häufiger auftretenden Luxationen geringer werden	Pos. vorderer Apprehensionstest. Pos. Sulcussign. Evtl. pos. hinterer Gerber	Keine	Keine	Posttraumatisch rezidivierende Schulterluxation
Oberarmfraktur, Druckschädigung am Oberarm	Nur bei Trauma	Kraftlosigkeit beim Zufassen	Nur an der Hand: Hypästhesie an Thenar, Hohlhand und palmare Seite der radialen 3 1/2 Finger	Schwurhand	Schädigung des N. medianus am Oberarm
Humerusschaftfraktur. Achselstütze. Schlafen auf einer Parkbank. Kraftlosigkeit von Arm und Hand	Nur bei Trauma	Freie passive Beweglichkeit, aktive Dorsalextension im Handgelenk nicht möglich	Hypästhesie radial/dorsal an 2 1/2 Fingern	Fallhand	Schädigung des N. radialis am Oberarm
Meist als Kind erste Vorstellung wegen auffälligem Schulterrelief, hypoplastischem Gesichtsschädel und Progenie	Keine	Schultern können vor der Brust regelrecht zusammengeklappt werden	Keine	Keine	Dysostosis cleidocranialis

Neuralgische Schultermyatrophie (Plexusneuritis)

Akute, intensive Schulterschmerzen in der Schulter-Arm-Region. Es folgen motorische und seltener auch sensible Ausfälle überwiegend in den oberen Armplexusanteilen (C5/C6).

- **Ätiologie:** Unbekannt.
- **Anamnese:** Anfallsartige, intensive Schmerzen in der Schulter mit Ausstrahlung in den Arm. Charakter eher diffus. Nach wenigen Tagen hängt der Arm schlaff und in Innenrotation herab. Den Paresen folgen Atrophien der Muskulatur.
- **Untersuchung:** Beweglichkeit der HWS ist frei! Lähmung der Abduktion (Abb. 2.5) und Außenrotation (Abb. 2.6) in der Schulter. Oft Scapula alata (Abb. 1.23). Sensible Ausfälle über dem M. deltoideus und dem radialen Unterarm treten seltener auf.
- **Diagnostik:** Röntgen der HWS in zwei Ebenen und halbschräg (Ausschluss degenerativer Veränderungen, knöcherner Destruktionen); Röntgen der Schulter in zwei Ebenen. Neurologisches Konsil.
- **DD:** Radikuläres zervikales Kompressionssyndrom; Karpaltunnelsyndrom; Kompression des N. ulnaris; Engpass-Syndrom; Rucksacklähmung.

Scapula alata

Einseitiges Abstehen der Skapula von der Thoraxwand.

- **Ätiologie:** Schädigung des N. thoracicus longus und daraus resultierende Schwäche des M. serratus anterior. Selten komplette Parese. Meist idiopathisch; auch durch Druck („Rucksacklähmung") oder Trauma. Als Lagerungsschaden bei Narkosen und Gipsimmobilisation. Ebenfalls bei der neuralgischen Schultermyatrophie, Infektionen und progressiver Muskeldystrophie.
- **Anamnese:** Flügelartiges Abstehen der Skapula, in erster Linie als kosmetisches Problem (bei der neuralgischen Schultermyatrophie vorangegangene anfallsartige Schulterschmerzen).
- **Untersuchung:** Beim Abstützen mit beiden Händen nach vorn gegen die Wand oder beim Liegestütz wird die Tendenz der Skapula abzustehen sofort sichtbar (Abb. 1.23).
- **Diagnostik:** Röntgen der Schulter in zwei Ebenen (Ausschluss pathologischer knöcherner Veränderungen).
- **DD:** Sprengel-Deformität, Exostose, Parese des N. accesssorius (hier ist die Skapula lateralisiert, Schultertiefstellung), Dystrophia musculorum progressiva (fazioskapulohumeraler Typ), neuralgische Schultermyatrophie (Plexusneuritis).

Schulterblattkrachen (skapulothorakales Syndrom)

Schnappen oder „Krachen" bei Bewegungen der Skapula.

- **Ätiologie:** Haltungsfehler, Verspannungen der Muskulatur, Bursitis, Rippenbuckel bei Skoliose, Formveränderungen der Skapula (Kallus, Exostosen), Tumoren.
- **Anamnese:** Schnappen hinter der Skapula, auch willkürlich auslösbar. Manchmal schmerzhaft.
- **Untersuchung:** Palpation der Skapula mit der Handfläche. Bei Bewegung dieser ist das Schnappen tastbar, manchmal auch hörbar. Druckschmerz und Muskelhartspann am medialen Skapularand.
- **Diagnostik:** Röntgen der Schulter in zwei Ebenen (Ausschluss pathologischer knöcherner Veränderungen).
- **DD:** Alle ätiologisch bedeutsamen Erkrankungen.

Subskapularistendopathie

Degenerative Veränderung der Sehne des M. subscapularis, deren Gleitgewebe und der Ansatzstelle.

- **Ätiologie:** Multifaktoriell: Ernährungsstörungen, u.a. paradoxe arterielle Ischämie bei Sportlern durch erhöhten Stoffwechselbedarf unter Belastung (z.B. durch unphysiologisches Trainingsprogramm); degenerativ.
- **Anamnese:** Meist junge Patienten. Schmerzen bei plötzlicher Anspannung des vorgedehnten Muskels (Tennis, Speerwurf). Auch als Belastungsschmerz bei Frauen zwischen dem 40. und 60. Lebensjahr.
- **Untersuchung:** Druckschmerz über dem Tuberculum minus. Positiver Painful arc (Abb. 2.7). Schmerzen bei Innenrotation gegen Widerstand.
- **Diagnostik:** Röntgen der Schulter in zwei Ebenen (Ausschluss pathologischer knöcherner Veränderungen); Sonografie (Ausschluss einer Rotatorenmanschettenruptur und einer Bizepssehnenläsion).
- **DD:** Primäres und sekundäres Impingementsyndrom.

Primäre Schultersteife

Reversible und in 3 charakteristischen Stadien ablaufende Schultersteife. Geht mit einer passageren, ausgeprägten Schrumpfung der Kapsel einher, welche sich zum Ende der Erkrankung langsam spontan wieder zurückbildet. Die Dauer jedes Stadiums beträgt zwischen 4–6 Monate, der gesamte Krankheitsverlauf zwischen 12–18 Monate. Tritt seltener als die sekundäre Schultersteife auf.

- **Ätiologie:** Nicht geklärt. Lokale Immunreaktion mit genetischer Disposition wird diskutiert. In der Anamnese oft Zervikalsyndrom, Herzinfarkt, Mastektomie, Hemiplegie, Pancoast-Tumor, Medikamente (Barbiturate).
- **Anamnese:** Prädilektionsalter 40.–60. Lebensjahr, besonders Frauen. Oft ist der nicht dominante Arm betroffen.
  Stadium 1 (Schmerzphase): Zunehmende Schmerzen, vor allem nachts und bei Überkopfarbeiten. Liegen auf der betroffenen Schulter nicht möglich. Kaum bemerkte, geringe Funktionsstörung.

Stadium 2 (Steife Phase): Nachlassen der Schmerzen (nur noch bei ruckartigen Bewegungen). Zunehmende Einsteifung des Schultergelenks. Deutliche Funktionsbehinderung in Alltag und Beruf.
Stadium 3 (Reparationsphase): Weiterer Rückgang der Schmerzen. Ohne spezielle Behandlung tritt eine langsame Verbesserung der Beweglichkeit ein.

- **Untersuchung:**
  Stadium 1 (Schmerzphase): Beweglichkeit zunächst nicht eingeschränkt. Schmerz anfangs nur bei einzelnen Bewegungen.
  Stadium 2 (steife Phase): Deutliche Muskelatrophie. Abduktion nur noch durch Außenrotation der Skapula. Endgradige Bewegungsschmerzen bei passiver Prüfung der (stark eingeschränkten) Beweglichkeit (Kapselmuster).
  Stadium 3 (Reparationsphase): Zunehmend wird ein fast physiologisches Bewegungsausmaß erreicht (Abb. 2.4–2.6).
- **Diagnostik:** Röntgen der Schulter in zwei Ebenen (Ausschluss pathologischer knöcherner Veränderungen, Tendinitis calcarea); Sonografie (Ausschluss einer Bursitis subacromialis); Arthrografie (Nachweis der Kapselschrumpfung).
- **DD:** Sekundäre Schultersteife, Trauma, obere Armplexusparese.

Sekundäre Schultersteife

Schmerzhafte Bewegungseinschränkung der Schulter, welche durch ein äußeres Ereignis oder eine andere Erkrankung der Schulter ausgelöst wird. Im Gegensatz zur primären Schultersteife spielt die Schrumpfung der kompletten Kapsel hier eine untergeordnete Rolle. Tritt deutlich häufiger auf als die primäre Schultersteife.

- **Ätiologie:** Primäres oder sekundäres Impingementsyndrom (Rotatorenmanschettenläsionen, Tendinitis calcarea, Bizepssehnenläsionen). Degenerative und entzündliche Erkrankungen der Gelenke des Schultergürtels. Folge auch von zervikal oder abdominal fortgeleiteten Schmerzen; Frakturen; Luxationen.
- **Anamnese:** Schmerzbedingte Schonhaltung des Arms führt zur Einschränkung der Außenrotation (Abb. 2.6) und Abduktion (Abb. 2.5). Bei diesen Bewegungen (z. B. Kämmen) wird typischerweise die Schulter hochgezogen. Kein phasenhafter Verlauf von Schmerz und Bewegungseinschränkung.
- **Untersuchung:** In Abhängigkeit vom primären Schädigungsort können lokale Druckschmerzen z. B. subakromial, am Tuberculum majus oder minus bzw. über dem Sulcus intertubercularis bestehen. Die Beweglichkeit (insbes. Abduktion, Abb. 2.5, und Außenrotation, Abb. 2.6; Nackengriff) ist eingeschränkt.
- **Diagnostik:** Röntgen der Schulter in zwei Ebenen (Ausschluss pathologischer knöcherner Veränderungen), Sonografie, evtl. (Arthropneumo-)CT, MRT (Nachweis von pathologischen Veränderungen der Rotatorenmanschette, Bizepssehne und Bursa subacromialis).
- **DD:** Alle ätiologisch bedeutsamen Erkrankungen. Primäre Schultersteife.

Klavikulapseudarthrose (erworbene)

Falschgelenkbildung der Klavikula

- **Ätiologie:** Ungenügende Reposition bzw. Fixation bei konservativer Behandlung einer Klavikulafraktur (selten) oder unzureichende operative Stabilisierung (z. B. mittels Kirschner-Drähten; häufiger).
- **Anamnese:** Verdacht auf Pseudarthrose bei mehr als 8 Wochen persistierenden Schmerzen nach Klavikulafraktur. Ruhe- und bes. Belastungsschmerz. Kraftlosigkeit, Parästhesien. Durchblutungsstörungen möglich.
- **Untersuchung:** Veränderung des Oberflächenreliefs möglich, lokaler Druckschmerz, tastbare Stufe oder auch Auftreibung. Abnorme Beweglichkeit möglich; evtl. positiver Adson-Test (Abb. 1.13). Evtl. Klaviertastenphänomen (Abb. 2.14).
- **Diagnostik:** Röntgen der Klavikula a. p. (Nachweis der Pseudarthrose).
- **DD:** Kostoklavikuläres Syndrom.

Sternoklavikuläre Hyperostose

Versteifung des Sternoklavikulargelenks durch Verknöcherung der sternokostoklavikulären Bänder und massive Knochenbildung zwischen Sternum, Klavikula und erster Rippe.

- **Ätiologie:** Nicht bekannt.
- **Anamnese:** Meist bilateral im Alter von 30–50 Jahren. Schmerzen im Akromioklavikulargelenk.
- **Untersuchung:** Lokale Schwellung und tastbare Auftreibung des medialen Klavikulaendes. Später lokaler Druckschmerz am Akromioklavikulargelenk.
- **Diagnostik:** Röntgen der Klavikula a. p. (Beurteilung der knöchernen Konfiguration der Klavikula).
- **DD:** Tietze-Syndrom, Sternoklavikulargelenk-Arthritis, Sternoklavikulargelenk-Subluxation.

Impingementsyndrom (Supraspinatussehnensyndrom, Suprakromialsyndrom)

Schmerzhafte Funktionsstörung der Schulter, welche durch ein Anstoßen der subakromialen Weichteile am Vorderrand des Schulterdachs und/oder des Akromions insbesondere beim Abspreizen des Arms entsteht. Daraus folgende Impingementläsionen können die Rotatorenmanschette, die Bursa subacromialis und die lange Bizepssehne betreffen.

Primäres Impingement **(Outlet-Impingement): Mechanische Einengung im Bereich der Artikulationsfläche der Supraspinatussehne zwischen Akromioklavikulargelenk, vorderem Akromion, Lig. coracoacromiale und Processus coracoideus (sog. Supraspinatus-Outlet).**

Sekundäres Impingement **(Non-Outlet-Impingement): Funktionelle Einengung des subakromialen Raums. Subakromiale Konfliktsituation durch Volumenzunahme der subakromialen Weichteile und Hochstand des Humerus.**

- **Ätiologie:** Primäres Impingement: Angeborene Formveränderungen des vorderen Akromiondrittels, kaudale Osteophyten am Akromioklavikulargelenk und posttraumatische Lageveränderungen des Proc. coracoideus. Sekundäres Impingement: Chronische Bursitis subacromialis, Tendinitis calcarea, Rupturen der Rotatorenmanschette oder der langen Bizepssehne, glenohumerale Instabilität (habituelle und traumatische Schulterluxation), Schultersteife, Pseudarthrose des Tuberculum majus, zu tief implantierte Prothese.
- **Anamnese:** Primäres Impingement: Stadium I (Ödem und Einblutung): Schmerzen bei Überkopftätigkeiten; bevorzugt bei jungen, Sport treibenden Patienten unter 25 Jahren. Symptome reversibel. Stadium II (Fibrosierung der Bursa und Tendinitis): Schmerzen nach Belastung, typischerweise an der Außenseite des proximalen Oberarms. Tritt bevorzugt im Alter von 25–40 Jahren auf. Die Symptome sind meist reversibel. Stadium III (Ruptur der Rotatorenmanschette): Bewegungsabhängiger chronischer Schulterschmerz, nächtlicher Ruheschmerz, Pseudoparalyse, Symptome nicht reversibel. Die Stadien sind klinisch nicht immer sicher zu differenzieren. Wichtig ist die Abgrenzung gegenüber anderen Schmerzursachen! Sekundäres Impingement: Schulterschmerzen, Funktionsstörungen, Alter und Verlauf werden durch die Ursache bestimmt.
- **Untersuchung:**
  - Primäres Impingement: Druckschmerz an Tuberculum majus und Tuberculum minus, dem Sulcus intertubercularis, ventral subakromial und am Processus coracoideus (Abb. 2.8). Aktive Elevation schmerzhafter als passive. Krepitation. Positiver Painful arc (Abb. 2.7). Abduktion gegen Widerstand schmerzhaft (M. supraspinatus). Möglich auch: Außenrotation gegen Widerstand schmerzhaft (M. infraspinatus). Linderung durch subakromialen LA-Test. Schwäche der Abduktion und Rotation gegen Widerstand bei Ruptur der Rotatorenmanschette. Aktive und passive Einschränkungen der Beweglichkeit möglich.
  - Sekundäres Impingement: Abhängig von den Differenzialdiagnosen chronische Bursitis subacromialis, Tendinitis calcarea, Rotatorenmanschettenruptur, Bizepssehnenruptur, glenohumerale Instabilität (habituelle und traumatische Schulterluxation), Schultersteife.

▶ Es ist wichtig, zwischen primärem und sekundärem Impingement zu unterscheiden, da hiervon das therapeutische Vorgehen ganz wesentlich beeinflusst wird. Das primäre Impingement erfordert eine konservative oder operative Therapie, ggf. mit Rekonstruktion der Rotatorenmanschette. Beim sekundären Impingement muss die Ursache des Raumkonflikts beseitigt werden, weil sonst u. U. eine Verstärkung des Impingement eintritt.

- **Diagnostik:** Röntgen der Schulter in zwei Ebenen, Sonografie (Nachweis bzw. Ausschluss der ätiologisch bedeutsamen Veränderungen).

Bursitis subacromialis

Kein eigenständiges Krankheitsbild. Tritt begleitend im chronischen und im akuten Stadium der Tendinitis calcarea sowie bei der chronischen Polyarthritis und anderen Krankheitsbildern der Schulter auf.

Tendinitis calcarea (kalzifizierende Tendopathie)

Nicht degenerative Erkrankung mit herdförmiger Ablagerung von Verkalkungen in den Sehnen der Rotatorenmanschette. Dies geht zu Beginn mit einer Minderdurchblutung und zellinduzierten „kreideartige" Kalkablagerung im Inneren der Sehne einher. Die Verkalkung kann sich allmählich vergrößern. Sie löst sich meist später innerhalb weniger Tage unter akuten Schmerzen wieder auf (akutes Stadium).

- **Ätiologie:** Nicht bekannt, aber sicher nicht degenerativ.
- **Anamnese:** Meist Frauen mittleren Alters. Im latenten Stadium meist klinisch nicht auffällig. Im chronischen Stadium chronische bis subakute Schmerzen. Akutes Stadium: heftiger Tag- und Nachtschmerz, schmerzbedingte Reduktion der Beweglichkeit; dauert einige Tage. Reparationsstadium: abklingende Schmerzen, Rezidive möglich.
- **Untersuchung:** Im chronischen Stadium lokaler Druckschmerz über dem Kalkdepot am proximalen Oberarm. Einschränkung der Beweglichkeit möglich (Abb. 2.4–2.6). Akutes Stadium: Schulter oft gering geschwollen und überwärmt; sehr starke Druckempfindlichkeit! Aktive und passive Beweglichkeit schmerzhaft eingeschränkt. Reparationsstadium: Noch (rückläufiger) lokaler Druckschmerz, Normalisierung des aktiven und passiven Bewegungsausmaßes.
- **Diagnostik:** Röntgen der Schulter in zwei Ebenen, Sonografie (Nachweis des Kalkherdes, Ausschluss differenzialdiagnostisch bedeutsamer Erkrankungen).
- **DD:** Sekundäres Impingement. Im akuten Stadium: Eitrige Omarthritis, Arthritis urica der Schulter, Pseudogicht.

■ Angeborene Fehlbildungen und Stoffwechseldefekte

Sprengel-Deformität (kongenitaler Skapulahochstand)

Angeborener Schulterblatthochstand, einhergehend mit einer kranio-medialen Verschiebung und Außenrotation der Skapula. Oft kombiniert mit einer Verkleinerung und Verplumpung der Skapula.

- **Ätiologie:** Angeboren, wahrscheinlich erbliches Leiden. Evtl. auch exogen (Embryopathie).
- **Anamnese:** Meist einseitig. Frauen sind häufiger als Männer betroffen. Meistens in Kombination mit anderen Fehlbildungen (Skoliose, Rippenanomalien, Klippel-Feil-Syndrom, Spina bifida u. a.). Verkürzung des M. levator scapulae. Hoch stehendes Schulterblatt.
- **Untersuchung:** Auffällig ist der Hochstand der Skapula bei der Inspektion (des Kindes) von hinten. Bei gleichzeitigem M. Klippel-Feil wird dieser Eindruck durch das sog. Flügelfell (Pterygium colli) verstärkt. Die Beweglichkeit im Schultergelenk ist häufig völlig frei, im skapulothorakalen Gelenk eingeschränkt.
- **Diagnostik:** Röntgen der Skapula a. p. und HWS in zwei Ebenen (Nachweis des Hochstandes der Skapula, Ausschluss von Begleiterkrankungen der HWS).

Dysostosis cleidocranialis

Kommt rel. selten vor. Systemerkrankung, die mit einer Störung der desmalen Ossifikation mit Hypo- bis Aplasie insbes. an Schädel und Klavikula einhergeht.

- **Ätiologie:** Angeboren, dominanter Erbgang.
- **Anamnese:** Vorherrschend ist die ein- (meist rechts-) oder doppelseitige, partielle oder totale Aplasie der Schlüsselbeine. Kombination mit einer Verkürzung der Schädelbasis, einem hypoplastischen Gesichtsschädel, einer Hypoplasie des Oberkiefers mit Progenie sowie Aplasie der Symphyse und Coxa vara möglich.
- **Untersuchung:** Bei totaler Aplasie lassen sich die Schultern vor der Brust regelrecht zusammenklappen. Bei partieller Aplasie liegt eine vermehrte Schulterbeweglichkeit vor.
- **Diagnostik:** Keine.
- **DD:** Pyknodysostose (Kombination mit Osteopetrose, der sog. Marmorknochenkrankheit).

Arthritis urica der Schulter

An der Schulter sehr selten! Entzündliche Veränderungen des Schultergelenks, welche durch die Ablagerung von Uratkristallen im Gelenk und in den periartikulären Weichteilen gekennzeichnet ist und sich als akute Arthritis oder chronische Arthropathie manifestiert. Der akute Gichtanfall der Schulter nennt sich Omagra.

- **Ätiologie:** Primär: Purinstoffwechselstörung aufgrund eines genetischen Enzymdefekts. Verminderte renale Harnsäureausscheidung oder vermehrte Synthese. Wesentlicher Manifestationsfaktor ist die Überernährung. Sekundär bei hämatologischen Erkrankungen mit vermehrtem Zelluntergang oder Krankheiten, die mit einer gestörten Nierenfunktion einhergehen.
- **Anamnese:** Schubhafter Verlauf. Ähnelt im akuten Schub der Infektarthritis mit Rötung, Schwellung und Funktionsstörung. Starke Schmerzen. Dauert meist Tage oder Wochen. Nach dem akuten Anfall immer kürzer werdende beschwerdefreie Intervalle (falls keine Behandlung erfolgt).
- **Untersuchung:** Im Schub massive Schwellung, Rötung und Hyperthermie, Schonhaltung, starker Druck- und Bewegungsschmerz.
- **Diagnostik:** Röntgen der Schulter in zwei Ebenen (Ausschluss knöcherner Destruktionen, Tendinitis calcarea). Labor (Leukozytose, mäßig erhöhte BSG, erhöhte Harnsäurewerte).
- **DD:** Omarthritis (akut rheumatisch, unspezifisch und spezifisch entzündlich), Pseudogicht, Tendinitis calcarea (akutes Stadium).

Pseudogicht (Chondrokalzinose)

Arthritis des Schultergelenkes, welche durch die Ablagerung von Mikrokristallen (Kalziumpyrophosphatkristalle) entsteht. Anamnese und Symptomatik ähneln sehr der Gicht. Führt bei chronischem Verlauf zur Arthropathie.

- **Ätiologie:** Ungeklärte Stoffwechselstörung; geht u.a. mit Ausfällung von Kalziumpyrophosphatkristallen in der Synovia und der Synovialis einher.
- **Anamnese:** Meist ältere Patienten. Ähnlich der Gicht, aber abgeschwächter Verlauf.
- **Untersuchung:** Schwellung, Rötung und Hyperthermie, Schonhaltung, Druck- und Bewegungsschmerz.

► Durch abgeschwächten Verlauf an Schulter und Knie Verwechslung mit einem arthritischen Reizzustand bei einer aktivierten Arthrose.

- **Diagnostik:** Röntgen der Schulter in zwei Ebenen (Beurteilung der knöchernen Ausgangssituation, Ausschluss pathologischer Veränderungen des Knochens). Gelenkpunktat (Polarisationsmikroskopie).

- **DD:** Arthritis urica, rheumatische Arthritis, aktivierte Arthrose, Infektarthritis, spezifische Omarthritis.

■ Degenerative Erkrankungen

Bizepssehnenläsionen

Damit werden alle degenerativen und (die seltenen) traumatischen Veränderungen der Sehne und ihres Halteapparats bezeichnet. Man unterscheidet Tendopathien, Rupturen und Instabilitäten der Bizepssehne.

Tendopathien der Bizepssehne

Degenerative Veränderung der Bizepssehne. Selten isoliert, oft in Kombination mit einer Schädigung der Supraspinatussehne und einer Fibrosierung der Bursa subacromialis im Rahmen eines Impingementsyndroms (Stadium II)

- **Ätiologie:** Degenerativ. Eine starke subakromiale Friktionsbelastung infolge eines primären oder sekundären Impingements und die Rotatorenmanschettenruptur begünstigen die Entwicklung degenerativer Veränderungen an der Sehne und im Sulcus intertubercularis.
- **Anamnese:** Ständige Überkopfaktivitäten: Schwimmen, Tennisspielen, Golfen. Schmerzen im vorderen Schulterbereich.
- **Untersuchung:** Lokaler Druckschmerz im Sulcus intertubercularis (Abb. 2.8), Schmerzlinderung durch intertuberkulären LA-Test. Positiver Yergason-Test (Abb. 2.10).
- **Diagnostik:** Röntgen der Schulter in zwei Ebenen (Ausschluss degenerativer knöcherner Veränderungen), Sonografie (Beurteilung Rotatorenmanschette, Bizepssehne, Bursa subacromialis).

Bizepssehnenruptur

Degenerative oder traumatisch bedingte Ruptur der langen Bizepssehne. Häufig in Verbindung mit der Rotatorenmanschettenruptur und dem Impingementsyndrom (Stadium III). Die lange Bizepssehne bildet funktionell eine Einheit mit der Rotatorenmanschette. Ein Funktionsausfall des langen Bizepskopfs führt zu einem Höhertreten des Humeruskopfs.

- **Ätiologie:** Degenerativ. Selten echtes Trauma.
- **Anamnese:** Sehr selten nach echtem Trauma bei jüngeren Patienten (traumatische Ruptur). Vorwiegend ältere Patienten nach Bagatelltrauma oder einmalige kräftige Kontraktur (degenerative Ruptur). Stechender Schmerz am proximalen Oberarm. Oft sind unklare Schulterschmerzen vorausgegangen; manchmal auch

langsam zunehmende Schmerzen (schleichende Ruptur). Distalisierung des Muskelbauches, Kraftlosigkeit (bei älteren Patienten oft subjektiv weniger ausgeprägt).

- **Untersuchung:** Nicht immer lokales Hämatom, lokaler Druckschmerz. Bei Flexion im Ellenbogen gegen Widerstand meist sichtbare Distalisierung des Muskelbauches (Abb. 2.3, Vergleich mit Gegenseite). Bei jungen Patienten findet sich meist eine deutliche Minderung der groben Kraft bei Beugung, bei älteren Patienten oft im Seitenvergleich nicht so deutlich.

► Immer auf begleitende Schädigungen der Rotatorenmanschette achten!

- **Diagnostik:** Röntgen der Schulter in zwei Ebenen (Ausschluss degenerativer oder destruktiver Veränderungen), Sonografie (Beurteilung Rotatorenmanschette, Bizepssehne, Bursa subacromialis).
- **DD:** Instabilitäten der langen Bizepssehne.

Instabilitäten der langen Bizepssehne

Hierbei handelt es sich um Subluxationen und Luxationen.

- **Ätiologie:** Degenerativ. Tritt bei Rotatorenmanschettenrupturen auf, welche das Ligamentum coracohumerale schädigen; begünstigt auch durch anlagebedingten flachen Sulcus intertubercularis.
- **Anamnese:** Schmerzen im vorderen Schulterbereich. Schnappphänomene. Überlagerung mit Symptomatik der Rotatorenmanschettenruptur.
- **Untersuchung:** Lokaler Druckschmerz im Sulcus intertubercularis (Abb. 2.8), positiver Yergason-Test (Abb. 2.10), tastbare Sehne bei Abduktion und Außenrotation. Entsprechend positive Tests bei Rotatorenmanschettenruptur.

► Nahezu immer besteht gleichzeitig ein großer Defekt der Rotatorenmanschette im vorderen Bereich.

- **Diagnostik:** Röntgen der Schulter in zwei Ebenen (Ausschluss degenerativer oder destruktiver Veränderungen), Sonografie (Beurteilung Rotatorenmanschette, Bizepssehne, Bursa subacromialis).
- **DD:** Bizepssehnenruptur.

Rotatorenmanschettenruptur

Partieller oder kompletter Riss des Sehnenmantels der Rotatoren. Nicht selten kombiniert mit Läsionen der langen Bizepssehne.

- **Ätiologie:** Vorwiegend degenerative Veränderungen, meist schleichend ohne Trauma. Bei vorbestehenden degenerativen Veränderungen kann ein Trauma der auslösende Faktor sein. Rein traumatische Läsionen sind sehr selten. Sie entstehen nur auf Basis eines erheblichen Traumas mit Sturz auf den ausgestreckten Arm. Sehr selten tritt als Begleitverletzung bei der Schulterluxation eine so genannte (traumatische) Intervallruptur zwischen den Sehnen des M. supraspinatus und des M. subscapularis auf.

- **Anamnese:** Degenerative Risse entstehen meist nach dem 40. Lebensjahr, sie können nach Sturz oder ruckartigem Anheben einer Last auftreten (50%). Dann kommt es zu einem initialen heftigen Schmerz und Ausfall der aktiven Beweglichkeit, ein subkutaner Bluterguss ist auch nach Tagen noch möglich. Oft ist aber auch kein auslösendes Ereignis nachweisbar, dann kommt es zu schleichend beginnenden, zunehmenden Schmerzen, häufig zunächst nachts, dann auch tags. Bei der traumatischen (meist vor dem 40. Lebensjahr) und der Intervallruptur (ältere Patienten) bestehen fast immer akute Schulterschmerzen und ein ausgeprägter Funktionsverlust der Schulter. Bei ausgedehnten Rupturen kompletter Funktionsverlust der Schulter.
- **Untersuchungsbefund:** Bei frischen Rupturen Hämatom möglich, Druckschmerz subakromial, am Tuberculum majus und am Proc. coracoideus (Abb. 2.8). Tastbares Schnappen und subakromiale Krepitation sind möglich, positiver Painful arc (Abb. 2.7), Fallarmtest positiv (Abb. 2.2). Die passive Beweglichkeit ist frei, die aktive eingeschränkt (Abb. 2.4–2.6). Die Prüfung der Beweglichkeit gegen Widerstand ergibt Schmerzen bzw. eine Schwächung der Abduktion (M. supraspinatus), der Innenrotation (M. subscapularis) bzw. der Außenrotation (M. infraspinatus, M. teres minor). Bei ausgedehnten Rupturen kann der Arm aktiv nicht mehr angehoben werden (Pseudoparalyse).
- Bei älteren Befunden auch sekundäre Einschränkung der passiven Beweglichkeit (sekundäre Schultersteife) und Atrophie der Mm. supraspinatus und infraspinatus.
- **Diagnostik:** Röntgen der Schulter in zwei Ebenen (Ausschluss knöcherner Veränderungen, Schulterhochstand), Sonografie, (Arthropneumo-) CT, MRT (Nachweis der Rotatorenmanschettenruptur).

Akromioklavikulargelenkarthrose

Degenerative Erkrankung des Akromioklavikulargelenks. Nicht selten in Kombination mit Rotatorenmanschettenläsionen.

- **Ätiologie:** Im Alter primär. Bei jüngeren Patienten meist posttraumatisch, insbesondere nach Frakturen des lateralen Klavikulaendes und Restinstabilitäten. Auch postinfektiös.
- **Anamnese:** Schmerzen über der Schulter (nicht im Oberarm!) bis zum Hals reichend. Diese treten nach Überlastung auf und werden durch Überkopftätigkeit (Beruf, Sport) verstärkt. Nicht selten klinisch stumm.
- **Untersuchung:** Lokaler Druckschmerz über dem Akromioklavikulargelenk. Schmerz im Akromioklavikulargelenk wird durch Abduktion über 120° verstärkt (positiver oberer schmerzhafter Bogen), desgleichen durch passive Adduktion aus 90° Anteversion.
- **Diagnostik:** Röntgen der Schulter in zwei Ebenen (Nachweis der degenerativen Veränderungen am Akromioklavikulargelenk).
- **DD:** Rheumatische Arthritis, Infektarthritis.

Omarthrose

Bei der primären Omarthrose kommt es neben den typischen morphologischen Veränderungen von Knorpel und Knochen zu einer Verbreiterung des Humeruskopfs und nicht selten zu einer Erosion des hinteren Pfannenrandes mit Subluxation des Kopfs nach dorsal. Damit einhergehend finden sich eine Kontraktur der vorderen und Ausweitung der hinteren Kapselanteile. Die sekundäre Omarthrose entwickelt sich auf der Basis einer entsprechenden Vorschädigung.

- **Ätiologie:** Primär (Ursache nicht bekannt). Sekundär nach nicht reponierten dorsalen Luxationen, voroperierten Instabilitäten und in Fehlstellung bzw. nicht verheilten Luxationsfrakturen (häufiger). Sie tritt auch bei der chronischen Polyarthritis, der Chondromatose und der Arthropathia villonodularis des Schultergelenks auf.
- **Anamnese:** Belastungsschmerzen mit Besserung in Ruhe. Kraftminderung und Bewegungseinschränkung. Die primäre Omarthrose tritt meist nach dem 60. Lebensjahr auf, überwiegend beiderseits (sonst rechts bevorzugt) und bei Frauen. Bei Chondromatose auch Einklemmungen.
- **Untersuchung:** Atrophie der Schultermuskulatur (M. supraspinatus, M. infraspinatus, M. deltoideus), lokaler Druckschmerz, Bewegungsschmerz, Reibegeräusche, Krepitation. Einschränkung der aktiven und passiven Beweglichkeit (bes. Außenrotation und Abduktion, Abb. 2.4–2.6).
- **Diagnostik:** Röntgen der Schulter in zwei Ebenen (Nachweis der Omarthrose, Ausschluss v. a. Humeruskopfnekrose und Chondromatose). Sonografie.
- **DD:** Vor allem im Frühstadium alle ätiologisch bedeutsamen Erkrankungen, Humeruskopfnekrose.

Rotatorendefektarthropathie

Sonderform der Omarthrose. Spätzustand eines ausgedehnten Defektes der Rotatorenmanschette in Kombination mit einer glenohumeralen Instabilität. Geht mit einem Knorpelverlust, Einbruch der subchondralen Lamelle, Arrosionen am Akromion und am Akromioklavikulargelenk sowie am Processus coracoideus einher. Es entwickelt sich eine ausgeprägte Immobilisationsosteoporose. Die lange Bizepssehne ist meist rupturiert.

- **Ätiologie:** Nutritive und mechanische Faktoren.
- **Anamnese:** Rezidivierende Subluxationen. Zunehmend starke Ruhe- und Belastungsschmerzen, Minderung von Kraft und Beweglichkeit.
- **Untersuchung:** Atrophie der Schultermuskulatur (M. supraspinatus, M. infraspinatus, M. deltoideus), lokaler Druckschmerz, Bewegungsschmerz, Krepitation, Reibegeräusche. Einschränkung der passiven Beweglichkeit; der Arm kann aktiv nicht mehr gehoben werden (Pseudoparalyse).

- **Diagnostik:** Röntgen der Schulter in zwei Ebenen (Beurteilung der Schäden am Gelenk), Sonografie (Nachweis der Rotatorenmanschettenruptur, Beurteilung der Bizepssehne).
- **DD:** Primäre oder sekundäre Omarthrose, Humeruskopfnekrose.

Humeruskopfnekrose

Absterben des Knochengewebes und Zelltod durch wiederholte oder länger anhaltende Störung der Blutversorgung. Im Frühstadium oft radiologisch unauffällig, später entwickeln sich fokale Osteoporosen. Kann im Spätstadium zu Frakturen und zum völligen Zusammenbruch des Humeruskopfs und zur Zerstörung der Gelenkkongruenz führen.

- **Ätiologie:** Traumatisch nach Frakturen und Luxationen, Alkoholabusus, Steroide, Infektionen, Tumoren, neuropathisch (Diabetes mellitus, Lues, Syringomyelie). Als aseptische Knochennekrose bei Kindern (M. Hass).
- **Anamnese:** Belastungsschmerz, später auch Ruheschmerz. Bei neuropathischer Genese kein Schmerz. Beweglichkeit nimmt ab.
- **Untersuchung:** Lokaler Druckschmerz, Schmerz bei Bewegung, Einschränkung der Beweglichkeit.
- **Diagnostik:** Röntgen der Schulter in zwei Ebenen (Beurteilung der Schädigung, Ausschluss Omarthrose), Sonografie (Beurteilung der Rotatorenmanschette und der Bizepssehne), Szintigrafie (Nachweis der Mehrspeicherung als Zeichen der pathologischen Stoffwechselaktivität im Humeruskopf).
- **DD:** Primäre oder sekundäre Omarthrose.

■ Entzündliche Erkrankungen

Unspezifische Entzündungen

Eitrige Omarthritis (Infektarthritis)

Durch Mikroorganismen hervorgerufene Gelenkinfektion der Schulter. Der Erreger ist im Gelenk nachweisbar. Tritt meist als Monarthritis auf. Wird auch als septische Arthritis bezeichnet.

- **Ätiologie:** Primäre Arthritis: Infektion über offene Wunde, durch operativen Eingriff oder intraartikuläre Injektion.
  Sekundäre Arthritis: Infektion über hämatogene Aussaat. Im Erwachsenenalter meist Streptokokken, Staphylokokken und Neisserien. Im Kindesalter Haemophilus influenza. Infektionen auch durch Pilze. Gehäuft bei Diabetikern, Alkoholikern, Patienten mit Tumoren, HIV-Infizierten und immunsuppressiver Therapie.

- **Anamnese:** Starke Schwellung der Schulter und Funktionseinschränkung. Starke Schmerzen und Fieber.
- **Untersuchung:** Schwellung, Rötung, Hyperthermie. Schonhaltung. Berührungs- und Druckempfindlichkeit. Einschränkung der Beweglichkeit bis hin zur Einsteifung. Bei Rheumatoidarthritis und Einnahme von Immunsuppressiva sind die Befunde weniger stark ausgeprägt.
- **Diagnostik:** Röntgen der Schulter in zwei Ebenen (Ausschluss knöcherner Destruktionen), Sonografie (Erguss), Szintigrafie (Mehrspeicherung), Labor (BSG, Leukozyten, CRP erhöht), Punktion (Abstrich).
- **DD:** Rheumatische Omarthritis, aktivierte Omarthrose, Arthritis urica, Pseudogicht, spezifische Omarthritis.

Unspezifische Sternoklavikulargelenkarthritis

Als unspezifische chronische Entzündung des Sternoklavikulargelenks ohne Nachweis von Erregern.

- **Ätiologie:** Unbekannt. Tritt bes. bei Frauen mittleren Alters nach der Menopause auf (Postmenopausen-Arthritis).
- **Anamnese:** Schwellung des Sternoklavikulargelenks ohne Schmerzen.
- **Untersuchung:** Lokale Schwellung des Sternoklavikulargelenks. Keine Rötung, keine Hyperthermie, kein Druckschmerz.
- **Diagnostik:** Röntgen der Klavikula a.p. (Ausschluss knöcherner Veränderungen), Sonografie (Nachweis Weichteilschwellung), Szintigrafie (Mehrspeicherung), Labor (BSG, Leukozyten, CRP etwas erhöht), evtl. Punktion (Abstrich).
- **DD:** Tietze-Syndrom, infektiöse Sternoklavikulargelenk-Arthritis, Arthritis bei Psoriasis, sternoklavikuläre Hyperostose, Sternoklavikulargelenk-Subluxation.

Infektiöse Sternoklavikulargelenkarthritis

Bakterielle Entzündung des Sternoklavikulargelenks.

- **Ätiologie:** Hämatogene Aussaat bei Drogensüchtigen, welche sich spritzen, Dialysepatienten und Patienten mit Subklaviakatheter. Seltener lokale Injektionen.
- **Anamnese:** Lokale Schwellung des Sternoklavikulargelenks und Schmerzen.
- **Untersuchung:** Schwellung, Rötung, Berührungs- und Druckempfindlichkeit, Überwärmung.
- **Diagnostik:** Röntgen der Klavikula a.p. (Ausschluss knöcherner Veränderungen), Sonografie (Nachweis Weichteilschwellung, evtl. Flüssigkeitsansammlung), Szintigrafie (Mehrspeicherung), Labor (BSG, Leukozyten, CRP erhöht), evtl. Punktion (Abstrich).
- **DD:** Tietze-Syndrom, unspezifische Sternoklavikulargelenk-Arthritis, Arthritis bei Psoriasis, sternoklavikuläre Hyperostose, Sternoklavikulargelenk-Subluxation.

Spezifische Entzündungen

Tuberkulöse Arthritis des Schultergelenkes

Spezifische Entzündung des Schultergelenks. Sog. „feuchte“ Form mit massiver Eiterbildung. Aber auch ohne Eiterbildung (Arthritis sicca).

- **Ätiologie:** Meist hämatogene Streuung von pulmonalen oder urogenitalen Herden ausgehend.
- **Anamnese:** Tritt heute selten auf. Feuchte Form bevorzugt die ersten zwei Lebensjahrzehnte; dann relativ rapider und destruktiver Verlauf mit massiver Eiterproduktion. Häufiger ist die Arthritis sicca (im Alter), dabei lang dauernde Gelenkschwellungen, keine augenfälligen Entzündungszeichen, geringe Eiterbildung und Gelenkdestruktion.
- **Untersuchung:** Schwellung der Schulter. Bei der feuchten Form Rötung und Überwärmung. Bei Arthritis sicca keine Rötung, keine Hyperthermie, aber Druckempfindlichkeit entlang der Klavikula und schmerzhafte Einschränkung der Schulterbeweglichkeit (Abb. 2.4–2.6).
- **Diagnostik:** Röntgen der Schulter in zwei Ebenen (Ausschluss knöcherner Veränderungen), Sonografie (Nachweis Weichteilschwellung), Szintigrafie (Mehrspeicherung), Labor (BSG, Leukozyten, CRP evtl. gering erhöht), Punktion (Abstrich), Tine-Test (positiv bei Rötung der Haut), Gastroskopie (Nachweis säurefester Stäbchen).
- **DD:** Rheumatische Omarthritis, aktivierte Omarthrose, Arthritis urica, Pseudogicht, unspezifische Omarthritis.

Rheumatische Entzündungen

Chronische Polyarthritis

Rheumatische Synovialitis am Schultergelenk unter Beteiligung der Bursen und Sehnenscheiden. Führt bei Fortschreiten des Prozesses zu einer begleitenden Ruptur der Rotatorenmanschette und einer sekundären Omarthrose.

- **Ätiologie:** Sekundäre Schädigung durch chronisch rheumatische Gelenkentzündung.
- **Anamnese:** Chronische Schwellungen meist beider Schultergelenke, einhergehend mit lokalen, z. T. ausstrahlenden Schmerzen in die Oberarme. Je nach Schädigungsgrad zunehmende Funktionsstörung.
- **Untersuchung:** Im Frühstadium beidseitiger Druckschmerz über dem Sulcus intertubercularis (Tenovaginitis der langen Bizepssehne), später auch subacromial und am Processus coracoideus (Abb. 2.8), mit starker Schwellung der Schulter einhergehend (Bursa subacromialis). Später Einschränkung der aktiven Beweglichkeit (Schädigung der Rotatorenmanschette), positiver Fallarmtest (Abb. 2.2),

Arm kann aktiv nicht angehoben werden. Bei fortgeschrittenen Befunden (sekundäre Gelenkdestruktion) Einschränkung der passiven Beweglichkeit.
- **Diagnostik:** Röntgen der Schulter in zwei Ebenen (Beurteilung der Schädigung des Gelenkes), Sonografie (Nachweis Erguss, evtl. Weichteilschwellung), Labor (BSG, CRP, Leukozyten erhöht, v. a. im akuten Schub, Rheumafaktor kann, muss aber nicht positiv sein).
- **DD:** Omarthritis (unspezifisch, spezifisch), Pseudogicht, Gichtarthritis, Tendinitis calcarea (akutes Stadium).

Sternoklavikulargelenkarthritis bei Psoriasis (Arthroosteitis pustulosa)

- **Ätiologie:** Tritt bei der Psoriasis pustulosa, einer Sonderform der Psoriasis vulgaris mit Befall von Handflächen und Fußsohlen auf.
- **Anamnese:** Starke lokale Schmerzen und Auftreibung der gelenknahen Klavikula. Außerdem findet sich eine Psoriasis der Handflächen und Fußsohlen.
- **Untersuchung:** Psoriatische Hautveränderungen, meist, aber nicht immer an Handflächen und Fußsohlen. Schwellung und tastbare Auftreibung der gelenknahen Klavikula. Lokaler Druckschmerz.
- **Diagnostik:** Röntgen der Klavikula a. p. (Ausschluss knöcherner Destruktionen), Sonografie (Weichteilschwellung), Szintigrafie (evtl. Mehrspeicherung), Labor (BSG, CRP, Leukozyten evtl. gering erhöht).
- **DD:** Tietze-Syndrom, unspezifische oder infektiöse Sternoklavikulargelenk-Arthritis, sternoklavikuläre Hyperostose, Sternoklavikulargelenk-Subluxation.

■ Traumatische Erkrankungen

Sternoklavikulargelenk: Subluxation und Luxation

Subluxation und Luxation des Sternoklavikulargelenks infolge von Verletzungen des Kapsel-Band-Apparats und bei Gelenkfehlbildungen. Nach der Ätiologie werden spontane, akut traumatische und rezidivierende posttraumatische Luxationen unterschieden. Hinsichtlich der Richtung der Dislokation wird in ventrale, kaudale und (selten) retrosternale Luxationen unterteilt. In Abhängigkeit vom Grad der Instabilität existieren: Grad I (Distorsion), Grad II (Subluxation) und Grad III (Luxation).

- **Ätiologie:** Bei Kindern und Jugendlichen spontane Luxationen möglich. Vorwiegend jedoch indirekte seitliche Gewalteinwirkung beim Sturz auf den ausgestreckten Arm. Auch als komprimierende Gewalt auf den seitlich am Boden Liegenden, von oben auf die Schulter einwirkend (Sportler, Verkehrsunfälle). Dabei hebelt das mediale Ende der Klavikula über die erste Rippe und luxiert nach ventral oder kaudal. Die (seltene) retrosternale Luxation entsteht durch direkte Gewalteinwirkung (Schlag auf das mediale Klavikulaende).
- **Anamnese:** Unfallmechanismus; lokaler Ruheschmerz und Schmerz bei Bewegung der Schulter.

- **Untersuchung:** Lokale Schwellung, Druckschmerz bei frischen Verletzungen. Bei älteren Verletzungen Instabilitätsprüfung am Gelenk. Durch Abduktion und Retroversion des Arms kann manchmal eine Luxation provoziert werden.

► Bei retrosternaler Luxation können Verletzungen der Trachea, von Gefäßen und des N. vagus auftreten. Deswegen bei frischen Verletzungen immer auf Dyspnoe und Heiserkeit achten. Perkussion und Auskultation der Lunge (Hämatothorax).

- **Diagnostik:** Röntgen der Schulter in zwei Ebenen und Thorax (Frakturbeurteilung). Evtl. Schichtaufnahmen des Sternoklavikulargelenks, CT oder MRT (Luxationsrichtung, Begleitschäden).

Klavikulafraktur

Fraktur der Klavikula, vorwiegend im mittleren Drittel.

- **Ätiologie:** Meist indirekte Gewalteinwirkung durch Sturz auf den ausgestreckten Arm. Bei Kindern Sturz vom Baum oder Klettergerüst auf die Schulter. Klassische Verletzung des Reiters.
- **Anamnese:** Schmerzen bei Atmung und Bewegungen im Schultergelenk. Lokale Schwellung bzw. Änderung des typischen Reliefs über der Klavikula.
- **Untersuchung:** Das mediale Fragment steht meist höher, tastbare Stufe, der Druck auf die Fragmente zur Prüfung der Krepitation sollte vermieden werden (schmerzhaft!).

► Kontrolle und Dokumentation von Motorik, Sensibilität und Durchblutung zum Ausschluss einer, wenngleich seltenen, Läsion des Plexus brachialis und der A. subclavia.

- **Diagnostik:** Röntgen der Klavikula in zwei Ebenen (Frakturbeurteilung).
- **DD:** Akromioklavikulargelenk-Instabilität. Bei lateralen Frakturen ist an eine Beteiligung des Akromioklavikulargelenks zu denken.

Instabilität des Akromioklavikulargelenks

Frische oder alte Subluxation oder Luxation der lateralen Klavikula nach Verletzung des Lig. acromioclaviculare und des Lig. coracoacromiale. Einteilung nach Rockwood in Grad I–VI (erweiterte Tossy-Klassifikation).

- **Ätiologie:** Direkte Gewalteinwirkung durch Sturz auf die Schulter mit adduziertem Arm. Indirekte Gewalteinwirkung durch Sturz auf den ausgestreckten und leicht abduzierten Arm. Auch durch plötzlichen Längszug am Arm (selten).
- **Anamnese:** Bei frischen Verletzungen lokale Schmerzen, zunehmend mit dem Grad der Schädigung, bei chronischen Instabilitäten nicht obligat. In Abhängig-

keit vom Grad der Schädigung kann eine vermehrte Instabilität und eine Veränderung des typischen Oberflächenreliefs auftreten.

- **Untersuchung:**
  Grad I (Distorsion): Lokale Schwellung und Druckschmerz, keine Instabilität nachweisbar, die Schulter ist frei beweglich.
  Grad II (Subluxation): teilweise Hochstand des lateralen Klavikulaendes. Alle Bewegungen im Schultergelenk sind schmerzhaft, das laterale Klavikulaende ist vermehrt beweglich.
  Grad III (Luxation): Schonhaltung, starker Druckschmerz, Hochstand und stärkere abnorme Beweglichkeit des lateralen Klavikulaendes, positives Klaviertastenphänomen (Abb. 2.14, kann durch Schwellung maskiert sein).
  Grad IV (dorsale Luxation): lokaler Druckschmerz, dorsale Verschiebung des lateralen Klavikulaendes. Leicht zu übersehen, da kein Klavikulahochstand! Instabilität (Horizontalbeweglichkeit).
  Grad V (kraniale Luxation): Schonhaltung, starker Druckschmerz, positives Klaviertastenphänomen (Abb. 2.14) und nicht zu übersehender Klavikulahochstand.
  Grad VI (kaudale Luxation): Meist finden sich bei diesem akuten Krankheitsbild neurologische und vaskuläre Schäden. Tritt sehr selten auf.
- **Diagnostik:** Röntgen der beider Schultern a.p. mit am Handgelenk hängenden Gewichten (auf der betroffenen Seite klafft der Gelenkspalt deutlich weiter, als auf der gesunden Seite, Ausschluss laterale Klavikulafraktur).
- **DD:** Distorsion, laterale Klavikulafraktur.

Traumatische Schultergelenkluxation

Glenohumerale Instabilität, die durch ein einmaliges, direktes oder indirektes Trauma entsteht und mit einer Kapselbandläsion einhergeht. Nach der Richtung der Instabilität werden vordere und hintere sowie untere Luxationen unterschieden. Die untere Luxation (Luxatio axillaris erecta) tritt am seltensten auf.

Es werden 3 Verletzungsgrade unterschieden. Bei Verletzungsgrad 1 ist das Gelenk nach Reposition wieder stabil, bei Verletzungsgrad 2 in Narkose noch subluxierbar, bei Verletzungsgrad 3 in Narkose instabil.

- **Ätiologie:** Eine direkte Gewalteinwirkung auf den proximalen Humerus (Stoß oder Schlag) ist relativ selten. Häufiger ist die indirekte Krafteinwirkung durch Extrembewegungen der Schulter. Meistens werden diese durch Unfälle verursacht. Seltener sind starke Muskelkontraktionen durch Krampfanfälle oder Elektroschocks.
  Indirekte vordere Luxation: Entsteht durch gewaltsame Abduktion, Elevation und Außenrotation.
  Hintere Luxation: Wird durch axiale Stauchung und zeitgleiche Adduktion und Innenrotation verursacht.
  Untere Luxation: Hyperabduktion (selten).
- **Anamnese:** Lokaler Ruhe- und Bewegungsschmerz, Fehlstellung des Arms.

- **Untersuchungsbefund:** Das Schulterrelief ist in Form einer Delle am lateralen Schulterrand verändert, das Akromion erscheint prominent. Der Arm ist in Fehlstellung federnd fixiert, bei der unteren Luxation in Abduktion (Vergleich mit der Gegenseite!). Druckschmerz über dem luxierten Humeruskopf, Schmerzverstärkung bei vorderer Luxation durch Versuch der Abduktion und Außenrotation. An Begleitverletzungen des Knochens, der Rotatorenmanschette, der Nerven und Gefäße (selten) ist zu denken.

► Grundsätzlich müssen Motorik, Sensibilität und Durchblutung vor und nach der Reposition geprüft werden. Befunde immer dokumentieren!

- **Neurologie:** Schädigung des N. axillaris (15%; Anästhesie über dem M. deltoideus), seltener von Teilen des N. ulnaris (Krallenhand) und des N. medianus (Schwurhand).
- **Gefäße:** Hautblässe und Verlust des Radialispulses bei Verletzung der A. axillaris (selten).
- **Diagnostik:** Röntgen der Schulter in zwei Ebenen (Nachweis der Luxation, Ausschluss knöcherner Begleitverletzungen).

Vordere posttraumatische Subluxation der Schulter (Dead-arm-Syndrom)

Sonderform der traumatischen Schulterluxation. Subluxation des Oberarmkopfs durch Abduktion, Elevation und Außenrotation (Wurfbewegung). Der Oberarmkopf drückt dabei auf den Plexus.

- **Ätiologie:** Schädigung des vorderen unteren Labrums durch einmalige Primärluxation oder wiederholte Mikrotraumatisierung.
- **Anamnese:** Bei der auslösenden Bewegung kann ein plötzlich einschießender Schmerz auftreten. Der Arm sinkt kraftlos herab („wie gelähmt") und kann für einige Sekunden nicht bewegt werden. Manchmal über Stunden Dysästhesien (der Arm ist „wie tot").
- **Untersuchung:** Positiver Apprehensionstest (Abb. 2.11), evtl. positives Sulcus-sign (Abb. 2.13), tastbares Schnappen möglich als Zeichen der Subluxation.
- **Diagnostik:** Röntgen der Schulter in zwei Ebenen, Sonografie, evtl. MRT (Beurteilung, ob Schäden an der Gelenkpfanne, Hill-Sachs-Delle an der hinteren Begrenzung des Humeruskopfs, der Rotatorenmanschette und der Bizepssehne).

Posttraumatisch rezidivierende Schulterluxationen

Wiederholt auftretende Schulterluxationen nach einer traumatischen Erstluxation. Abzugrenzen von der habituellen Schulterluxation.

- **Ätiologie:** Folge einer traumatischen Schulterluxation.
- **Anamnese:** Traumatische Schulterluxation, danach rezidivierende Luxationen, die immer häufiger auftreten und leichter zu provozieren sind. Die Reposition

ist bei den ersten Luxationen allein eher nicht möglich. Eine Beidseitigkeit ist sehr selten.
- **Untersuchung:** Bei Vorstellung mit luxierter Schulter finden sich eine laterale Delle im Schulterrelief und eine federnd fixierte Zwangshaltung des Arms. Bei reponierter Schulter positive Stabilitätstests (vorderer Apprehensionstest, Abb. 2.11); Sulcus-sign, Abb. 2.13; evtl. hintere Schublade, Abb. 2.12).
- **Diagnostik:** Röntgen der Schulter in zwei Ebenen, Sonografie, evtl. MRT (Beurteilung, ob Schäden an der Gelenkpfanne, Hill-Sachs-Delle an der hinteren Begrenzung des Humeruskopfs, der Rotatorenmanschette und der Bizepssehne).
- **DD:** Habituelle Schulterluxation.

Skapulafrakturen

Frakturen des Corpus scapulae und des Processus coracoideus, des Collum chirurgicum und des Collum anatomicum sowie der Gelenkanteile.

- **Ätiologie:** Meist bei schweren Unfällen mit starker Gewalteinwirkung, im Rahmen von komplexen Verletzungen der Schulter.
- **Anamnese:** Lokale Schwellung, schmerzhafte Einschränkung der Beweglichkeit.
- **Untersuchung:** Deformierte Konturen des Schulterreliefs, subkutanes Hämatom, lokaler Druckschmerz, Beweglichkeit der Schulter stark schmerzhaft eingeschränkt.

► Auf Begleitverletzungen achten: Klavikulafraktur, Schulterluxation. Des Weiteren auf neurologische Schäden: N. axillaris, N. suprascapularis, Plexus brachialis.

- **Diagnostik:** Röntgen der Schulter in zwei Ebenen und Skapula axial (Frakturbeurteilung, Ausschluss knöcherner Begleitverletzungen).

Proximale Humerusfrakturen

Frakturen des Collum chirurgicum (subkapitale Fraktur), des Collum anatomicum und Abrissfrakturen des Tuberculum majus. Manchmal tritt eine Schädigung des N. axillaris auf. Vaskuläre Schäden können vorkommen.

- **Ätiologie:** Sturz direkt auf den Arm oder auf die ausgestreckte Hand.
- **Anamnese:** Tritt bei Erwachsenen, aber auch bei Kindern auf. Akute Schmerzen, die verletzte Seite wird oft mit der Hand der Gegenseite gehalten.
- **Untersuchung:** Lokaler Druck- und Bewegungsschmerz, die Beweglichkeit ist schmerzhaft eingeschränkt, kann aber bei eingestauchten Frakturen erstaunlich gut sein. Bei Schädigung des N. axillaris spannt sich der M. deltoideus beim Versuch, den Arm zu abduzieren, nicht an und die Sensibilität in der „Schulterkappenregion" ist gestört.
- **Diagnostik:** Röntgen des Oberarms in zwei Ebenen (Frakturbeurteilung).

Humerusschaftfrakturen

Diaphysäre Fraktur des Humerus. Als Spiralfraktur im mittleren Drittel oder als Querfraktur auf jeder Höhe des Schafts. Als stabile Frakturen gelten lange Spiralfrakturen und Frakturen in der Schaftmitte. Verletzungen des N. radialis und der Arterien sind möglich.

- **Ätiologie:** Sturz auf den ausgestreckten Arm (Spiralfraktur) oder direkter Schlag auf den Oberarm (Querfraktur). Metastatische Absiedlungen in der proximalen Hälfte des Humerusschafts.
- **Anamnese:** Schmerzen und Schwellung des Oberarmes, Schonhaltung.
- **Untersuchung:** Deutliche schmerzhafte Einschränkung der Beweglichkeit in Schulter und Ellenbogen. Fallhand (Abb. 2.44) und sensible Ausfälle am Handrücken sprechen für eine Schädigung des N. radialis. Der Puls der A. radialis muss überprüft werden.
- **Diagnostik:** Röntgen des Oberarms in zwei Ebenen (Frakturbeurteilung).

■ Tumoröse Erkrankungen

Primäre Tumoren

Pancoast-Tumor

Sonderform des peripheren Bronchialkarzinoms, welches meist apikal liegt und frühzeitig die Thoraxwand infiltriert (s. S. 24).

Enchondrom

Seltener benigner, knorpeliger Tumor. Sehr häufig im Bereich der Phalangen, häufig in den großen Röhrenknochen und den platten Knochen. Selten in den kleinen Röhrenknochen. Sehr selten in Karpal- und Tarsalknochen. Außerordentlich hohe Fähigkeit zur Ansiedlung und Ausbreitung an anderer Stelle bei Streuung der Zellen durch Eröffnen des Tumors bei operativer Resektion.

- **Anamnese und Untersuchungsbefund:** Uncharakteristisch. Häufig völlig unauffällig. Oft als Zufallsbefund bei einer Szintigrafie.
- **Diagnostik:** Röntgen der Schulter in zwei Ebenen (Lokalisation und Ausdehnung). Probeexzision (Histologie).

Solitäre (juvenile) Knochenzyste

Wahrscheinlich häufigste Erkrankung aus der Gruppe der Tumoren und tumorähnlichen Erkrankungen. Bevorzugt am proximalen Humerus und am proximalen Femur; u.a. auch distale Tibia und Kalkaneus.

- **Ätiologie:** Tumorähnliche Erkrankung mit unbekanntem Ursprungsgewebe.
- **Anamnese:** Kann schon bei sehr jungen Kindern auftreten, in der Regel zwischen 8. und 15. Lebensjahr. Meist keine klinischen Symptome, manchmal Schmerzen, unabhängig von Ruhe und Belastung. Gelegentlich Spontanfraktur.
- **Untersuchung:** Uncharakteristisch. Ggf. Frakturzeichen.
- **Diagnostik:** Röntgen der betroffenen Region in zwei Ebenen (Lokalisation, Ausdehnung, evtl. Frakturbeurteilung). Szintigrafie (Ausschluss Mehrspeicherung).

■ Neurologische Erkrankungen

N.-suprascapularis-Kompression

Kompression des N. suprascapularis in der Incisura scapulae.

- **Ätiologie:** Vorwiegend nach indirektem Trauma durch Sturz auf den ausgestreckten Arm. Seltener ist eine chronische Kompression bei Sportlern (Turner). Auch anlagebedingte Einengung im Bereich der Incisura scapulae oder des Lig. transversum scapulae.
- **Anamnese:** Schmerzen über dem Akromioklavikulargelenk, dorsal und lateral der Schulter, Nachtschmerz, Kraftlosigkeit in der Schulter.
- **Untersuchung:** Atrophie des M. supraspinatus und des M. infraspinatus. Schwäche von Außen- und Innenrotation sowie der Abduktion. Einschränkung der aktiven Beweglichkeit im Schultergelenk. Sehr schmerzhafte passive Adduktion (Abb. 2.5).
- **Diagnostik:** Röntgen der Schulter in zwei Ebenen (Ausschluss pathologischer Veränderungen des Knochens). Neurologisches Konsil (Beurteilung der Schädigung).

Schädigung des N. medianus (C5–Th1) am Oberarm

Sogenannte *paralysie des amants.*

- **Ätiologie:** Oberarmfrakturen, Blutleere, Druckschädigung durch auf dem Oberarm liegenden Kopf des Partners („paralysie des amants").
- **Anamnese:** Kraftlosigkeit beim Zufassen. Sensible Ausfälle (ausschließlich) an der Hand.

- **Untersuchung:** Typisch ist die Schwurhand (Abb. 2.45) beim Versuch, die Faust zu ballen. Hypästhesie am Daumenballen, in der Hohlhand und an der palmaren Seite der radialen 3 1/2 Finger (Abb. 2.15).
- **Diagnostik:** Ggf. Röntgen der Schulter in zwei Ebenen (Ausschluss pathologischer Veränderungen des Knochens). Neurologisches Konsil (EMG, NLG, frische oder alte Schädigung, Denervierung, Reparation).

Schädigung des N. radialis (C5–Th1) am Oberarm

Die Schädigung am Oberarm betrifft meist den Bereich des Sulcus nervi radialis, seltener die Axilla. Radialisparesen sind relativ häufig.

- **Ätiologie:** Frakturen am Humerusschaft, Druckschäden, Parkbanklähmung (Alkoholiker), Achselstützen.
- **Anamnese:** Kraftlosigkeit des Arms und der Hand. Sensible Ausfälle am Handrücken und am Unterarm.
- **Untersuchung:** Fallhand (Abb. 2.44). Hypästhesie radial/dorsal an 2 1/2 Fingern, an Handrücken und dorsalem Unterarm (Abb. 2.15). Bei einer hohen Schädigung in der Axilla (Achselstützen) fällt zusätzlich die aktive Streckung im Ellenbogen aus und es liegt am Oberarm streckseitig eine Hypästhesie vor (ist bei Humerusschaftfraktur und Parkbanklähmung noch intakt).
- **Diagnostik:** Ggf. Röntgen des Oberarms in zwei Ebenen. Neurologisches Konsil (EMG, NLG, frische oder alte Schädigung, Denervierung, Reparation).

2.3 Ellenbogen

2.3.1 Systematische Untersuchung

■ Lokalbefund

Achsen/Stellung

- Cubitus valgus/Cubitus varus, Grad, rechts/links (Abb. 2.16)

Schwellung/Rötung/Hyperthermie

- Ggf. Lokalisation/Ausdehnung/Umfänge/Konsistenz (weich/derb/verschieblich) (Abb. 2.17)
- Ggf. Rheumaknoten (Abb. 2.18)

Hämatom/Abschürfung/Offene Wunde/Schorf

- Ggf. Lokalisation/Ausdehnung/Umfänge

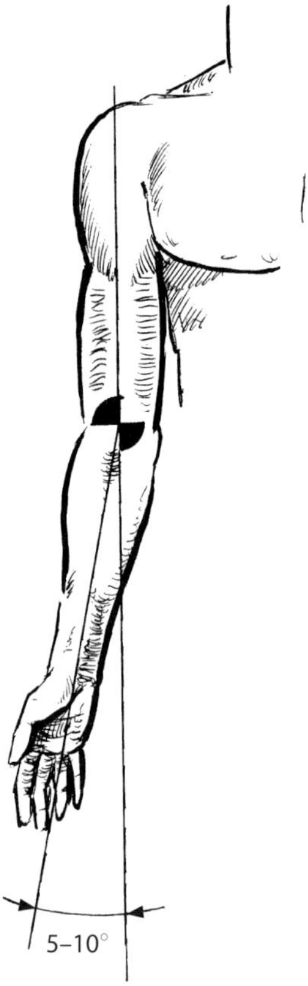

Abb. 2.16. Beurteilung des Armtragewinkels

Narben

- Ggf. Lokalisation/Ausdehnung/Konsistenz (weich/derb/verschieblich)

Kapselschwellung

- Ggf. gering/deutlich, rechts/links

Muskulatur

- Kräftig/abgeschwächt
- Atrophie (deutliche/geringe)
- M. biceps brachii, M. triceps brachii, Unterarmbeuger, -strecker
- Umfänge - cm (rechts/links); 10 cm oberhalb Epicondylus med., Höhe Epicondylus med., 10 cm unterhalb Epicondylus med., Handgelenk

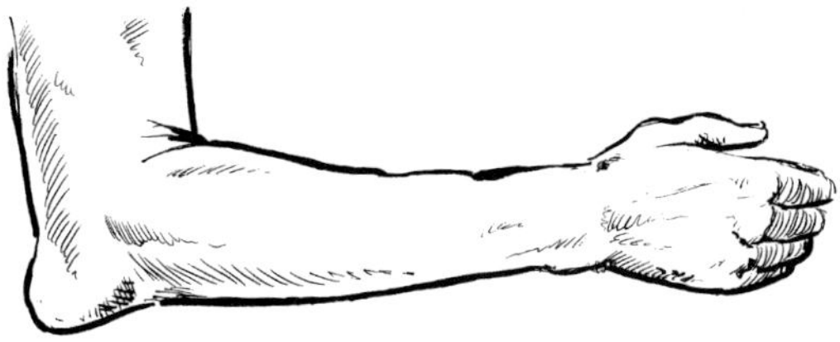

Abb. 2.17. Schwellung über dem Olekranon bei chronischer Bursitis

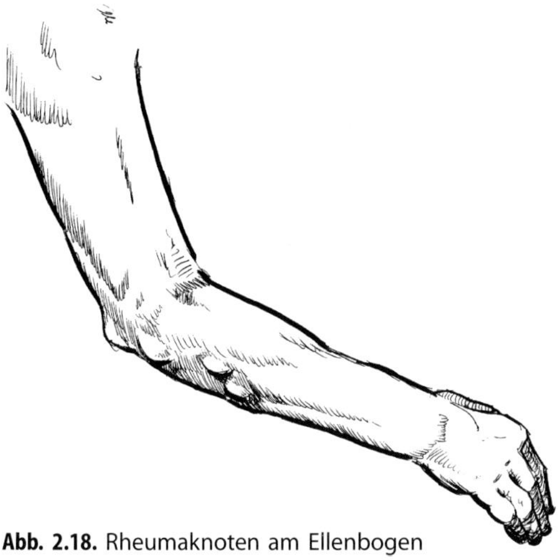

Abb. 2.18. Rheumaknoten am Ellenbogen

Beweglichkeit Ellenbogen

- –/–/– Grad (passiv, rechts/links)
- Extension/Flexion; Pronation/Supination (Abb. 2.19, 2.20)

Krepitation

- Ggf. fein/grob, rechts/links

Ellenbogenschmerz

- Bewegungsschmerz (aktiv/passiv)
- Druckschmerz: Epicondylus med./lat., Radiusköpfchen, Sulcus nervi ulnaris, Unterarm (Beugeseite/Streckseite) (Abb. 2.21)
- Schmerz bei Bewegung gegen Widerstand (Extension/Flexion, Pronation/Supination)

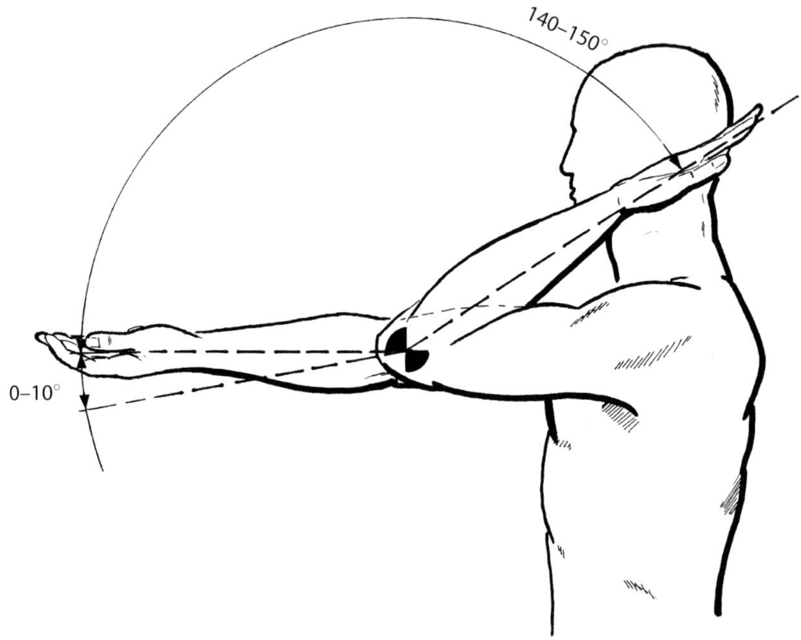

Abb. 2.19. Prüfung Extension/Flexion im Ellenbogengelenk

Seitenbänder

- Stabil/vermehrte Aufklappbarkeit medial/lateral; rechts/links (Abb. 2.22)

Amputationsstumpflänge

- – cm (rechts/links) vom Epicondylus medialis bis zum Stumpfende

■ Neurologie

Reflexe (Abb. 1.8–1.10)

- Lebhaft/abgeschwächt/nicht auslösbar, rechts/links
- Bizepssehne (C5), Trizepssehne (C7), Radiusperiost (C6)

Sensibilität (Abb. 2.15)

- Hypästhesie/Parästhesie/Dysästhesie, rechts/links
- Dermatom (einem peripheren Nerven zuzuordnen/nicht genau zuzuordnen)
- Hoffmann-Tinel-Zeichen negativ/positiv, rechts/links (Abb. 2.23)

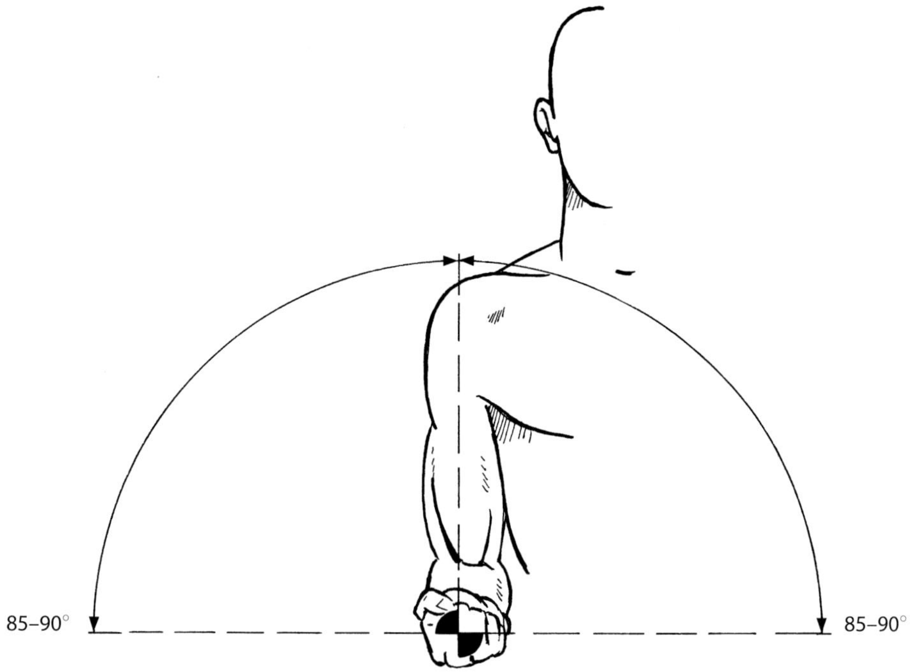

Abb. 2.20. Prüfung Pronation/Supination im Ellenbogengelenk

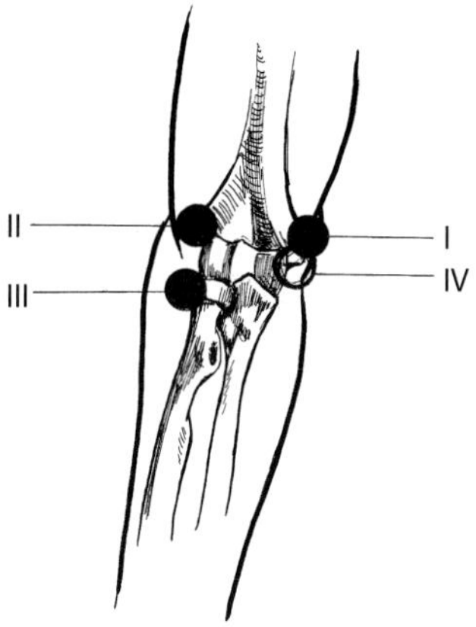

Abb. 2.21. Prüfung druckschmerzhafter Punkte am Ellenbogen: Epicondylus medialis (*I*), Epicondylus lateralis (*II*), Radiusköpfchen (*III*), Sulcus nervi ulnaris (*IV*)

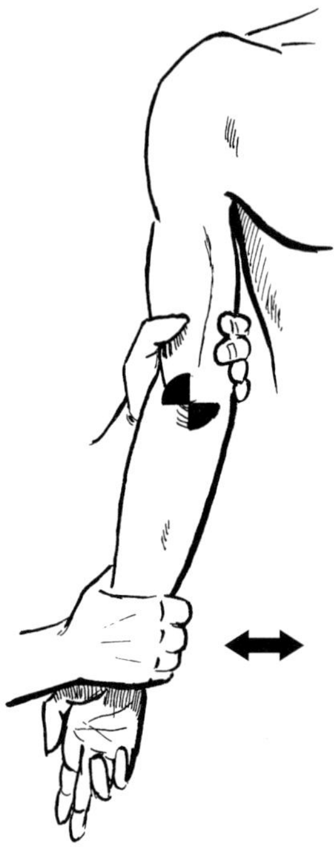

Abb. 2.22. Prüfung der seitlichen Aufklappbarkeit im Ellenbogengelenk in leichter Außenrotation

Motorik

- Intakt/abgeschwächt (M0-M1-M2-M3-M4-M5), rechts/links
- Ellenbogenbeugung (C5/6), Ellenbogenstreckung (C7), Pronation (C6–Th1), Supination (C5/6), Handbeugung (C6–Th1), Handstreckung (C6/7)
- Fallhand (N. radialis), Schwurhand (N. medianus), Krallenhand (N. ulnaris)
- Fingerspitzgriff D1 auf D2 (N. medianus) (Abb. 2.24)
- Froment-Zeichen (N. ulnaris) (Abb. 2.25)

■ Durchblutung

Arterien

- Kräftig/schwach/nicht tastbar, rechts/links
- A. axillaris, A. radialis

Venen

- Venöse Stauung: keine/vorhanden, rechts/links

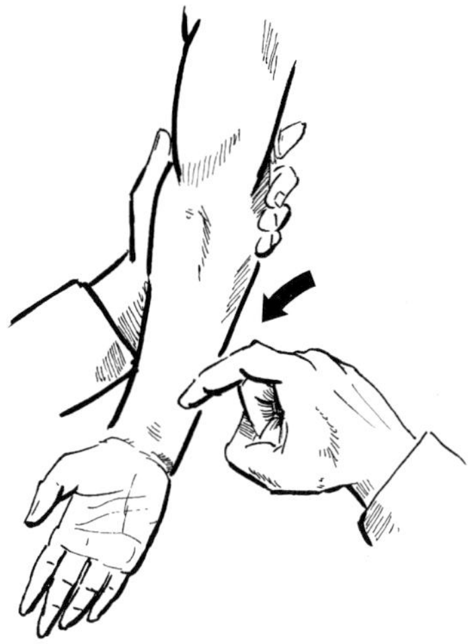

Abb. 2.23. Hoffmann-Tinel-Zeichen: Das Zeichen ist positiv, wenn durch Beklopfen des N. medianus an der Beugeseite des Unterarms in Höhe des Handgelenks Parästhesien ausgelöst werden

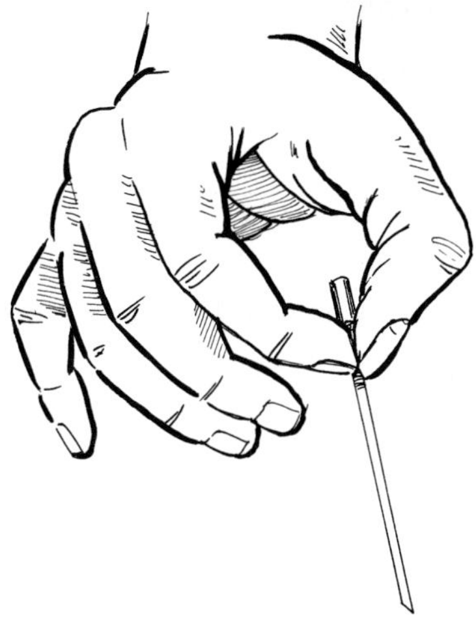

Abb. 2.24. Prüfung Fingerspitzgriff D1 auf D2 (N. medianus). Ist gestört, wenn zwischen den zwei Fingern kein „O" gebildet werden kann

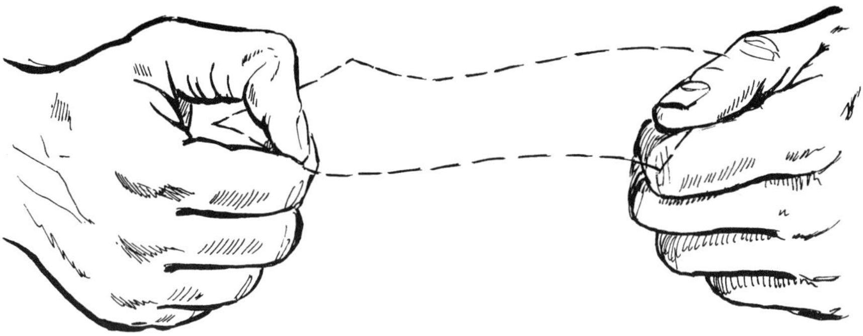

Abb. 2.25. Froment-Zeichen rechts positiv (N. ulnaris): Der Patient soll ein Blatt Papier zwischen gestrecktem Daumen und Grundglied des Zeigefingers festhalten. Wegen der Schwäche des Adduktors wird das Daumenendglied dabei kompensatorisch gebeugt (Funktion des N. medianus)

Kapillarpuls

- Sichtbar/nicht sichtbar an den Fingerkuppen

2.3.2 Leitsymptome

Die Leitsymptome des Ellenbogens sind in Tabelle 2.2 zusammengefasst.

2.3.3 Erkrankungen

■ Klinische Krankheitsbilder

Cubitus valgus/varus

In der Regel besteht eine physiologische valgische Achsabweichung des gestreckten Ellenbogens zwischen Oberarm und Unterarm in der Frontalebene. Beträgt bei Männern ca. 10°, bei Frauen ca. 20°.

- **Ätiologie:** Nach suprakondylären Humerusfrakturen. Varusdeformität bes. nach Frakturen des Epicondylus ulnaris humeri. Valgusdeformität nach Radiusköpfchenluxation oder -fraktur, die nicht optimal reponiert wurden. Selten angeboren.
- **Anamnese:** Fehlstellung und Einschränkung des Bewegungsausmaßes.
- **Untersuchung:** Vermehrte Varus- oder Valgusstellung des gestreckten Arms im Ellenbogen. Einschränkung von Pronation/Supination und Extension/Flexion.
- **Diagnostik:** Röntgen der Ellenbogen in zwei Ebenen (Ursachenklärung).
- **DD:** Richtet sich nach der Ätiologie.

Epicondylitis radialis et ulnaris

Schmerzhafte Muskelursprünge am Epicondylus radialis humeri (Tennisellenbogen, häufiger) oder am Epicondylus ulnaris humeri (Golfer- oder Werferellenbogen).

- **Ätiologie:** Funktionelle Überbeanspruchung in Beruf und Sport (u.a. Schreibmaschine, Schraubenzieher, Klavier, Tennis, Golf, Fechten, Werfen).
- **Anamnese:** Gehäuft im 4. Lebensjahrzehnt. Meist radial. Chronische Schmerzen als lokaler Ruhe- und vor allem Belastungsschmerz.
- **Untersuchung:** Starker lokaler Druckschmerz am Muskelansatz. Epicondylitis radialis: Schmerzen beim Faustschluss und bei Dorsalextension sowie Streckung

Tabelle 2.2. Ellenbogen: Leitsymptome

Anamnese	Schmerz	Lokalbefund, Funktionstests	Sensible Störung	Motorische Störung	Spricht für
Ellenbogenschmerzen (Tennisspieler)	Radiale Schmerzen in Ruhe und bei Belastung	Druckschmerz Epicondylus radialis humeri. Schmerzen bei Faustschluss und Dorsalextension sowie Streckung des Mittelfingers gegen Widerstand	Keine	Keine	Epicondylitis radialis
Ellenbogenschmerzen (Golfer, Werfer)	Ulnare Schmerzen in Ruhe und bei Belastung	Druckschmerz über dem Epicondylus ulnaris humeri Schmerz bei Palmarflexion gegen Widerstand	Keine	Keine	Epicondylitis ulnaris
Kleinkind wurde z.B. beim Stolpern am Arm hochgerissen, Ellenbogen wird in Schonhaltung an den Rumpf gepresst	Akute Schmerzen im Ellenbogen	Bewegungsschmerz insbes. bei Flexion. Pronation schmerzhaft eingeschränkt, kein lokaler Druckschmerz	Keine	Keine	Radiusköpfchenluxation
Einklemmungserscheinungen im Ellenbogen (häufiger Männer)	Messerstichartige Schmerzen bei Bewegung und Belastung	Evtl. Schwellung, Beuge- und Streckdefizit	Keine	Keine	Chondromatose
Beginnt mit Taubheit und Kribbeln am kleinen Finger (Telefonisten, epikondyläre Fraktur im Kindesalter)	Ziehende Schmerzen zum 4. und 5. Finger	Froment-Zeichen positiv	Atrophie Hypothenar und Spatium interosseum 1., Krallenhand	Hypästhesie Kleinfinger, ulnare Hälfte des Ringfingers, ulnare Handkante und Hohlhandhälfte	Sulcus-ulnaris-Syndrom
Meist Jungen, Schmerzen im Ellenbogen ohne Unfallereignis	Belastungsschmerz	Druckschmerz über dem Radiusköpfchen, endgradig schmerzhaftes Streckdefizit	Keine	Keine	M. Panner
Schnürende Verbände z.B. nach Fraktur, Schwellungen der Finger	Anhaltende und krampfartige Schmerzen	Finger bläulich gefärbt, geschwollen und kühl	Im Verlauf möglich	Im Verlauf möglich	Beginn einer Volkmann-Kontraktur

des Mittelfingers gegen Widerstand (Abb. 2.21). Epicondylitis ulnaris: Schmerz bei Palmarflexion gegen Widerstand.
- **Diagnostik:** Röntgen der Ellenbogen in zwei Ebenen (Ausschluss pathologischer knöcherner Veränderungen).

Volkmann-Kontraktur

Sekundäre Kontrakturen an Unterarm und Hand. Folge von Gewebe- und Gefäßkompression, Ischämie der Unterarm- und Handmuskeln sowie trophischen Störungen und Nekrose dieser Muskeln. Die Muskeln wandeln sich fibrös um und schrumpfen.

- **Ätiologie:** Kompression der A. brachialis durch schnürende Verbände z. B. bei suprakondylärer Humerusfraktur. Weichteilquetschung oder Knochenbruch mit Behinderung des venösen Abflusses.
- **Anamnese:** Oft bei Kindern. Anhaltende und auch krampfartige Schmerzen. Zeichen der Abflussstörung in Form von Schmerzen und Schwellungen der Finger. Bleibende Fehlstellungen und Funktionsstörungen in der Folge.
- **Untersuchung:** Finger sind geschwollen, bläulich gefärbt und kühl. Schmerzverstärkung durch aktive Anspannung und passive Dehnung der Muskulatur. Puls meist tastbar (Vergleich mit Gegenseite!). Sensible und motorische Ausfälle im Verlauf möglich.
- Später Beugekontrakturen des Handgelenks sowie der Mittel- und Endgelenke der Finger bei Überstreckung der Fingergrundgelenke. Adduktionskontraktur des Daumens. Bunnel-Test positiv (passiv gebeugtes Grundgelenk: Mittel- und Endgelenke können aktiv gebeugt werden. Passive Fixierung des Grundgelenks in Streckstellung: Beugung der Mittel- und Endgelenke weder passiv noch aktiv möglich. Folge der Verkürzung der Mm. interossei).

► Dieser Erkrankung sollte immer vorgebeugt werden: Ein Patient mit Schmerzen im Gips hat grundsätzlich recht!

- **Diagnostik:** Die Diagnostik orientiert sich in allererster Linie an der Anamnese und am Untersuchungsbefund.

■ Angeborene Fehlbildungen und Stoffwechseldefekte

Madelung-Deformität

Wachstumsstörung der distalen Radiusepiphyse, die mit einer nach radial-karpal gerichteten Dislokation des Carpus einhergeht. Kombination der beidseitigen Form mit multiplen Skelettveränderungen.

- **Ätiologie:** Angeboren. Familiär bei der beidseitigen Form (autosomal-dominant). Erblichkeit bei der einseitigen Form nicht bewiesen. Mädchen sind 4-mal häufiger als Jungen betroffen.
- **Anamnese:** Meist im Alter von 8–13 Jahren bemerkt. Verkürzung und Deformierung des Radius (Radius curvatus) führt zu Fehlstellung der Hand. Mit dem Wachstum Zunahme möglich. Schmerzen als Hauptsymptom, Beweglichkeit herabgesetzt.
- **Untersuchung:** Meist doppelseitig. Bajonettstellung der Hand und z.T. radiale Klumphand, deutlich prominenter Proc. styloideus. Einschränkung der Beweglichkeit (Abb. 2.33, Abb. 2.34).
- **Diagnostik:** Röntgen des Unterarms in zwei Ebenen (Nachweis der Fehlbildung).

Radioulnare Synostose

Knöcherne Verbindung zwischen Radius und Ulna im proximalen Drittel, meist in Pronationsstellung.

- **Ätiologie:** Familiäres Auftreten, z.T. genetisch fixiert.
- **Anamnese:** Funktionsstörung der Hand im Sinne einer eingeschränkten Pronation und Supination. Fällt meist erst im Vorschulalter auf, da dies durch Mehrbeweglichkeit der Finger zunächst kompensiert wird. Ein- oder doppelseitig.
- **Untersuchung:** Völlige Aufhebung der Pronation und Supination (Abb. 2.20).
- **Diagnostik:** Röntgen des Unterarms in zwei Ebenen (Nachweis der Fehlbildung).

M. Panner

Avaskuläre Nekrose des Capitulum humeri.

- **Ätiologie:** Ungeklärt. Mechanisch-traumatische, vaskuläre und konstitutionelle Hypothese.
- **Anamnese:** Meist Jungen zwischen dem 7. und 10. Lebensjahr. Bevorzugt am rechten Ellenbogen. In der Regel wird retrospektiv ein Trauma angegeben. Schmerzen im Bereich des Ellenbogens in Ruhe und (stärker) bei Belastung. Geringe Einschränkung der Beweglichkeit.
- **Untersuchung:** Selten lokale Schwellung oberhalb des Radiusköpfchens. Dort lokaler Druckschmerz (Abb. 2.21). Rel. typisch ist das Streckdefizit (endgradig schmerzhaft).
- **Diagnostik:** Röntgen des Ellenbogens in zwei Ebenen und MRT (Nachweis der Nekrose).

■ Degenerative Erkrankungen

Arthrose des Ellenbogengelenks

Primäre oder sekundäre Verschleißerkrankung des Ellenbogengelenks.

- **Ätiologie:** Primär möglich, jedoch häufiger sekundär: Fehlstellungen, auch posttraumatisch, chronische Polyarthritis, Entzündungen, Chondromatose und avaskuläre Nekrosen (M. Panner).
- **Anamnese:** Häufig lange Zeit beschwerdefrei. Später Morgensteifigkeit, Belastungsschmerz und Einschränkung der Beweglichkeit.
- **Untersuchung:** Druckschmerz und Schwellung, teilweise auch Fluktuation (nur bei aktivierter Arthrose). Manchmal auffällige Verplumpung der Gelenkkonturen. Typisch sind das Streck- und Beugedefizit (Abb. 2.19).
- **Diagnostik:** Röntgen des Ellenbogens in zwei Ebenen (Klärung DD, Schädigung).
- **DD:** Vor allem die Chondromatose.

■ Entzündliche Erkrankungen

Unspezifische Entzündungen

Bursitis olecrani

Chronische Reizung der Bursa subcutanea olecrani. Akut als eitrige Entzündung.

- **Ätiologie:** Chronisch nach Überlastung durch Druckeinwirkung (Schreibtischarbeit) und bei chronischer Polyarthritis. Akut eitrig als Komplikation durch bakterielle Infektion nach offener Verletzung.
- **Anamnese:** Die chronische Bursitis entsteht relativ langsam und ist kaum schmerzhaft. Schwellung über dem Olekranon. Die akute eitrige Bursitis geht mit einer schmerzhaften lokalen Schwellung einher.
- **Untersuchung:** Chronische Bursitis: Mehr oder weniger ausgeprägte Schwellung über dem Olekranon (Abb. 2.17). Teigige oder fluktuierende Konsistenz. Glatte Oberfläche mit darüber gut verschieblicher Haut. Kaum Druckschmerzhaftigkeit. Akute eitrige Bursitis: Schwellung, Rötung, Überwärmung der Haut. Starke Druckempfindlichkeit.
- **Diagnostik:** Labor (BSG, Leukozyten, CRP: Klärung Ätiologie, Prozessaktivität).
- **DD:** Akute oder chronische Bursitis, chronische Polyarthritis (Rheumaknoten – Abb. 2.18, gesamtes Krankheitsbild).

■ Traumatische Erkrankungen

Bursa-olecrani-Verletzung

Traumatische Verletzung der Bursa olecrani.

- **Ätiologie:** Offene Verletzungen durch direkte Gewalteinwirkung. Geschlossene Verletzungen durch stumpfe Gewalt.
- **Anamnese:** Offene Verletzungen: schmerzhafte Verletzung der Haut. Geschlossene Verletzungen: Schwellung des Ellenbogens. Livide Färbung der Haut.
- **Untersuchung:** Offene Verletzungen: Die Wundränder sind glatt oder ausgefranst. Es entleert sich eine fadenziehende Flüssigkeit. Geschlossene Verletzungen: Schwellung, Hämatom, lokaler Druckschmerz. Selten Bewegungseinschränkungen.
- **Diagnostik:** Röntgen des Ellenbogens in zwei Ebenen (Ausschluss knöcherner Verletzungen).

Radiusköpfchensubluxation (Chassaignac-Lähmung)

Subluxation des Radiusköpfchens aus dem Lig. anulare, welches zwischen Radiusköpfchen und Capitulum humeri eingeklemmt wird. Immer beim Kleinkind.

- **Ätiologie:** Folge eines plötzlichen Zuges am ausgestreckten pronierten Arm, z. B. wenn die Eltern das Kind beim Stolpern hochreißen.
- **Anamnese:** Das Kind hält den Arm in Schonhaltung an den Rumpf gepresst, ohne ihn zu bewegen.
- **Untersuchung:** Kein lokaler Druckschmerz! Bewegungsschmerz insbes. bei Flexion. Pronation schmerzhaft eingeschränkt (Abb. 2.20).
- **Diagnostik:** Evtl. Röntgen des Ellenbogens in zwei Ebenen (Nachweis der Luxation).
- **DD:** Subkapitale Radiusköpfchenfraktur.

Radiusköpfchenluxation

Luxation des Radiusköpfchens, meist in Kombination mit einer Fraktur der Ulna (Monteggia-Fraktur). Für Erwachsene eher ungewöhnlich.

- **Ätiologie:** Sturz auf den stark pronierten Arm. Sehr selten angeboren. Rezidivierende Radiusköpfchenluxation auch nach übersehener primärer Luxation bei einer Monteggia-Fraktur.
- **Anamnese:** Sturz, Schmerzen und Schonhaltung.

- **Untersuchung:** Lokale Schwellung und Druckschmerz. Sichtbare und tastbare Prominenz des Radiusköpfchens.
- **Diagnostik:** Röntgen des Unterarms mit Ellenbogen und Handgelenk in zwei Ebenen (Nachweis der Luxation, Ausschluss knöcherner Begleitverletzungen).

Ellenbogenluxationen

Luxation im Humeroulnargelenk. Oft von Frakturen des Processus coronoideus und des Radiusköpfchens begleitet. Relativ häufig bei Kindern, aber auch bei Erwachsenen.

- **Ätiologie:** Meist adäquates Trauma durch Sturz auf die Hand bei leicht gebeugtem Ellenbogen. Selten auch angeboren.
- **Anamnese:** Meist hintere Luxation der Ulna, seltener dorsolateral und dorsomedial. Der Ellenbogen ist sehr schmerzhaft und geschwollen. Verletzungen der A. brachialis sind selten.
- **Untersuchung:** Deutliche Schwellung des Ellenbogens, das Olekranon steht proximal der Verbindungslinie zwischen den Epikondylen. Berührungs- und Druckschmerz.

► Überprüfung der Funktion des N. medianus, N. ulnaris und N. radialis sowie der A. brachialis.

- **Diagnostik:** Röntgen des Ellenbogens in zwei Ebenen (Vergleichsaufnahmen der Gegenseite bei unklaren Befunden, Nachweis der Luxation, Ausschluss knöcherner Begleitverletzungen).

Distale Humerusfrakturen

Supra-, trans- und epikondyläre Frakturen, intra- oder extraartikulär gelegen. Im Kindesalter meist suprakondyläre Fraktur, außerdem Epiphysenlösungen mit und ohne metaphysärem Keil, des Weiteren Epiphysenfrakturen. Schädigungen des N. radialis, N. ulnaris und N. medianus möglich. Gefahr der Verletzung der A. brachialis bei suprakondylären Frakturen.

- **Ätiologie:** Vorwiegend indirekte Gewalteinwirkung durch Sturz auf den ausgestreckten Arm, auch durch Sturz auf den Ellenbogen möglich.
- **Anamnese:** Sturz, umschriebene Schwellung, Schonhaltung und Fehlstellung.
- **Untersuchung:** Umschriebene, druckschmerzhafte Schwellung. Achsabweichung vom physiologischen Maß möglich (Abb. 2.16). Desgleichen Instabilität bei Prüfung der seitlichen Aufklappbarkeit (Abb. 2.22, häufig schmerzbedingt nicht sicher beurteilbar). Schmerzhafte Einschränkung der Beweglichkeit im Ellenbogen.

- Es können auftreten: Fallhand (Abb. 2.44) und sensible Ausfälle am Handrücken (N. radialis); Krallenhand (Abb. 2.46) und sensible Ausfälle an der ulnaren Seite des Unterarms und der Rückseite der ulnaren zwei Finger (N. ulnaris); Schwurhand (Abb. 2.45) mit sensiblen Ausfällen an der radialen Seite der Handfläche und der Finger 1–3 (N. medianus).
- Der Puls der A. radialis muss überprüft werden (Schädigung der A. brachialis).

► Epikondyläre Frakturen treten meist im Rahmen einer Ellenbogenluxation auf. Sie sind im Erwachsenenalter selten. Im Kindesalter stellen sie die am häufigsten übersehene Verletzung am Ellenbogen dar, weil hier die knöchern noch nicht angelegte Trochlea radiologisch nicht zur Darstellung kommt.

- **Diagnostik:** Röntgen des Ellenbogens in zwei Ebenen (Frakturbeurteilung).

Frakturen beider Unterarmknochen

Fraktur der Ulna und des Radius.

- **Ätiologie:** Meist Folge eines Sturzes auf den ausgestreckten Arm oder durch direkten Schlag auf den Unterarm.
- **Anamnese:** Sturz, dann schmerzhafter Unterarm und sichtbare Deformität.
- **Untersuchung:** Schwellung, Hämatom, Achsabweichung möglich (Abb. 2.16). Lokaler Druckschmerz. Bewegungen in Ellenbogen und Handgelenk schmerzhaft eingeschränkt.
- **Diagnostik:** Röntgen des Unterarms mit Ellenbogen und Handgelenk in zwei Ebenen (Frakturbeurteilung).

Ulnafrakturen

Isolierte Ulnaschaftfraktur

Nicht so häufig auftretende Fraktur der Ulna, meist in Folge direkter Gewalteinwirkung auf den ulnaren Teil des Unterarms. Zunächst muss immer eine begleitende Radiusköpfchenluxation ausgeschlossen werden (Monteggia-Fraktur).

Monteggia-Fraktur

Ulnaschaftfraktur mit gleichzeitiger Luxation des Radiusköpfchens.

- **Ätiologie:** Sturz auf den stark pronierten Arm. Seltener direkter Schlag auf die proximale Ulna oder Hyperextensionstrauma.

- **Anamnese:** Sturz oder Schlag, schmerzhafter Unterarm und Schwellung. Fraktur oft sichtbar. Radiusköpfchenluxation nicht immer augenfällig! Schmerzhaft eingeschränkte Beweglichkeit der Hand.
- **Untersuchung:** Lokale Schwellung. Achsabweichungen möglich, Frakturenden können unter der Haut sichtbar sein. Instabilität. Radiusköpfchen in der Ellenbeuge tastbar (selten auch hintere Luxation!), dort und im Frakturbereich umschriebener Druckschmerz.

► Bei Kindern oft übersehen, da hier die Ulnafraktur eine Grünholzfraktur ist.

- **Diagnostik:** Röntgen des Unterarms mit Ellenbogen und Handgelenk in zwei Ebenen (Frakturbeurteilung).

Fraktur des Processus coronoideus

Meist in Verbindung mit einer Luxation des Ellenbogens auftretender Frakturtyp. Kann mit einer Instabilität einhergehen.

Olekranonfraktur

Fraktur des Olekranons. Vorwiegend bei älteren Patienten, gelegentlich auch bei Kindern.

- **Ätiologie:** Meist direkter Sturz auf den Ellenbogen. Manchmal in Folge einer heftigen Kontraktur des M. triceps brachii.
- **Anamnese:** Schmerzen. Stark geschwollener, blutunterlaufener Ellenbogen.
- **Untersuchung:** Schwellung des Ellenbogens, Hämatom, lokaler Druckschmerz. Extension gegen Widerstand schmerzhaft und abgeschwächt bzw. aufgehoben.
- **Diagnostik:** Röntgen des Ellenbogens in zwei Ebenen (Frakturbeurteilung).

Radiusfrakturen

Radiusfraktur loco typico

Nach Frykman Einteilung der distalen Radiusfrakturen in Typ 1 bis Typ 8, je nach Beteiligung des Radiokarpalgelenks bzw. des distalen Radioulnargelenks und ob mit oder ohne distale Ulnafraktur. Wichtigste Typen sind die Colles-Fraktur (Extensionsfraktur), die Smith-Fraktur (Flexionsfraktur) und die Grünholzfraktur des distalen Radius in Kombination mit einer begleitenden Fraktur der Ulna.

- **Ätiologie:** Sturz auf die ausgestreckte bzw. palmarflektierte Hand.
- **Anamnese:** Meist Kindesalter oder ältere Patienten (vor allem Frauen). Sturz, Ruheschmerz, Schwellung, Deformierung und Fehlstellung unterschiedlichen Ausmaßes.
- **Untersuchung:** Schwellung des Handgelenkes, Druckschmerz, Bewegungseinschränkung. Bei der vergleichsweise häufigen Colles-Fraktur: Bajonettstellung der Hand. Selten als Früh-, häufiger als Spätkomplikation finden sich sensible Ausfälle des N. medianus (Abb. 2.15, radiale Seite der Handfläche).

► Immer auch das Ellenbogengelenk mit untersuchen (Galeazzi-Fraktur).

- **Diagnostik:** Röntgen der Unterarm mit Ellenbogen und Handgelenk in zwei Ebenen (Frakturbeurteilung).

Radiusschaftfrakturen

Äußerst seltene Fraktur, meist als Folge eines direkten Schlages auf den Unterarm. Meist in Kombination mit einer Luxation der distalen Ulna (Galeazzi-Fraktur).

Galeazzi-Fraktur

Radiusschaftfraktur im distalen Drittel mit gleichzeitiger Luxation der distalen Ulna.

- **Ätiologie:** Sturz auf die ausgestreckte Hand.
- **Anamnese:** Schmerzhafter Unterarm und Bewegungseinschränkung in Hand und Ellenbogen. Nicht immer Schmerzen im Handgelenkbereich! Frakturenden instabil.
- **Untersuchung:** Sichtbare und tastbare Deformierung im Frakturbereich, Achsabweichung. Schwellung, lokaler Druckschmerz, schmerzhafte Bewegungseinschränkung.
- **Diagnostik:** Röntgen des Unterarms mit Ellenbogen und Handgelenk in zwei Ebenen (Frakturbeurteilung).

Radiusköpfchenfraktur

Fraktur des Radiusköpfchens. Als vertikale Zersplitterung des Radiusköpfchens, einfache knöcherne Absprengung und Trümmerfraktur. Kommt relativ häufig vor.

- **Ätiologie:** Für gewöhnlich durch Sturz auf den ausgestreckten Arm.
- **Anamnese:** Tritt in allen Altersgruppen auf. Sturz, schmerzhafter Ellenbogen, Fixation des Arms durch die Hand der Gegenseite.

- **Untersuchung:** Schwellung, evtl. Hämatom, lokaler Druckschmerz am Radiusköpfchen (Abb. 2.21). Bewegungen schmerzhaft – insbes. Pronation und Supination (Abb. 2.20), Extension eingeschränkt.
- **Diagnostik:** Röntgen des Ellenbogens in zwei Ebenen (Frakturbeurteilung). Wenig dislozierte Frakturen werden nicht selten erst durch Aufnahmen in zwei weiteren Ebenen sichtbar.

Subkapitale Radiusköpfchenfraktur

Eigenständige Frakturform des Radiusköpfchens. Kommt meist bei Kindern vor.

- **Ätiologie:** In der Regel durch Sturz auf den ausgestreckten Arm.
- **Anamnese:** Schmerzhafter Ellenbogen, Fixation des Arms durch die Hand der Gegenseite.
- **Untersuchung:** Schwellung, lokaler Druckschmerz am Radiusköpfchen (Abb. 2.21). Bewegungen schmerzhaft – insbes. Pronation und Supination (Abb. 2.20), Extension eingeschränkt.
- **Diagnostik:** Röntgen des Ellenbogens in zwei Ebenen (Frakturbeurteilung).
- **DD:** Radiusköpfchensubluxation.

■ Tumoröse Erkrankungen

Treten am Ellenbogen rel. selten auf, sind aber immer in die differenzialdiagnostischen Erwägungen einzubeziehen, insbesondere beim unklaren und beim therapieresistenten Ellenbogenschmerz.

Chondromatose

Multiple, z. T. verknöcherte Knorpelneubildungen im Gelenk, welche in und auf der Synovialis sowie teilweise als freie Körper im Gelenk liegen.

- **Ätiologie:** Metaplasie in der Gelenkkapsel mit Umwandlung in Knorpelgewebe, deren Ursache unbekannt ist. Exogene und endogene Faktoren werden diskutiert. Eine Häufung nach rezidivierenden Traumata am Ellenbogen wird beschrieben.
- **Anamnese:** Meist ist das männliche Geschlecht betroffen. Tritt am häufigsten an Ellenbogen und Knie auf. Messerstichartige Bewegungs- und Belastungsschmerzen, Einklemmungserscheinungen.
- **Untersuchung:** Schwellung, Beuge- und Streckdefizit.
- **Diagnostik:** Röntgen des Ellenbogens in zwei Ebenen (Klärung DD, Schädigung).
- **DD:** Arthrose des Ellenbogens.

■ Neurologische Erkrankungen

Pronatorlogensyndrom

Störung des N. medianus bei seinem Durchtritt unter dem M. pronator teres am proximalen Unterarm (vor dem Abgang des N. interosseus antebrachii anterior). Relativ selten.

- **Ätiologie:** Längerer Druck von außen auf den Unterarm. Muskelhypertrophie durch Training. Selten indirektes Trauma. Neoplasmen.
- **Anamnese:** Ausstrahlende Schmerzen. Brennen und Missempfindungen an der Hand. Kraftlosigkeit.
- **Untersuchung:** Druck auf die Beugeseite im proximalen Drittel des Unterarms löst Schmerzen im Bereich des Thenars und des 1. bis 4. Fingers aus, dort auch palmare Dysästhesien und Parästhesien. Bei Pronation gegen Widerstand Zunahme der Schmerzen und der Dysästhesien/Parästhesien. Nicht immer augenfällige Atrophie des Thenars (Abb. 2.32). Abgeschwächte Opposition des Daumens und der Beugung der Finger 1–3 (Schwurhand, Abb. 2.45).
- **Diagnostik:** Neurologisches Konsil (EMG, NLG, frische oder alte Schädigung, Denervierung, Reparation).

Interosseus-anterior-Syndrom (Kiloh-Nevin-Syndrom)

Schädigung des rein motorischen Asts des N. medianus (N. interosseus antebrachii anterior).

- **Ätiologie:** Kompression durch Verletzungen (z. B. suprakondyläre Humerusfraktur des Kindes). Druck von außen (Gehstützen). Strangartige Faserzüge oder abnorme Muskelursprünge. Überlastung.
- **Anamnese:** Schmerzen am proximalen beugeseitigen Unterarm, Kraftlosigkeit beim Zugreifen.
- **Untersuchung:** Parese der Beugung im Daumenendglied und im Zeigefingerendglied. Gestörter Fingerspitzgriff (Abb. 2.24, zwischen D1 und D2 kann kein O gebildet werden). Keine sensiblen Ausfälle.
- **Diagnostik:** Neurologisches Konsil (EMG, NLG, frische oder alte Schädigung, Denervierung, Reparation).

Sulcus-ulnaris-Syndrom

Schädigung des N. ulnaris am Epicondylus medialis humeri. Häufigste Druckschädigung am Ellenbogen.

- **Ätiologie:** Nicht immer klar. Mikrotraumen (Telefonisten), stumpfes Trauma, distale Oberarmfrakturen. Als Spätlähmung nach Jahren in Folge eines Abrisses des ulnaren Epikondylus im Kindesalter (auch 20–40 Jahre danach durch reaktive Exostosenbildung und fibrotische Veränderungen). Ganglien, Chondromatose, Infektionen, Bettlägerigkeit (chronische Druckschädigung). Sport (Kraftsport, Baseball-Spieler). Vermehrte Valgusstellung des Arms.
- **Anamnese:** Bei Männern häufiger als bei Frauen. Zwischen 50. und 60. Lebensjahr. Auch beiderseits. Taubheit und Kribbeln des Kleinfingers sind oft das erste Symptom. Auch ziehende Schmerzen zum 4. und 5. Finger. Funktionsstörung der Hand. Spätlähmungen verlaufen sehr langsam progredient.
- **Untersuchung:** Atrophie der Handbinnenmuskulatur, Atrophie des Hypothenars. Das Spatium interosseum I zwischen Daumen- und Zeigefingerstrahl erscheint eingefallen (Parese der Mm. interossei und des M. adductor pollicis). Sensible Störung am Kleinfinger, der ulnaren Hälfte des Ringfingers, der ulnaren Handkante und Hohlhandhälfte (Abb. 2.15). Krallenhand (Abb. 2.46). Fingerspitzengriff D1 auf D5 ist nicht möglich. Froment-Zeichen positiv (Abb. 2.25, kompensatorische Beugung des Daumenendglieds beim Halten eines Papiers zwischen Daumen und Grundglied des Zeigefingers).
- **Diagnostik:** Röntgen des Ellenbogens in zwei Ebenen und evtl. Tangentialaufnahme des Sulcus ulnaris. Neurologisches Konsil (EMG, NLG, frische oder alte Schädigung, Denervierung, Reparation).

Supinatorlogensyndrom

Schädigung des rein motorischen R. profundus des N. radialis in Höhe des Ellenbogens bei der Passage des M. supinators in Höhe der hier befindlichen bindegewebigen Arkaden des M. supinator und des M. extensor carpi radialis brevis. Der sensible Ast des N. radialis ist nicht betroffen.

- **Ätiologie:** Lokales Trauma. Radiusköpfchenfraktur oder -luxation (z. B. bei Monteggia-Fraktur). Indirektes Trauma durch Hyperextension bei kräftiger Muskulatur. Tumoren, lokale Fibrose.
- **Anamnese:** Lokale Schmerzen im Bereich des Radiusköpfchens stehen im Vordergrund. Evtl. Kraftlosigkeit in der Hand.
- **Untersuchung:** Lokaler Druckschmerz distal des Radiusköpfchens (Abb. 2.21). Schmerz bei Supination gegen Widerstand. Evtl. abgeschwächte Extension im Handgelenk. Abgeschwächte Streckung der Finger. Sensibilität intakt.
- **Diagnostik:** Neurologisches Konsil (EMG, NLG, frische oder alte Schädigung, Denervierung, Reparation).

2.4 Hand

2.4.1 Systematische Untersuchung

■ Lokalbefund

Achsen/Stellung

- Physiologisch/pathologisch, rechts/links
- Handgelenk: Bajonettstellung/palmare Subluxation/Radialdeviation/Prominenz Processus styloideus ulnae
- Finger: Ulnardeviation/Radialdeviation/Schwanenhalsdeformität (Abb. 2.26)/ Knopflochdeformität (Abb. 2.28)/Hammerfinger (Abb. 2.29), 90/90-Deformität (Daumen, Abb. 2.27)

Metrische Abweichungen

- Ggf. Lokalisation, rechts/links
- Plusvariante/Minusvariante
- Riesenwuchs/Minderwuchs
- Amputation

Schwellung/Rötung/Hyperthermie

- Ggf. Lokalisation/Ausdehnung/Umfänge/Konsistenz (weich/derb/verschieblich)

Gelenkschwellung (Abb. 2.30, 2.31)

- Gering/deutlich; indolent/schmerzhaft (Lokalisation)

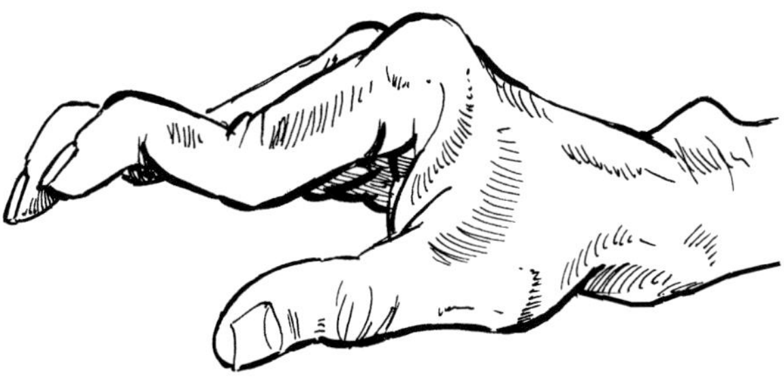

Abb. 2.26. Schwanenhalsdeformität D2, Prominenz des Processus styloideus ulnae

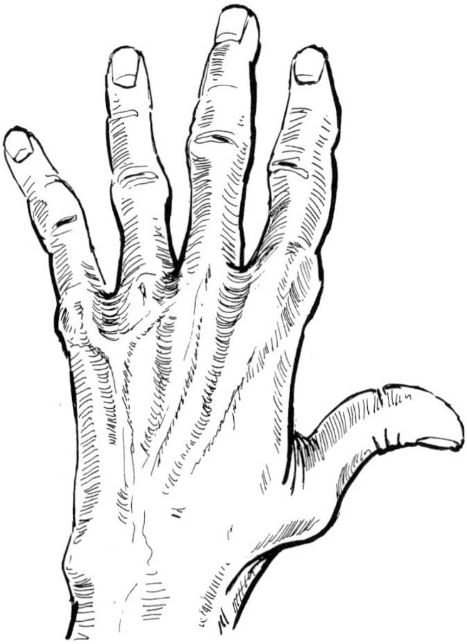

Abb. 2.27. Atrophie der Mm. interossei, 90/90-Deformität des Daumens

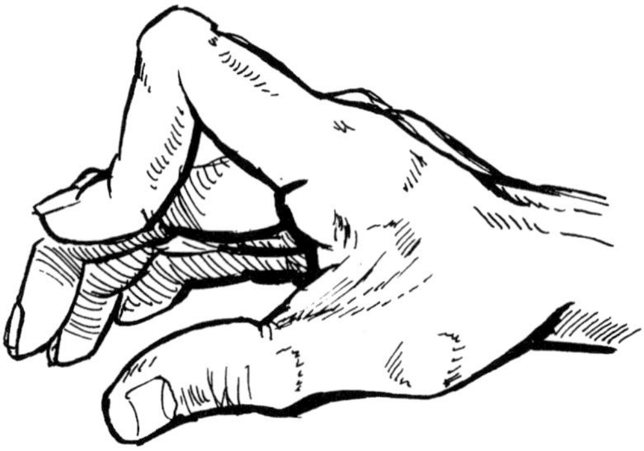

Abb. 2.28. Knopflochdeformität

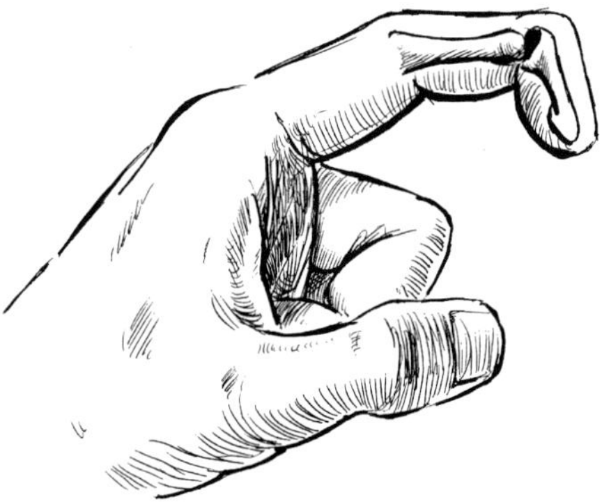

Abb. 2.29. Hammerfinger

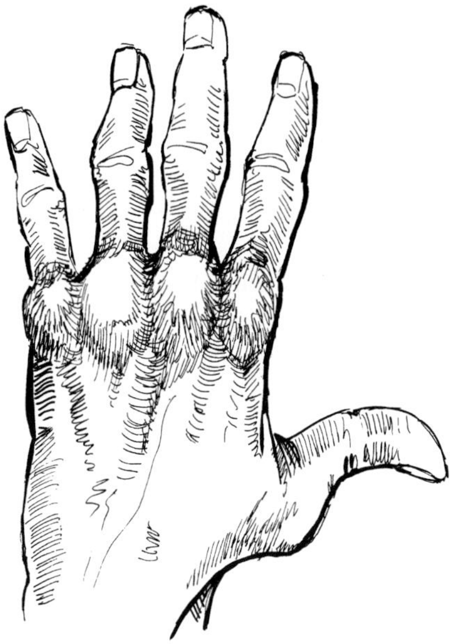

Abb. 2.30. Schwellung Fingergrundgelenke (MCP)

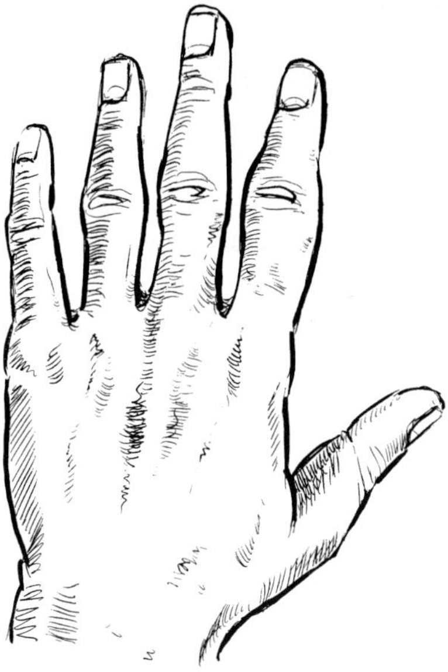

Abb. 2.31. Schwellung Fingermittelgelenk (PIP) des Zeigefingers

Hämatom/Abschürfung/Offene Wunde/Schorf

- Ggf. Lokalisation/Ausdehnung/Umfänge

Narben

- Ggf. Lokalisation/Ausdehnung/Konsistenz (weich/derb/verschieblich)

Fingernägel

- Unauffällig; pathologisch: Uhrglasnägel/Tüpfelnägel/Onychomykose/Wachstumsstörungen
- Finger 1–2–3–4–5, rechts/links

Hautbeschaffenheit

- Glatt/rau; trocken/feucht
- Rhagaden/Ulzerationen/Schwielen/Palmarerythem
- Knoten/Stränge
- Handteller/Handrücken/Finger 1–2–3–4–5, rechts/links

Muskulatur

- Kräftig/abgeschwächt
- Atrophie (deutliche/geringe) (Abb. 2.32)
- Thenar/Hypothenar/Spatium interosseum 1–2–3–4, rechts/links

Beweglichkeit Handgelenk

- Dorsalextension/Palmarflexion –/–/– Grad (passiv; rechts/links) (Abb. 2.33)
- Ulnarabduktion/Radialabduktion (Abb. 2.34)
- Handrückenebenen-Abstand (cm) (Abb. 2.35)

Beweglichkeit Finger (Abb. 2.36–2.38)

- Dorsalextension/Palmarflexion (Grundgelenk, PIP-, DIP-Gelenk bzw. Endgelenk) –/–/– Grad (passiv; rechts/links)
- Maximale Fingerspannweite (Daumen–5. Finger): cm, rechts/links
- Fingerkuppen-Hohlhand-Abstand (Finger 2–3–4–5): cm, rechts/links

Fingerfunktion (Abb. 2.39–2.42)

- Intakt bzw. möglich oder gestört
- Fingerspitzengriff (D1 auf D2–3–4–5)/Schlüsselgriff/Grobgriff (Bleistift, Zange)

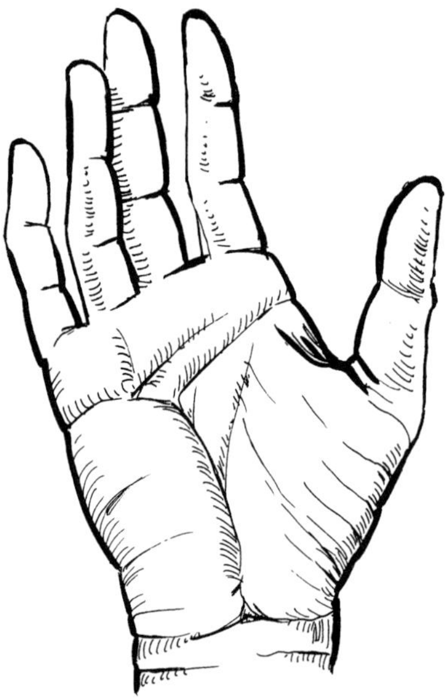

Abb. 2.32. Atrophie des Thenars

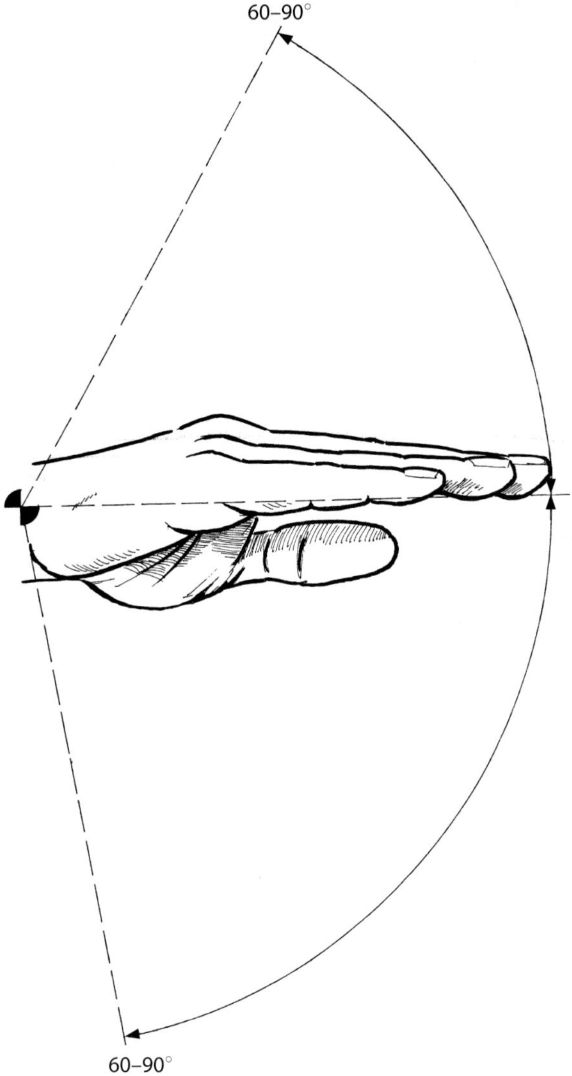

Abb. 2.33. Prüfung Dorsalextension/Palmarflexion im Handgelenk

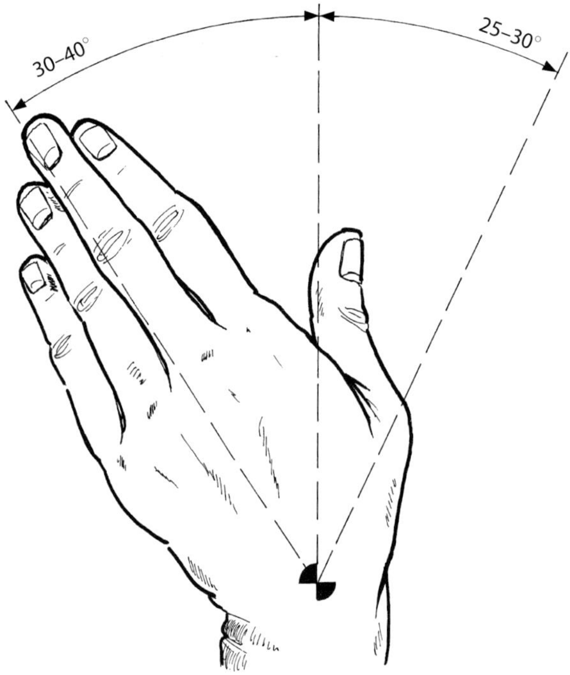

Abb. 2.34. Prüfung Ulnarabduktion/Radialabduktion im Handgelenk

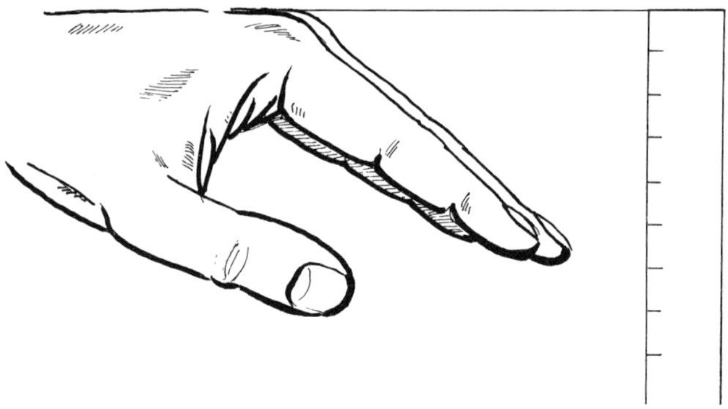

Abb. 2.35. Prüfung Handrückenebenen-Abstand. Der Patient soll die Finger II–V in den Grundgelenken beugen. Der Abstand zwischen Handrückenebene und Fingerspitzen wird gemessen

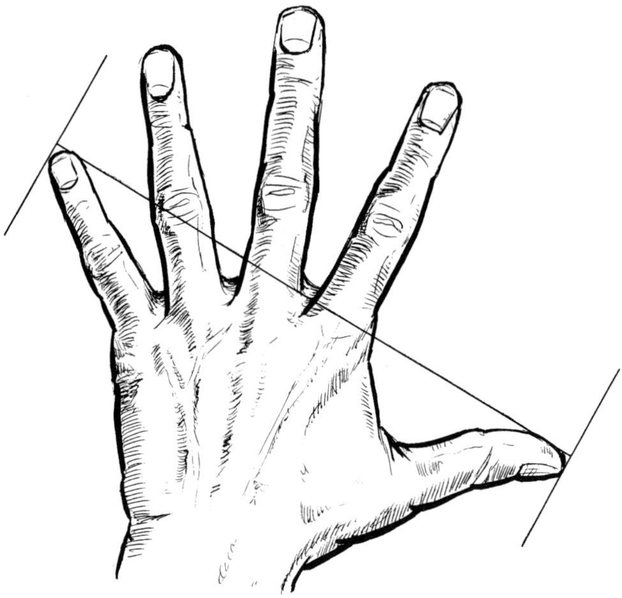

Abb. 2.36. Prüfung maximale Fingerspannweite

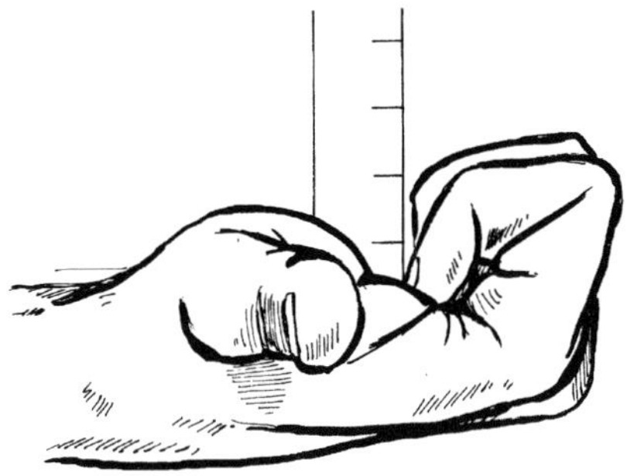

Abb. 2.37. Prüfung Fingerkuppen-Hohlhand-Abstand

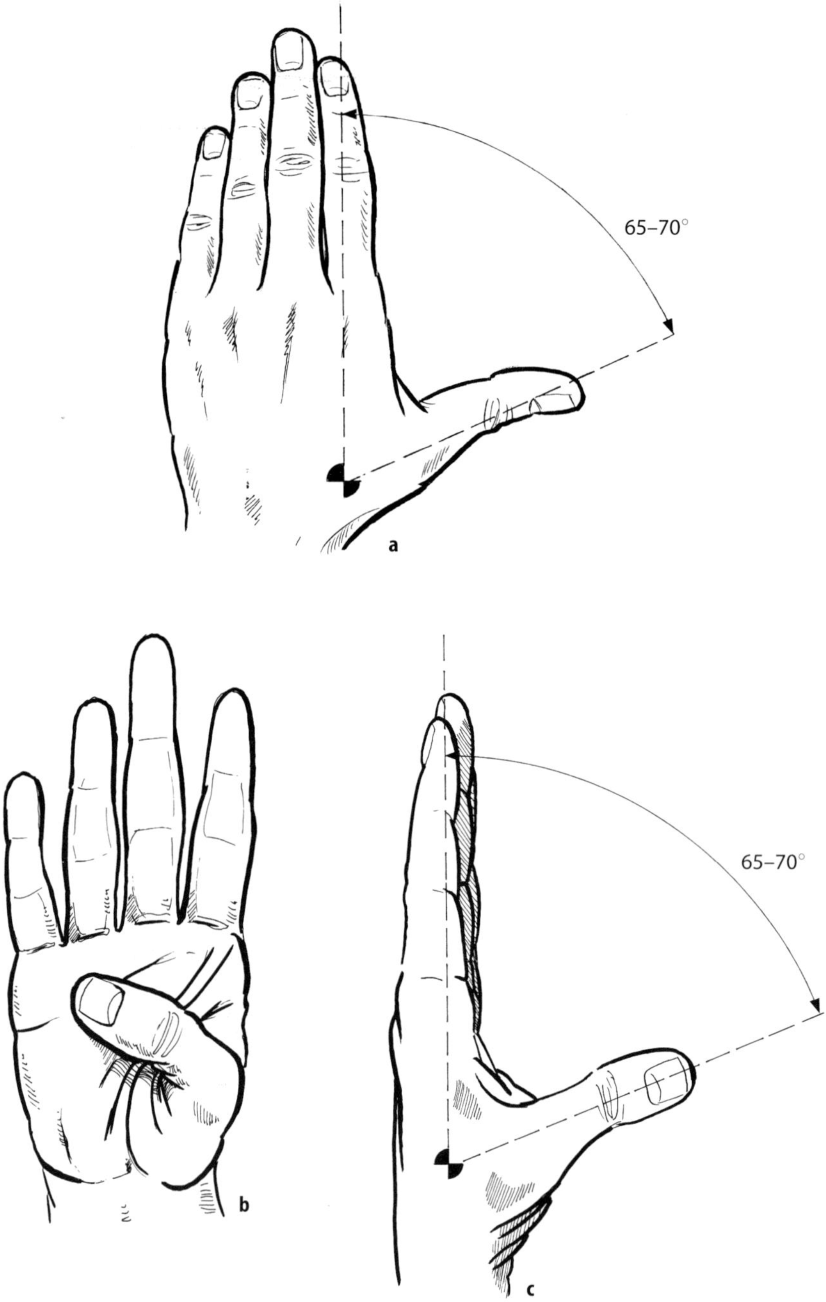

Abb. 2.38 a–c. Prüfung Daumenbeweglichkeit: Abduktion (**a**), Adduktion (**b**), Opposition (**c**)

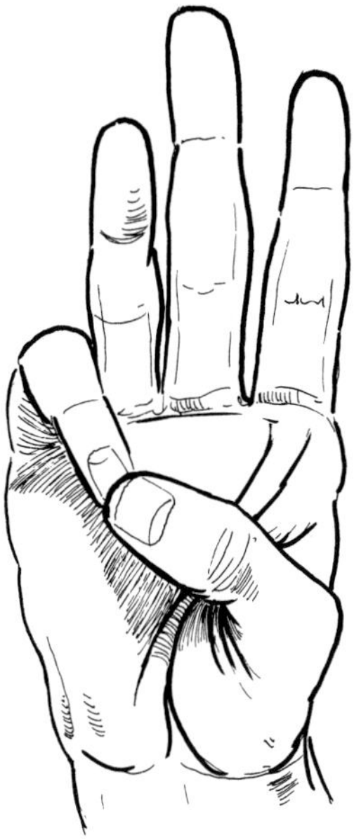

Abb. 2.39. Fingerspitzengriff. Nacheinander soll der Patient mit dem Daumen alle anderen Fingerspitzen seiner Hand berühren. Testet die Fingerfunktion und die Oppositionsfähigkeit des Daumens

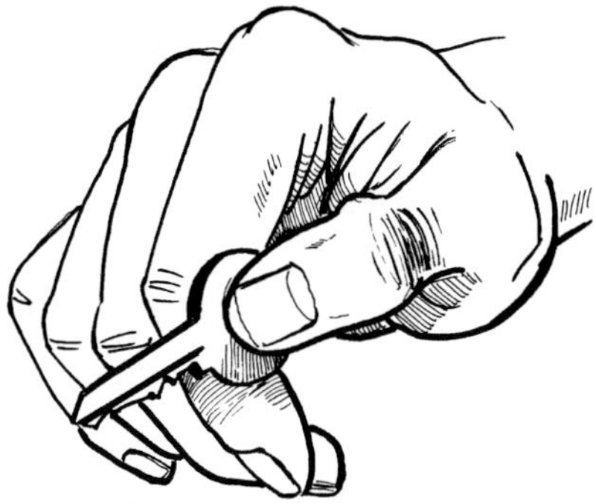

Abb. 2.40. Schlüsselgriff

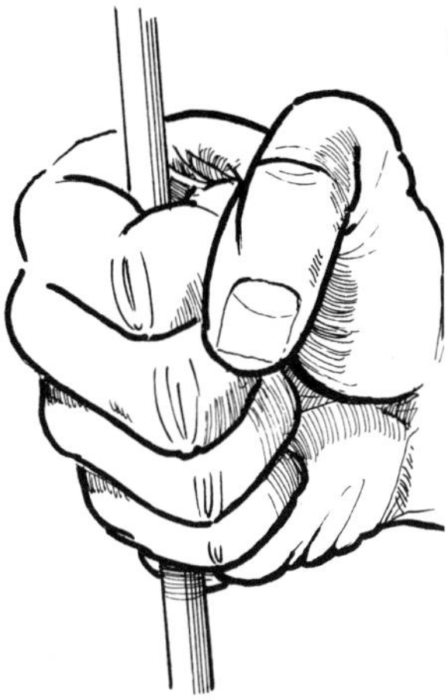

Abb. 2.41. Grobgriff: Umfassen eines Bleistifts

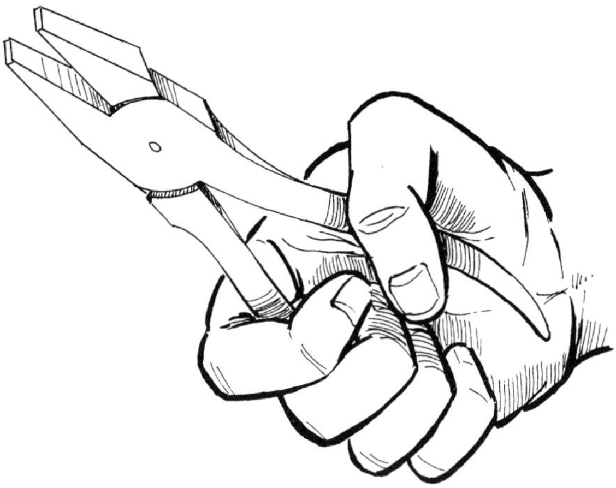

Abb. 2.42. Grobgriff: Anfassen einer Zange

Handgelenkschmerz

- Bewegungsschmerz
- Druckschmerz: Processus styloideus radii/ulnae, Handwurzel (palmar/dorsal, radial/ulnar), Tabatière (Os scaphoideum), rechts/links
- Finkelstein-Zeichen (Abb. 2.43)

Mittelhand-/Fingerschmerz

- Bewegungsschmerz (Gelenk)
- Druckschmerz: Gelenk, Fingerkuppen/Hohlhand/ Köpfchen oder Basis Os metacarpale 1–2–3–4–5/Thenar/Hypothenar, rechts/links

Seitenbänder Finger

- Stabil/vermehrte Aufklappbarkeit (medial/lateral)
- Finger 1–2–3–4–5 (PIP-, DIP- bzw. Endgelenk), rechts/links

■ Neurologie

Reflexe (Abb. 1.8–1.10)

- Lebhaft/abgeschwächt/nicht auslösbar/gesteigert, rechts/links
- Bizepssehne (C5), Trizepssehne (C7), Radiusperiost (C6)

Sensibilität (Abb. 2.15)

- Hypästhesie/Parästhesie/Dysästhesie
- Dermatom (einem peripheren Nerven zuzuordnen/nicht genau zuzuordnen), rechts/links

Motorik (Abb. 2.44–2.47)

- Intakt/abgeschwächt (M0-M1-M2-M3-M4-M5), rechts/links
- Ellenbogenbeugung (C5/6), Ellenbogenstreckung (C7), Pronation (C6–Th1), Supination (C5/6), Handbeugung (C6–Th1), Handstreckung (C6/7)
- Fallhand (N. radialis), Schwurhand (N. medianus), Krallenhand (N. ulnaris), Flaschentest, Fingerspitzgriff D1 auf D2 (N. medianus), Froment-Zeichen (N. ulnaris)

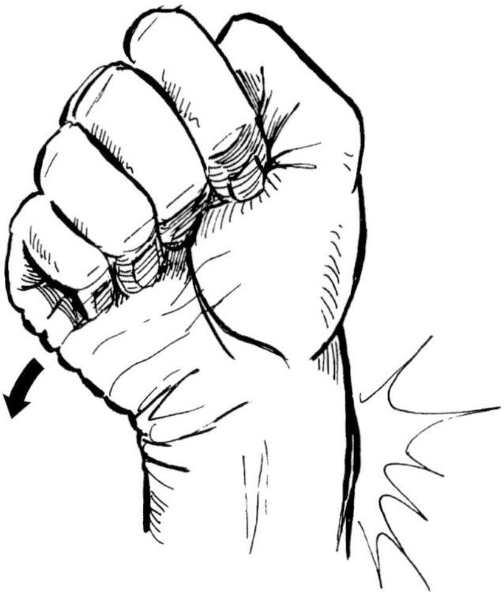

Abb. 2.43. Finkelstein-Zeichen: Der Patient schlägt den Daumen maximal in die Hohlhand ein und schließt die Faust. Das Zeichen ist positiv, wenn der Untersucher durch Ulnarduktion im Handgelenk Schmerzen auslösen kann. Es spricht für eine Tendovaginitis stenosans De Quervain

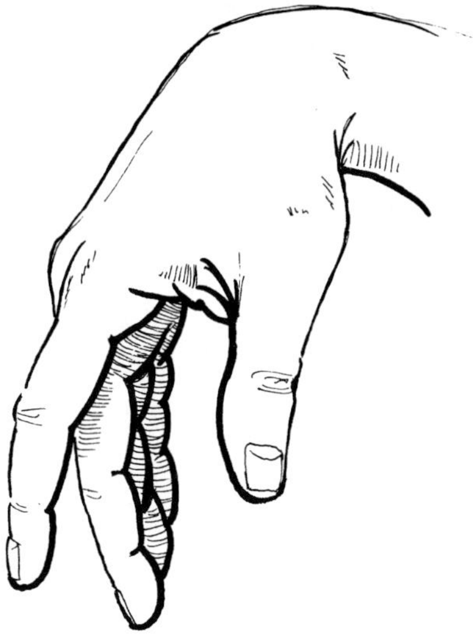

Abb. 2.44. Fallhand (N. radialis)

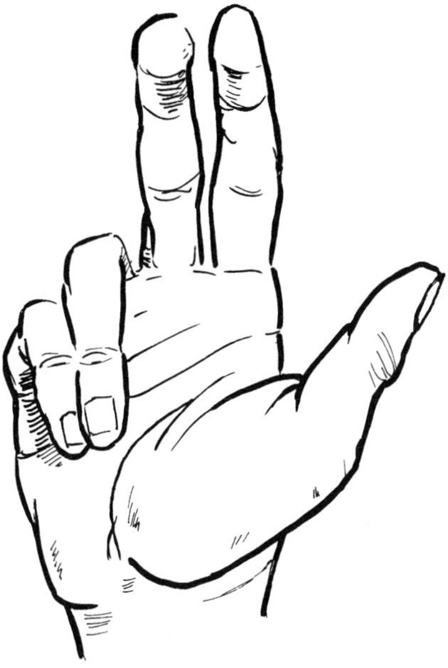

Abb. 2.45. Schwurhand (N. medianus)

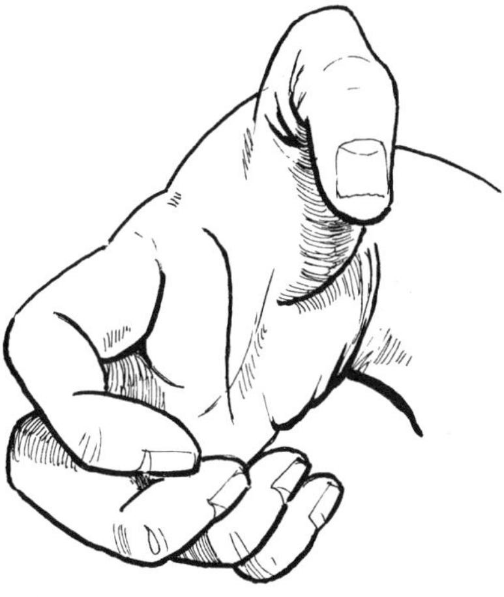

Abb. 2.46. Krallenhand (N. ulnaris)

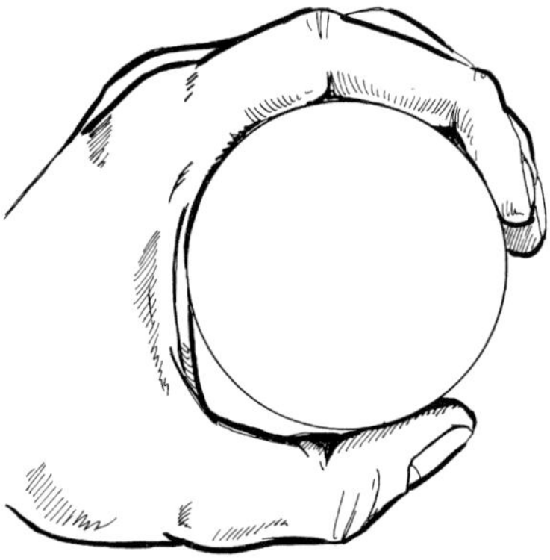

Abb. 2.47. Positiver Flaschentest (N. medianus): Der Patient kann den Daumen nicht weit genug abspreizen und dadurch eine Flasche nicht richtig umfassen

■ Durchblutung

Arterien

- Kräftig/schwach/nicht tastbar
- A. axillaris, A. radialis, rechts/links

Venen

- Ggf. venöse Stauung rechts/links

Kapillarpuls

- Sichtbar/nicht sichtbar an den Fingerkuppen

2.4.2 Leitsymptome

Die Leitsymptome der Hand sind in Tabelle 2.3 zusammengefasst.

Tabelle 2.3. Hand: Leitsymptome

Anamnese	Schmerz	Lokalbefund, Funktionstests	Sensible Störung	Motorische Störung	Spricht für
„Schnappen" eines Fingers bei Beugung und Streckung	Schmerzen beim „Schnappen" des Fingers	Tastbares Knötchen volar über dem Metakarpalköpfchen, dort lokaler Druckschmerz sowie sicht- und tastbares „Schnappen" bei Bewegung der Finger	Keine	Keine	Schnellender Finger
Vorwiegend Männer unter 40. Knotige Verdickungen und Stränge an der volaren Handfläche, zunehmende Beugekontraktur der (ulnaren) Finger	Kaum	Tastbare Knoten und Stränge an der volaren Handfläche. Beugekontraktur des Grund- und/oder Mittelgelenks	Keine	Keine	M. Dupuytren
Bilaterale Schwellung der Grund- und Mittelgelenke der Finger. Morgensteifigkeit in den betroffenen Gelenken	Querdruckschmerz (Pos. Gaenslen-Zeichen)	Später: eingefallene Zwischenräume am Handrücken, Ulnardeviation der Finger, Knopfloch- oder Schwanenhalsdeformität der Finger, prominentes Caput ulnae, Bajonettstellung der Hand	Keine	Keine	Beginn einer Rheumatoidarthritis
Meist Frauen im Klimakterium, kleine Knötchen an den Mittel- und Endgelenken der Finger, später kolbige Auftreibung, keine Morgensteifigkeit	In der Regel kein Schmerz in den betroffenen Gelenken (nur bei entzündlichen Schüben)	Knötchen/kolbige Auftreibung von Mittel- und Endgelenken der Finger, später Radialdeviation der Fingerendglieder, Ulnardeviation der Fingermittelglieder, Streckdefizit und inkompletter Faustschluss	Keine	Parästhesien der Fingerspitzen möglich	Polyarthrose

Tabelle 2.3 (Fortsetzung)

Anamnese	Schmerz	Lokalbefund, Funktionstests	Sensible Störung	Motorische Störung	Spricht für
Bes. Frauen über 50 Jahre, belastungsabhängige Schmerzen, später auch in Ruhe und Nachts im radialen Handgelenkbereich	Schmerzen beim Wäsche auswringen, Tür aufschließen	Lokaler Druckschmerz über dem Daumensattelgelenk, schmerzhafte Beweglichkeit des Daumens, später Abduktion und Extension eingeschränkt	Keine	Keine	Rhizarthrose
Oft Frauen zw. 40 und 50 Jahren, nächtliche, schmerzhafte Kribbelparästhesien an der Handfläche	Brennende Schmerzen in der radialen Handfläche	Druckschmerz über dem Karpaltunnel, pos. Hoffmann-Tinel-Zeichen	Später auch Atrophie des Thenars, pos. Flaschentest	Kribbelparästhesien radiale Handfläche und radiale 3 Finger, pos. Phalen-Test	Karpaltunnelsyndrom
Sturz auf die ausgestreckte Hand	Schmerzen im Handgelenk bei Bewegung	Maximaler Druckschmerzpunkt über der volaren Handfläche	Keine	Kribbelparästhesien an der Handfläche	Lunatumluxation
Hyperflexion eines Fingers beim Ballspiel oder beim Stopfen des Bettlakens in die Bettritzen	Schmerzen am hängenden Fingerendglied	Hammerfinger (oder -daumen), lokaler Druckschmerz, Hämatom, Endglied passiv frei beweglich, kann aktiv nicht gestreckt werden	Keine	Keine	Strecksehnenabriss an der Basis der Endphalanx
Abspreizverletzung des Daumens beim Ski fahren oder Fangen eines Balles (Torwart)	Schmerzen am Daumengrundgelenk bei Bewegung und Instabilitätsgefühl beim Zugreifen	Ulnarpalmare Schwellung über dem Daumengrundgelenk, dort lokaler Druckschmerz, vermehrte ulnare Aufklappbarkeit des Daumens	Keine	Keine	Skidaumen

Direkte Verletzung der palmaren Handfläche (Spritzpistolen, Hochdruckinjektion)	Rasch zunehmende pochende Schmerzen	Schwellung der betroffenen Finger (rasch zunehmend), Einschränkung der aktiven und passiven Beweglichkeit	Keine	Keine	Sehnenscheidenphlegmone
Trauma oder Operation obere Extremität vorausgegangen, schmerzhafte, ödematöse Schwellung von Hand und Unterarm	Ruhe- und Belastungsschmerz	Bläulich gefärbte, glänzende, gespannte Haut, Schmerzen bei allen Bewegungen	Keine	Keine	M. Sudeck (akutes Stadium I)
Evtl. länger zurückliegender Sturz auf die ausgestreckte Hand (übersehene Fraktur des Os scaphoideum).	Zunächst beschwerdefrei, später Belastungs- und Ruheschmerzen in der Tabatière und am dorsalen Handgelenk	Druck- und Bewegungsschmerz in der Tabatière, Stauchungsschmerz Daumen und Zeigefinger, Dorsalextension schmerzhaft eingeschränkt, Watson-Test pos.	Keine	Keine	Skaphoid-pseudarthrose
Patienten, welche z. B. mit Pressluftwerkzeugen arbeiten	Schmerzen in der Handwurzel, belastungsabhängig, später auch in Ruhe	Evtl. Schwellung, lokaler DS dorsal über dem Os lunatum, Einschränkung insbes. der Dorsalextension	Keine	Keine	Lunatummalazie

2.4.3 Erkrankungen

■ Klinische Krankheitsbilder

Schnellender Finger („trigger finger"), schnellender Daumen

Plötzliches, z. T. schmerzhaftes Schnappen des Fingers bei Beugung und Streckung.

- **Ätiologie:** Verdickung der Sehnenscheide und knotige Verdickung der Beugesehne. In der Regel durch Überlastung oder degenerative Veränderungen. Auch bei der rheumatischen Hand und nach alter Verletzung mit Teildurchtrennung der Sehne. Führt zu einer Sehnenscheidenstenose. Bei Säuglingen angeborene Verdickung der langen Daumenbeugesehne (Pollex flexus congenitus) oder der Fingerbeugesehnen.
- **Anamnese:** Bei Beugung und Streckung des Fingers tritt ein z. T. schmerzhaftes Schnappen auf. Manchmal sind mehrere Finger betroffen.
- **Untersuchung:** Lokaler Druckschmerz in Höhe des Metakarpalköpfchens. Dort findet sich ein tastbares Knötchen, welches sich bei Beugung und Streckung mitbewegt. Sichtbares Schnappen des Fingers bei Beugung und Streckung. Bei Kleinkindern Beugekontraktur des Daumenendglieds.

Sehnenluxation

Luxation der über dem Köpfchen des Os metakarpale zentrierten Sehne durch Riss der Streckerkappe bzw. Sehnenhaube nach ulnar. Relativ selten.

- **Ätiologie:** Spontan oder nach geringem Trauma, insbes. bei der chronischen Polyarthritis durch die hier vorhandene penetrierende Artikulosynovialitis.
- **Anamnese:** Wird durch das rheumatische Krankheitsbild bestimmt.
- **Untersuchung:** Ulnardeviation der Finger (bereits vorbestehend) und Streckdefizit.

Ganglien

Gehört zu den „tumorlike lesions" der Weichteile. Häufigste tumorartige Veränderung unter der Haut. Steht in Verbindung mit der darunter gelegenen Gelenkkapsel oder Sehnenscheide. Ist zystisch aufgebaut und mit einer klaren, sehr viskösen Flüssigkeit (Mucin, vorwiegend aus Hyaluronsäure bestehend) gefüllt. Meist dorsal über dem Os lunatum.

- **Ätiologie:** Nicht genau geklärt. Geht von der Grenzschicht der Synovialis zur Kapsel, zum Band oder zur Sehne aus. Entsteht u.a. durch Überlastung und Dehnung.
- **Anamnese:** Frauen sind dreimal häufiger betroffen als Männer. Alter meist zwischen 20 und 30 Jahren. Keinerlei Beschwerden oder aber auch heftige, vorwiegend belastungsabhängige Schmerzen. Z. T. ausstrahlend in den Oberarm. Kraftlosigkeit beim Zugreifen mit der Hand, beim Ringbandganglion Schmerzen beim Zugreifen verstärkt.
- Distal des Ganglions können Dysästhesien und Hypästhesien bei Kompression eines Nerven (z.B. des N. ulnaris bei ulnar-palmar gelegenem Ganglion) vorkommen.
- **Untersuchung:** Umschriebene, unter der Haut gelegene Schwellung, mehr oder weniger gut sichtbar, insbesondere dorsale Ganglien bei Flexion des Handgelenks. Tastbar, insbes. Ringbandganglion in Höhe des 1. Ringbandes. Oft prallelastisch mit glatter Oberfläche und gut darüber verschieblicher Haut.
- **Diagnostik:** Bei Persistenz Röntgen des Handgelenks in zwei Ebenen (Ausschluss pathologischer knöcherner Veränderungen). Sonografie (umschriebene Begrenzung, geringe Ausdehnung).

Tendovaginitis stenosans de Quervain

Schmerzhafte Einengung der im ersten Strecksehnenfach verlaufenden Sehnen des M. abductor pollicis longus und M. extensor pollicis brevis. Geht mit einer spindelförmigen Auftreibung der Sehnen und einer Verdickung des Retinakulums einher.

- **Ätiologie:** Tendosynovialitis, welche durch Überlastung hervorgerufen wird (Sekretärinnen, Paddler, Kanuten).
- **Anamnese:** Belastungsabhängige Schmerzen im Bereich des Proc. styloideus radii, welche in den Daumen und den Unterarm ausstrahlen. Insbesondere beim festen Zugreifen (z.B. Wäsche auswringen) und Halten von Gegenständen.
- **Untersuchung:** Z. T. sichtbare und tastbare Schwellung des dorsoradial gelegenen Retinakulums. Lokaler Druckschmerz über dem Retinakulum. Ulnarabduktion im Handgelenk eingeschränkt. Positives Finkelstein-Zeichen (Abb. 2.43, Daumen in die Hohlhand max. einschlagen und Faustschluss: die Ulnarduktion im Handgelenk ist jetzt schmerzhaft).
- **Diagnostik:** Röntgen des Handgelenks in zwei Ebenen (Ausschluss pathologischer knöcherner Veränderungen).
- **DD:** Rhizarthrose. Styloiditis radii.

Lunatummalazie (M. Kienböck)

Aseptische Nekrose des Os lunatum. Unterteilt in 4 radiologische Stadien. Kann im Verlauf von Jahren zur Arthrose des Handgelenks führen (Stadium IV).

- **Ätiologie:** Nicht immer bekannt. Durchblutungsstörungen durch Arbeiten mit Pressluftwerkzeugen durch wiederholte Dorsalextension und Kompression des Handgelenks. Gehäuft auch bei Minusvariante der Ulna.
- **Anamnese:** Belastungsabhängige Schmerzen in Stadium I und II, später auch Ruheschmerzen, im Endstadium oft weniger Schmerzen. Oft auch sehr uncharakteristische Beschwerden.
- **Untersuchung:** Zu Beginn äußerlich unauffällig, später gelegentlich Schwellung über dem Os lunatum. Lokaler Druckschmerz dorsal über dem Os lunatum. Einschränkung der Beweglichkeit, insbes. der Dorsalextension.
- **Diagnostik:** Röntgen des Handgelenks in zwei Ebenen, evtl. MRT (Nachweis der Schädigung, DD).
- **DD:** Tendovaginitis, Ganglion, Distorsion.

Skaphoidpseudarthrose

Nicht verheilte Fraktur des Os naviculare, z. T. bindegewebig miteinander verbunden. Einteilung in stabile, nicht verschobene Pseudarthrose, instabile, verschobene oder eingestauchte Pseudarthrose, Pseudarthrose mit frühen und mit späten degenerativen Veränderungen.

- **Ätiologie:** Folge einer übersehenen Fraktur, zu kurzer Gipsimmobilisation, einer stärkeren Fragmentdislokation oder Instabilität. Vertikale Schrägfraktur (ungünstig).
- **Anamnese:** z. T. als Zufallsbefund, da symptomlos. Meist starke Belastungs- und später auch Ruheschmerzen in der Tabatière sowie dorsal und palmar über dem Skaphoid. Lokale Schwellung.
- **Untersuchung:** Lokale Schwellung, Druck- und Bewegungsschmerz bes. in der Tabatière. Stauchungsschmerz von Daumen und Zeigefinger. Schmerzhafte Einschränkung der Beweglichkeit im Handgelenk, insbes. der Dorsalextension (Abb. 2.33). Pos. Watson-Test (Fixation des Os scaphoideum zwischen Daumen und Zeigefinger. Verschiebeschmerz). Tastbare Instabilität bei Ulnar- und Radialabduktion im Handgelenk möglich.
- **Diagnostik:** Röntgen des Handgelenks in zwei Ebenen, evtl. MRT (Nachweis der Schädigung, DD).
- **DD:** Rhizarthrose.

M. Dupuytren

Knotige Verdickung und Kontraktur der Palmarfaszie. Befällt zuerst die Hohlhand und später auch die Finger. Beginnt mit einer Zellproliferation (noduläre Form) und geht über in eine faserreiche Strangbildung (lamelläre Form).

- **Ätiologie:** Unklar. Familiäre Disposition ist gesichert (in ca. 25%). Gehäuft bei Diabetes mellitus und alkoholtoxischen Lebererkrankungen. Myofibroblastentheorie (aktiver kontrahierender Einfluss dieser Zellen). Überwiegen von Kollagen Typ III. Weiterhin: Fibromatöse Geschwulstbildung oder primäre Fibrositis. Die neurogene Entstehungstheorie geht von einer diskreten N. ulnaris Schädigung aus.
- **Anamnese:** Überwiegend Männer unter 40. Oft (65%) beiderseits. Am häufigsten ist der Ringfinger betroffen, später auch der Klein- und Mittelfinger. Zu Beginn Verdickung und Schrumpfung der Palmaraponeurose, zunehmende Beugekontraktur des oder der Finger mit Beeinträchtigung der Funktion, Knotenbildung. Schubweiser Verlauf über viele Jahre. Selten Schmerzen.
- **Untersuchung:** Einziehungen der Haut sowie tastbare Knoten und später auch Strangbildung in der Hohlhand (fast ausschließlich ulnare Finger betroffen). Fortgeschrittene Stadien: Beugekontraktur des Grund- und/oder Mittelgelenkes, manchmal Knopflochdeformität. Abspreizbehinderung der Finger. Bei ca. 50% streckseitige Verdickungen über den Mittelgelenken („knuckle-pads").
- **Diagnostik:** Evtl. Röntgen der Hand in zwei Ebenen (v. a. zur Beurteilung der Gelenke).
- **DD:** Narbenzug nach Verletzung.

M. Sudeck (Algodystrophie)

Schmerzhafte Dystrophie an den Extremitäten mit regionaler Störung der Durchblutung und Atrophie der Weichteile und des Knochens.

- **Ätiologie:** Nach Frakturen oder operativen Eingriffen. Lokale Entzündungen u. a. Psychische Faktoren. In 20% idiopathisch.
- **Anamnese:**
  Akutes Stadium I: Entzündliche Phase mit Hyperämie. Ödematöse Schwellung der Haut, Ruhe- und Belastungsschmerz.
  Subakutes Stadium II: Phase der Dystrophie. Nach 2–4 Monaten. Rückgang der Schwellung, Atrophie der Subkutis. Schrumpfung von Gelenkkapsel und Bandapparat.
  Chronisches Stadium III (Endstadium): Phase der Atrophie. Nach 3–6 Monaten. Atrophie von Haut, Subkutis und Skelett, erhebliche Einschränkung der Beweglichkeit, Kontrakturen.
- **Untersuchung:**
  Akutes Stadium I: Hand und Unterarm sind ödematös aufgequollen, die Haut ist bläulich livide gefärbt, glänzend und überwärmt. Sie macht den Eindruck, als sei sie stark gespannt. Schmerzen in Ruhe und bei Bewegung.

Subakutes Stadium II: Extremität abgeschwollen. Blasse, kühle „Glanzhaut". Beweglichkeit eingeschränkt bis aufgehoben.
Chronisches Stadium III (Endstadium): im Vergleich zur Gegenseite deutliche Atrophie der Extremität. Einschränkungen der Beweglichkeit und Kontrakturen an Ellenbogen und Fingergelenken. Kraftminderung und gestörte Greiffunktion der Hand (Abb. 2.35–2.38).

- **Diagnostik:** Röntgen des Unterarms und der Hand in zwei Ebenen (Entkalkung, fleckige Zeichnung). Labor (cross-links im Urin erhöht).

■ Angeborene Fehlbildungen und Stoffwechseldefekte

Syndaktylie

Partiell, subtotal oder vollständig fehlende Trennung zweier oder mehrerer Finger. Häufigste Handfehlbildung. Es werden kutane, ossäre und komplexe Syndaktylien unterschieden. Bei komplexen Syndaktylien liegen weitere Fehlbildungen vor.

- **Ätiologie:** Tritt im Rahmen unterschiedlicher Syndrome als fakultatives oder obligates Merkmal auf. Meist autosomal dominanter Erbgang. Auch sporadisch.
- **Anamnese:** Jungen häufiger als Mädchen betroffen. Meist Befall von Mittel- und Ringfinger. Finger unvollständig oder gar nicht voneinander getrennt. Verbindung durch Weichteilbrücke (kutane Syndaktylie) oder knöchern (meist nur am Endglied, ossäre Syndaktylie). Komplexe Syndaktylien: Kombination mit anderen Fehlbildungen.
- **Untersuchung:** Partielle, subtotale oder bis zur Endgliedspitze reichende Verbindung der Finger. Meist ein Zwischenfingerraum betroffen. Manchmal Vereinigung der Fingernägel („Nagelband"). Beugung und Streckung kaum eingeschränkt. Bei den komplexen Syndaktylien liegen z. B. fehlgebildete Finger, Ankylosen, Löffelhand, Spalthand, Schädelveränderungen u. a. vor.
- **Diagnostik:** Röntgen der Hand in zwei Ebenen (Beurteilung der knöchernen Situation).

Polydaktylie/Oligodaktylie

Numerische Abweichungen mit Plus- oder Minusabweichung von der normalen, fünffingrigen Hand.

- **Ätiologie:** Gehäuft bei farbigen Patienten. Auch bei einer Reihe von Fehlbildungssyndromen.
- **Untersuchung:** Radiale Polydaktylie (Doppeldaumen), zentrale Polydaktylie (Doppelbildung 2.–4. Finger; auch als Polysyndaktylie), ulnare Polydaktylie (Kleinfingerdoppelbildung). Dicheirie („mirror hand"); Spiegelbilddeformität:

inkomplette oder komplette Handverdoppelung). Hypoplasie und Aplasie des Daumens.
- **Diagnostik:** Röntgen der Hand in zwei Ebenen (Beurteilung der knöchernen Situation).

Metrische Varianten

Brachydaktylie (Verkürzung von Skelettanteilen). Triphalangie des Daumens und Hyperphalangie (abnorme transversale Segmentation von Phalangen).

■ Degenerative Erkrankungen

Rhizarthrose (Sattelgelenkarthrose)

Arthrose des Daumensattelgelenks (Articulatio carpometacarpale I).

- **Ätiologie:** Idiopathisch. Oft in Verbindung mit einer Polyarthrose (Arthrose der kleinen Fingergelenke). Selten sekundär nach Bennett- oder Rolando-Fraktur.
- **Anamnese:** Bei ca. 10% der Bevölkerung. Vorwiegend Frauen über 50 Jahre. Fast immer beiderseits. Rel. frühzeitig zunächst belastungsabhängige Schmerzen, insbes. beim Zufassen (z.B. Wäsche auswringen, Tür aufschließen). Später auch Ruhe- und Nachtschmerz, ausstrahlend nach distal und proximal. Zunehmend Bewegungseinschränkung.
- **Untersuchung:** Dorsale, z.T. derbe Schwellung über dem Daumensattelgelenk. Lokaler Druckschmerz, schmerzhafte Beweglichkeit, Krepitation. Später Adduktionskontraktur mit Einschränkung der Abduktion des Daumens (Abb. 2.38) und Überstreckung im Daumengrundgelenk.
- **Diagnostik:** Röntgen der Hand in zwei Ebenen (Beurteilung der Schädigung des Gelenkes, DD).
- **DD:** Skaphoidpseudarthrose. Tendovaginitis stenosans de Quervain.

Polyarthrose

Auf die Fingergelenke beschränkte Arthrose. Die Arthrose an den Endgelenken wird als Heberdenarthrose bezeichnet. Die Arthrose der Mittelgelenke ist deutlich von den sog. Bouchard-Knötchen abzugrenzen. Tritt meist in Kombination mit einer Rhizarthrose auf.

- **Ätiologie:** Primäre Ursache unbekannt. Hormonelle bzw. endokrine Einflüsse werden diskutiert. Ebenso neurovaskuläre Einflüsse. Dominanter Erbgang bei Frauen und rezessiver Erbgang bei Männern bekannt.

- **Anamnese:** Insbesondere Frauen im Klimakterium betroffen. Macht rel. wenig Beschwerden, eine Morgensteifigkeit fehlt. Zunächst kleine Knoten dorsal, medial und lateral über den Interphalangealgelenken – meist zuerst über den Fingerendgelenken (am PIP-Gelenk als Bouchard-Knötchen bezeichnet). Später Entwicklung von Osteophyten, Herabsetzung des Tastgefühls, Parästhesien. Teilweise entzündliche Schübe. Später Achsabweichungen und/oder Einschränkungen der Beweglichkeit. Trotzdem kaum funktionelle Beeinträchtigung.
- **Untersuchung:** Sichtbare und tastbare Knoten beiderseits der Gelenke. Später kolbig aufgetriebene, verplumpte Gelenke. Kein Druck- und Bewegungsschmerz. Bei entzündlichen Schüben Rötung und Druckschmerzhaftigkeit, Bewegungsschmerz. Bei fortgeschrittenen Befunden Radialdeviation der Fingerendglieder und Ulnardeviation in den Mittelgelenken. Streckdefizite und Einschränkung der Beugefähigkeit. Inkompletter Faustschluss, Fingerspitzen-Hohlhand-Abstand vermehrt (Abb. 2.37). Parästhesien der Fingerspitzen möglich. Grobe Kraft beim Faustschluss evtl. gering vermindert.
- **Diagnostik:** Röntgen der Hand in zwei Ebenen (nur bei Beschwerden zur Beurteilung der Schädigung der Gelenke).
- **DD:** Beginnende chronische Polyarthritis (Schwellung der Grundgelenke).

■ Entzündliche Erkrankungen

Unspezifische Entzündungen

Paronychie

Eitrige Infektion der Weichteile in der Umgebung der Fingernägel.

Furunkel

Eitrige Infektion an der Streckseite des Fingers.

Panaritium

Das Panaritium ist eine Sonderform der Phlegmone. Damit wird in der Regel eine abgegrenzte eitrige Infektion am Finger beschrieben. Die Übergänge können im Verlauf fließend sein, z. B. beim Durchbruch eines Panaritium subcutaneum in die Sehnenscheiden (dann Panaritium tendinosum bzw. Sehnenscheidenphlegmone). Es werden oberflächliche (Panaritium cutaneum, subcutaneum, subunguale) und tiefe Panaritien (Panaritium tendinosum, ossale, articulare) unterschieden.

- **Ätiologie:** Vorwiegend Staphylokokkeninfekte, seltener durch Streptokokken. Sekundär auch Mischinfektionen. Manchmal auch durch Viren (Herpes), Pilze oder Mycobacterium tuberculosae.

Panaritium subcutaneum

Häufigste bakterielle Infektion der Fingerweichteile.

- **Ätiologie:** Oft spontan, aber auch nach Tätigkeiten ohne Schutz der Hände im Schmutz.
- **Anamnese:** Geschwollene, gerötete, überempfindliche und stark schmerzhafte Fingerspitze. Meist am Endglied, aber auch am Mittelglied.
- **Untersuchung:** Lokale Schwellung, Rötung, Überwärmung der Haut. Starker Druck- und Berührungsschmerz. Schmerzen bei Bewegung.
- **DD:** Tuberkulose der Haut.

Panaritium ossale

Bakterielle Infektion des Knochens am Finger. Greift oft auf das Endgelenk und das Köpfchen des Mittelgliedes über.

- **Ätiologie:** Primär durch eine lokale Verletzung oder fortgeleitet aus der Umgebung (z. B. von einem Panaritium subcutaneum).
- **Anamnese:** Schmerzen, Rötung und Schwellung. Meist am Endglied. Später spontane Ankylose des Endgelenks.
- **Untersuchung:** Lokale Schwellung, Rötung, Überwärmung der Haut. Druckschmerz, Schmerzen bei Bewegung möglich.
- **Diagnostik:** Röntgen der Hand in zwei Ebenen (Beurteilung der lokalen und umgebenden Knochen und Gelenke). Labor (BSG, Leukozyten, CRP).

Panaritium articulare

Bakterielle Infektion eines Gelenks am Finger. Entspricht einer septischen Arthritis.

- **Ätiologie:** Primär durch direkte Verletzung (z. B. Bisswunde) oder fortgeleitet aus der Umgebung (z. B. von einem Panaritium ossale des Endgliedes). Selten auch metastatisch.
- **Anamnese:** Starke Schmerzen, insbes. bei Bewegung, ausgeprägte Rötung und Schwellung des Gelenks. Schonhaltung des Fingers. Führt unbehandelt zur spontanen Ankylose.
- **Untersuchung:** Lokale Schwellung, Rötung und Hyperthermie über dem Gelenk. Beugestellung des Fingers. Ausgeprägter lokaler Berührungs- und Druck-

schmerz, Beweglichkeit schmerzbedingt stark eingeschränkt, Zug und Stauchung des Fingers schmerzhaft.
- **Diagnostik:** Röntgen der Hand in zwei Ebenen (Beurteilung der lokalen und umgebenden Knochen und Gelenke). Labor (BSG, Leukozyten, CRP).

Interdigitalphlegmone

Bakterielle Infektion im Fingerzwischenraum. Auch als Schwielenabszess bezeichnet.

- **Ätiologie:** Oft spontan, aber auch nach Tätigkeiten ohne Schutz der Hände im Schmutz.
- **Anamnese:** Starke Schmerzen, Rötung und Schwellung im Fingerzwischenraum.
- **Untersuchung:** Lokale Schwellung, Rötung, Überwärmung der Haut. Starker Druckschmerz, Schmerzen bei Beugung und Streckung der Finger.
- **Diagnostik:** Röntgen der Hand in zwei Ebenen (Beurteilung der lokalen und umgebenden Knochen und Gelenke). Labor (BSG, Leukozyten, CRP deutlich erhöht).

Sehnenscheidenphlegmone

Beim Panaritium tendinosum (Sehnenscheidenphlegmone) sind die Beugesehnen betroffen. Eine Sonderform ist die V-Phlegmone. Hier kommt es zu einer Ausbreitung der Infektion in den miteinander in Höhe des Handgelenks kommunizierenden Sehnenscheiden des Kleinfingers und des Daumens.

- **Ätiologie:** Direkte Verletzung der Sehnenscheide oder indirekt fortgeleitet. Verletzungen mit Schmierölpressen (Spritzpistolenverletzung, Hochdruckinjektion).
- **Anamnese:** Rasch zunehmende, meist pochende Schmerzen als Ruhe- und Bewegungsschmerz. Rasche Anschwellung des oder der betroffenen Finger (innerhalb weniger Stunden!). Fieber.
- **Untersuchung:** Schwellung, Rötung und Hyperthermie des oder der Finger (bei der V-Phlegmone: Kleinfinger und Daumen). Finger in halb gebeugter Stellung. Bei Befall des 1. Strahles: ausgeprägte Abduktion des Daumens. Erhebliche Druckempfindlichkeit. Beugung und Streckung des oder der Finger schmerzhaft eingeschränkt.

▶ Die Erkrankung schreitet schnell, innerhalb weniger Stunden voran. Sie führt unerkannt und unbehandelt relativ rasch zur Nekrose der betroffenen Sehne.

- **Diagnostik:** Röntgen der Hand in zwei Ebenen (Beurteilung der lokalen und umgebenden Knochen und Gelenke). Labor (BSG, Leukozyten, CRP deutlich erhöht).

Hohlhandphlegmone

Bakterielle Infektion ober- oder unterhalb der Palmarfaszie der Hohlhand, des Thenars oder des Hypothenars.

- **Ätiologie:** Meist fortgeleitet aus einem Abszess im Bereich der Handfläche oder einer Sehnenscheidenphlegmone. Häufig über Verletzung des Thenars.
- **Anamnese:** Rasch zunehmende, meist pochende Schmerzen. Ruhe- und Bewegungsschmerzen, schmerzhafte Bewegungseinschränkung. Fehlstellung der Finger. Stark reduziertes Allgemeinbefinden, Fieber.
- **Untersuchung:** Rötung, Schwellung über dem Handrücken, Hyperthermie. Druckschmerz über dem volaren Anteil der Hand. Typisch ist die Stellung der Finger: Streckung der Grundgelenke, Beugung der Mittel- und Endgelenke. Der Thenar ist prall geschwollen, gerötet und stark druckschmerzhaft. Der Daumen ist abgespreizt. Schmerzhaft eingeschränkte Beweglichkeit der Finger.

► Die Hohlhandphlegmone kann sich auf den Unterarm ausbreiten. Die Erkrankung ist lebensbedrohlich!

- **Diagnostik:** Röntgen der Hand in zwei Ebenen (Beurteilung der lokalen und umgebenden Knochen und Gelenke). Labor (BSG, Leukozyten, CRP deutlich erhöht).

Spezifische Entzündungen

Im Bereich der Hand als spezifische Entzündungen der Haut, der Sehnenscheiden, der Knochen und Gelenke.

Tuberkulose der Haut

An der Hand wichtige Differenzialdiagnose zum Furunkel der Fingerstreckseite.

- **Ätiologie:** Erreger meist Mycobacterium bovis. Lokale Infektion.
- **Anamnese:** Oft sind Landwirte, Metzger, Tierärzte, Pathologen und Sektionsgehilfen betroffen. Schwellung und Bläschen an Eintrittspforte nach einer Verletzung.
- **Untersuchung:** Lokales, derbes Knötchen unter der Haut. Später Bläschenbildung, gefolgt von ringförmigen, hyperkeratotischen Effloreszenzen mit zentraler Rückbildung und Atrophie der Haut.
- **Diagnostik:** Exzision und Histologie. Tine-Test.

Tuberkulöse Sehnenscheidenentzündung

Es werden die exsudative (Erguss, Reiskörperbildung – Corpora oryzoidea – und geringe Sehnenscheidenverdickung) und die proliferative (verkäsende) Form unterschieden.

- **Ätiologie:** Lokale Infektion.
- **Anamnese:** Schwellung, evtl. Rötung sowie Schmerzen im Bereich der Hand.
- **Untersuchung:** Schwellung unter der Haut im Bereich der Sehnenscheide. Bewegungsschmerz bei Beugung und Streckung der Finger.
- **Diagnostik:** Exzision und Histologie. Tine-Test.
- **DD:** Rheumatische Tendosynovialitis.

Tuberkulose der Knochen und Gelenke

Als Spina ventosa der Phalangen auftretend. Führt bei Befall des Handgelenks zur Zerstörung des Karpus.

- **Ätiologie:** Meist hämatogene Aussaat oder übergreifend von einer Sehnenscheidentuberkulose.
- **Anamnese:** U. a. bei Kindern vor dem 5. Lebensjahr. Unklare Schmerzen im Bereich der Finger. Selten als Tuberkulose des Handgelenks mit zunächst meist unklarer Symptomatik.
- **Untersuchung:** Uncharakteristisch.
- **Diagnostik:** Röntgen der Hand in zwei Ebenen (bei Spina ventosa typische spindelige Verdickung des Knochens. Dieser ist mit mehreren Lagen periostaler Schalen ummantelt). Labor (BSG, Leukozyten, CRP). Am Handgelenk Probeexzision und Histologie. Tine-Test. Skelettszintigrafie (ggf. Mehrspeicherung). Gastroskopie (Nachweis säurefester Stäbchen).

Rheumatische Entzündungen

Rheumatische Hand

Die chronische Polyarthritis ist eine meist chronisch und progredient verlaufende Systemerkrankung des Bindegewebes, die sich mit destruierenden Veränderungen an den Gelenken manifestiert und fakultativ verschiedenen Organe befällt. Die Hand ist in relativ typischer Weise von dieser Erkrankung betroffen.

- **Ätiologie:** Unbekannt.
- **Anamnese:**
  Im Prodromalstadium oft zu Beginn rel. uncharakteristisch. Allgemeine Schwäche und Krankheitsgefühl, nächtliches Schwitzen an den Handflächen. Appetit-

mangel. Kurzfristige Schwellungen von Gelenken und Bewegungsschmerzen möglich. Zunehmend charakteristische Morgensteifigkeit in den betroffenen Gelenken.
Im 1. Stadium der chronischen Polyarthritis oft zuerst bilaterale Schwellungen der Fingergrund- und -mittelgelenke, später sind auch andere Gelenke betroffen. Zunehmende Funktionsstörung im Bereich der Hand und anderer Gelenke.

- **Untersuchung an der Hand:**
  1. Stadium: Schwellung der Fingergrund- und -mittelgelenke. Druckschmerz, Querdruckschmerz (Gaenslen-Zeichen)
  2. Stadium: Elastische, schmerzlose Verdickung der Fingersehnen am Handrücken (Schnellender Finger und Sehnenrupturen können bereits auftreten). Muschelförmige Exkavationen am Handrücken (Atrophie der Mm. interossei).
  3. und 4. Stadium: Ulnardeviation der Finger, Knopfloch- und/oder Schwanenhalsdeformität (Abb. 2.28), 90/90-Deformität des Daumens (Abb. 2.27), Caput-ulnae-Syndrom (Dislokation des Ulnaköpfchens nach dorsal), Bajonettstellung der Hand.
- **Diagnostik:** Röntgen der Hand in zwei Ebenen (Einteilung der Gelenkschädigung nach Larsen in Stadien 1–4. Im fortgeschrittenen Stadium u.a. Zerstörungen der Gelenke, diffuse Osteoporose, Usuren).
- **DD:** Zu Beginn die Polyarthrose (beginnt an Fingermittel- und -endgelenken).

■ Traumatische Erkrankungen

Strecksehnenverletzungen

Strecksehnenabriss an der Basis der Endphalanx

Ausriss der Strecksehne an der Fingerendgliedbasis, z.T. mit knöchernem Fragment. Häufigste traumatische Strecksehnenverletzung.

- **Ätiologie:** Meist durch direktes Trauma (harter Schlag auf den Finger). Auch durch Hyperflexion des ausgestreckten Fingers: beim Bett machen (wenn das Laken in die Bettritzen gestopft wird) und beim Sport (z.B. Basketball, Volleyball und andere Ballsportarten).
- **Anamnese:** Oft Ring- oder Mittelfinger betroffen. Schmerzen am hängenden Fingerendglied.
- **Untersuchung:** Hammerfinger (Abb. 2.29) oder Hammerdaumen. Lokale Schwellung, Hämatom, lokaler Druckschmerz. Endglied ist passiv frei beweglich, kann aktiv nicht gestreckt werden.
- **Diagnostik:** Röntgen des betroffenen Fingers (Ausschluss knöcherner Begleitverletzungen

Strecksehnenverletzungen über dem PIP-Gelenk

Verletzung des zentralen Anteils der Strecksehne an der Basis der Mittelphalanx.

- **Ätiologie:** Direktes Trauma. Vorangegangene geschlossene Luxation des PIP-Gelenks. Spontan oder nach geringem Trauma bei chronischer Polyarthritis.
- **Anamnese:** Kraftminderung, Funktionsverlust. Häufig erst bis zu 6 Wochen nach dem Ereignis auftretende Verschlechterung.
- **Untersuchung:** Lokaler Druckschmerz (insbes. bei frischen Verletzungen). Schmerzen und Minderung der Kraft bei Streckung gegen Widerstand. Knopflochdeformität (Abb. 2.28, bei Riss des zentralen Anteils der Strecksehne; oft beim Rheumatiker).
- **Diagnostik:** Röntgen des betroffenen Fingers (Ausschluss knöcherner Begleitverletzungen

Strecksehnenverletzungen über dem Handrücken

Riss der Strecksehnen in Höhe des Handgelenks in den Strecksehnenfächern.

- **Ätiologie:** Ausgeprägte Tendosynovialitis im Rahmen einer chronischen Polyarthritis.
- **Anamnese:** Meist wird eine schon etwas länger zurückliegende stärkere Schwellung über dem Handrücken angegeben, die unter der medikamentösen Therapie wieder zurückgegangen sei. Durch Verbindung der Strecksehnen über den Connectus intertendineus fällt der Funktionsverlust der Hand häufig zunächst kaum auf.
- **Untersuchung:** Streckdefizit der Hand (nicht allzu stark ausgeprägt).

Beugesehnenverletzungen

Durchtrennung einer oberflächlichen bzw. tiefen Beugesehne der Langfinger, am Daumen der Sehne des M. flexor pollicis longus.

- **Ätiologie:** Glatte Schnittverletzungen. Zerreißungen durch Kreissägenverletzung. Tendosynovialitis bei chronischer Polyarthritis. Arrosion durch Osteophyten bei Rhizarthrose am Daumen. Plötzlich extendierende Kraft gegen den flektierten Finger.
- **Anamnese:** Ggf. Verletzung der Haut. Schnittverletzungen häufig sehr klein! Lokaler Schmerz. Funktionsstörung der Hand.
- **Untersuchung:** Ggf. Verletzung der Haut und Hämatom. Lokaler Druckschmerz. Verletzung der tiefen Sehnen: aktive Beugung im Endgelenk nicht möglich (Finger gestreckt, im Mittelgelenk fixiert). Verletzung der oberflächlichen Sehnen: aktive Beugung im Mittelgelenk nicht möglich (benachbarte Finger in

Streckstellung fixiert). Bei Teilruptur Schwäche und Schmerzen bei Beugung gegen Widerstand. Prüfungen bei Kindern schwierig.
- Sensible Ausfälle distal einer Wunde oder fehlende Schmerzen bei aktiver und passiver Bewegung sprechen für eine Schädigung der Nerven.
- **Diagnostik:** Röntgen des betroffenen Fingers (Ausschluss knöcherner Begleitverletzungen.

Bennett- und Rolando-Fraktur

Bennett-Fraktur: Intraartikulär gelegene Subluxationsfraktur der Basis des Os metacarpale des Daumens (ein Fragment). Deutlich abzugrenzen von einer einfachen Fraktur der Basis des 1. Os metacarpale!
Rolando-Fraktur: T- oder Y-förmige Fraktur der Basis des Os metacarpale des Daumens (mehrere Fragmente).

- **Ätiologie:** Direkter Sturz auf den ausgestreckten Daumen mit axialer Kompression.
- **Anamnese:** Starke Schmerzen im Daumensattelgelenk, Schwellung, Funktionsstörung.
- **Untersuchung:** Lokale Schwellung über dem Daumensattelgelenk. Daumen in leichter Abduktionsstellung. Druck- und Bewegungsschmerz, Verschiebeschmerz, schmerzhafte Einschränkung der Beweglichkeit.
- **Diagnostik:** Röntgen des Daumensattelgelenks in zwei Ebenen (Frakturnachweis, DD).
- **DD:** Rhizarthrose.

Skidaumen (Torhüterverletzung)

Ruptur des ulnaren Seitenbandes des Daumengrundgelenks.

- **Ätiologie:** Etwa 10% aller Skiverletzungen. Beim Torwart durch Abfangen des Balles.
- **Anamnese:** Schmerzen bei Bewegung und beim Zugreifen. Instabilitätsgefühl.
- **Untersuchung:** Ulnar-palmare Schwellung über dem Grundgelenk. Dort lokaler Druckschmerz, Schmerz bei Bewegung und bei Prüfung der nach radial gerichteten Aufklappbarkeit im Grundgelenk, Vermehrte ulnare Aufklappbarkeit in Beugung und Streckung (Vergleich mit Gegenseite!). Stärkere Schwellung und Rötung bei chronischen Instabilitäten.
- **Diagnostik:** Röntgen des Daumens in zwei Ebenen (Frakturnachweis, DD).
- **DD:** Arthrose. Entzündung.

Skaphoidfraktur

Fraktur des Os scaphoideum. Häufigste Fraktur der Handwurzel. Fraktur im proximalen, mittleren (am häufigsten) und distalen Drittel. Als Horizontal-, Schräg- und Vertikalfrakturen. Nicht dislozierte und dislozierte Frakturen.

- **Ätiologie:** Sturz auf die ausgestreckte Hand. Dabei wird das Handgelenk überstreckt und verdreht. Klassische Ursache war früher der Kurbelrückschlag beim Starten des Autos.
- **Anamnese:** Schmerzen und Schwellung im radialen Teil des Handgelenks.
- **Untersuchung:** Schwellung des Handgelenks (insbes. radial). Tabatière verstrichen. Druckschmerz in der Tabatière und ventral im radialen Handgelenkbereich, Stauchungsschmerz von Daumen und Zeigefinger, schmerzhaft eingeschränkte Beweglichkeit im Handgelenk.
- **Diagnostik:** Röntgen des Handgelenks in zwei Ebenen und Kahnbeinaufnahme (Frakturnachweis). Bei unklarem Befund nach 1 Woche Kontrolle. Ggf. Szintigrafie (Mehrspeicherung bei Fraktur).

Lunatumluxation

Luxation des Os lunatum. Wahrscheinlich bedeutendste Luxation am Handgelenk. Tritt nicht häufig auf, ist aber, da sie leicht übersehen wird, bes. wichtig. Kann zur avaskulären Nekrose des Os lunatum und zur Arthrose des Handgelenks führen. Geht rel. häufig mit einer Schädigung des N. medianus einher.

- **Ätiologie:** Fast immer durch Sturz auf die ausgestreckte Hand.
- **Anamnese:** Kribbelparästhesien an der Handfläche. Sehr ähnlich dem Karpaltunnelsyndrom! Wichtig ist die Angabe eines Traumas.
- **Untersuchung:** Rel. typisch ist ein maximaler Schmerzpunkt über der volaren Handfläche.
- **Diagnostik:** Röntgen des Handgelenks in zwei Ebenen (Nachweis der Luxation).
- **DD:** Perilunäre Luxation.

Mittelhand- und Fingerfrakturen

Frakturen der Metakarpalköpfchen, Halsfrakturen, Schaft- und Basisfrakturen am Os metacarpale. Frakturen der Grund-, Mittel- und Endphalangen. Als Quer-, Schräg-, Spiral- oder Trümmerfrakturen. Extraartikulär oder intraartikulär.

- **Ätiologie:** Meist direkte Gewalteinwirkung durch Schlag (mit der geballten Faust oder als Schlag auf die Hand) oder Sturz, auch Quetschungen und offene Verletzungen (z. B. Bissverletzung).

- **Anamnese:** Schmerzen, Schwellung und Deformierung. Funktionsstörung. Ggf. Verletzungen von Haut und Weichteilen.
- **Untersuchung:** Lokale Schwellung, Hämatom. Ggf. Biss-, Schnitt- oder Quetschwunde. Verkürzung oder Achsenknick, Rotationsfehler werden bei teilweise geschlossener Hand durch Abweichung der Ausrichtung der Fingernägel sichtbar. Lokaler Druckschmerz. Halsfrakturen sind häufig zu tasten. Bewegungsschmerz.
- **Diagnostik:** Röntgen der Hand (Frakturnachweis).

■ Tumoröse Erkrankungen

Primäre Tumoren

Solitäres Enchondrom

Häufigster gutartiger Knochentumor der Hand. Das Handskelett ist die häufigste Lokalisation des solitären Enchondroms. Meist meta- und diaphysär, vor allem in der Grundphalanx. Seltener in der Mittelphalanx und in den Mittelhandknochen. Häufigste Ursache einer pathologische Fraktur an der Hand. In der Regel Zufallsbefund.

- **Anamnese:** Schmerzen nur bei pathologischer Fraktur. Selten Schwellung.
- **Untersuchung:** Manchmal lokaler Druckschmerz und derbe Schwellung. Meist keine Einschränkung der Beweglichkeit.
- **Diagnostik:** Röntgen der Hand in zwei Ebenen, evtl. MRT (Lokalisation und Ausdehnung des Tumors). Szintigrafie (Beurteilung der Aktivität).

■ Neurologische Erkrankungen

Karpaltunnelsyndrom

Schädigung des N. medianus im Karpaltunnel. Sensible Störungen, ggf. motorische Störung der vom Thenarast innervierten Daumenballenmuskulatur. Häufigstes Nervenkompressionssyndrom.

- **Ätiologie:** Meist idiopathisch. Einengung des Kanals von außen (perilunäre Luxation, Knochentumor u.a.). Zunahme des Tunnelinhalts (Tendosynovialitis beim Rheumatiker, Tbc.). Akutes Trauma (z.B. Thrombose der A. mediana, Colles-Fraktur). Andere: posttraumatisch, Narben, Tumoren des Nervs, Hämodialyse, nach Verbrennungen und Erfrierungen, Adipositas, hormonelle Veränderungen (Myxödem, Schwangerschaft, Hyperthyreose), Lymphödem nach Ablatio mammae, Neuropathien (Diabetes mellitus).
- **Anamnese:** Häufiger Frauen zwischen 40. und 50. Lebensjahr. Öfters rechts, in 50% beiderseits. Typisch sind brennende Schmerzen, die z.T. bis in die Schulter

ausstrahlen. Nächtliche, schmerzhafte Kribbelparästhesien an der radialen Handfläche und den Fingerspitzen der radialen 3 Finger (Brachialgia paraesthetica nocturna). Patient wacht dadurch auf, muss die Hände reiben und schütteln und lässt kaltes Wasser darüber laufen, um die Schmerzen zu lindern. Hand wird kraftlos und ungeschickt.
- **Untersuchung:** Druckschmerz über dem Karpaltunnel. Pos. Hoffmann-Tinel-Zeichen (Abb. 2.23, Klopfschmerz und Parästhesien bei Perkussion des N. medianus am Handgelenk). Später auch Atrophie des Thenars (Abb. 2.32). Pos. Flaschentest (Abb. 2.47, Daumen kann nicht weit genug abgespreizt werden, Flasche kann nicht richtig umfasst werden). Pos. Phalen-Test (bei max. Flexion im Handgelenk nach 1–2 min. zunehmende Parästhesien).
- **Diagnostik:** Neurologisches Konsil (EMG, NLG, frische oder alte Schädigung, Denervierung, Reparation).

Kompression in der Loge Guyon

Isolierte oder kombinierte Schädigung des sensiblen und des motorische Endasts des N. ulnaris in Höhe des Handgelenks.

- **Ätiologie:** Frakturen, Schnittverletzungen, Narbenzug, Infektionen, Tumoren (Ganglien), chronische Druckschädigung beim Radfahren und bei bestimmten Arbeiten. Letzteres betrifft nur die rein motorischen Fasern des R. profundus.
- **Anamnese:** Gefühlsstörungen und/oder Atrophie des M. interosseus dorsalis I.
- **Untersuchung:** Wenn sensible Störungen auftreten, betreffen sie den Kleinfinger und die ulnare Seite des Ringfingers. Das Spatium interosseum I zwischen Daumen- und Zeigefingerstrahl erscheint bei motorischen Ausfällen etwas eingefallen.
- **Diagnostik:** Neurologisches Konsil (EMG, NLG, frische oder alte Schädigung, Denervierung, Reparation).

Cheiralgia paraesthetica

Isolierte Druckschädigung des rein sensiblen lateralen Radialis-Endasts am dorsalen Handgelenk oder am Handrücken (rel. selten).

- **Ätiologie:** Uhrarmband, Handschellen, Arbeiten mit der Schere oder Malerpalette.
- **Anamnese:** Schmerzen und Parästhesien an Handrücken und Daumen.
- **Untersuchung:** Hypästhesie an der Dorsalseite der radialen 2 1/2 Finger. Lokaler LA-Test bringt sofortige Schmerzfreiheit.

Kapitel 3 Untere Extremität

3.1 Anamnese

3.1.1 Lokalisation und Art der Beschwerden

Schmerz
- Lokalisation: umschrieben/ausstrahlend
- Charakter: dumpf/stechend/bohrend/hämmernd/brennend/krampfartig
- Umstände: bei bestimmten Bewegungen; bei Belastung/in Ruhe; Anlaufschmerz; Nachtschmerz

Schwellung
- Lokalisation/Ausdehnung

Deformität
- Fehlhaltung, Fehlstellung (Lokalisation, Art)

Bewegungsstörung
- Einschränkung/Blockierung/Steifigkeit/Morgensteifigkeit (Lokalisation/Richtung)
- Gehstrecke – km (unbegrenzt/eingeschränkt)
- Bewegungsarmut bei Säuglingen

Sensible Störung
- Art: Taubheit/Gefühlsminderung/Kribbeln/pelziges Gefühl
- Lokalisation

Motorische Störung
- Muskelatrophie
- Schwäche/Kraftlosigkeit/Lähmung/Spastik
- Gelenkbeugung/-streckung/-abspreizen/-anspreizen (Hüfte/Knie/Sprunggelenk/Fuß)
- Gangunsicherheit

3.1.2 Beginn und Verlauf

- Angeboren/erworben (Alter, Zeitpunkt)
- Akut/chronisch
- Schleichend/gleichmäßig zunehmend
- Schubweise mit bzw. ohne beschwerdefreie Intervalle

3.1.3 Begleitumstände

Mechanismus/Unfallhergang
- Art: Sturz/Anheben einer Last/schweres Tragen/Verkehrsunfall
- Ggf. Höhe/Gewichte/Lasten/Geschwindigkeiten/beteiligte Personen
- Beim Verkehrsunfall: Fahrzeugtypen/Fahrtrichtung/seitliche-, Frontal- oder Heckkollision/Aufprallwinkel/Knieanprall/Gurt

Ort
- Freizeit/Arbeit

Vorerkrankungen
- Bakterielle Infektion/Virusinfekt
- Degenerativ/bakteriell/rheumatisch-entzündlich/traumatisch/tumorös/Fehlbildungen
- Lokal/systemisch
- Familiäre Belastung

Allgemeine Symptome
- Fieber, Gewichtsverlust (Zeitraum), Leistungsabfall, Nachtschweiß

Schwangerschaft (Säuglinge)
- Verlauf/Entbindung
- Steißlage/Beckenendlage/Frühgeburt/Sectio

3.1.4 Bisherige Behandlungen

Medikamente
- Ggf. Präparate/Dosierungen/Dauer/Linderung
- Lokale oder systemische Anwendungen

Physiotherapie
- Formen/Dauer/Häufigkeit/Linderung
- Welche Anwendungen

Orthopädische Hilfsmittel
- Ggf. Gehstock/Unterarmgehstützen/Bandage/Orthese/Gips

Operationen
- Ggf. Zeitpunkt/Lokalisation/Art/Erfolg

3.2 Hüfte und Oberschenkel

3.2.1 Systematische Untersuchung

■ Lokalbefund (Kinder und Erwachsene)

Gangbild
- Unauffällig/hinkend, rechts/links
- Schmerzhinken, Verkürzungshinken, Schonhinken, Versteifungshinken

Beckenstand
- Beckengeradstand/Beckenschiefstand (Verkürzungsausgleich: – cm, rechts/links)

Achse
- Physiologisch/pathologisch, rechts/links
- Femur varum, Rotationsfehler außen/innen, – Grad

Hämatom/Abschürfung/Offene Wunde/Schorf
- Ggf. Lokalisation/Ausdehnung/Umfänge

Schwellung/Rötung/Hyperthermie
- Ggf. Lokalisation/Ausdehnung/Umfänge/Konsistenz (weich/derb/verschieblich)

Narben
- Ggf. Lokalisation/Ausdehnung/Konsistenz (weich/derb/verschieblich)

Muskulatur
- Kräftig/abgeschwächt/verkürzt
- Atrophie (deutliche/geringe)
- Weich/verspannt
- Gesäß/Oberschenkel, rechts/links

Trendelenburg
- Negativ/positiv, rechts/links (Abb. 3.1 a/b)

Beweglichkeit Hüfte (Abb. 3.2–3.6)
- Extension/Flexion: –/–/– Grad, passiv, rechts/links
- Abduktion/Adduktion: –/–/– Grad, passiv, rechts/links
- Außenrotation/Innenrotation: –/–/– Grad, passiv; rechts/links
- Drehmann-Zeichen negativ/positiv, rechts/links

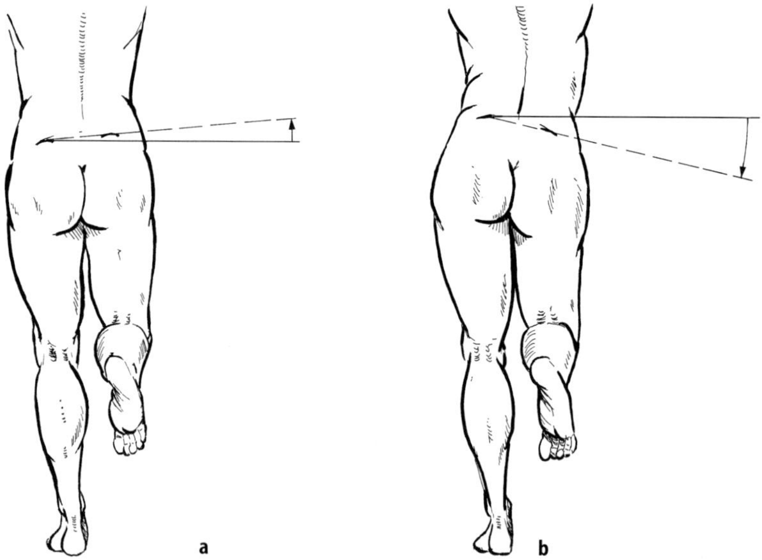

Abb. 3.1 a, b. Prüfung des Trendelenburg-Zeichens. Beim Stehen auf dem gesunden Bein kann die rechte Hüfte in der Waagrechte gehalten werden, der Test ist links negativ (**a**). Sinkt die rechte Hüfte dagegen ab, ist der Test links positiv (**b**)

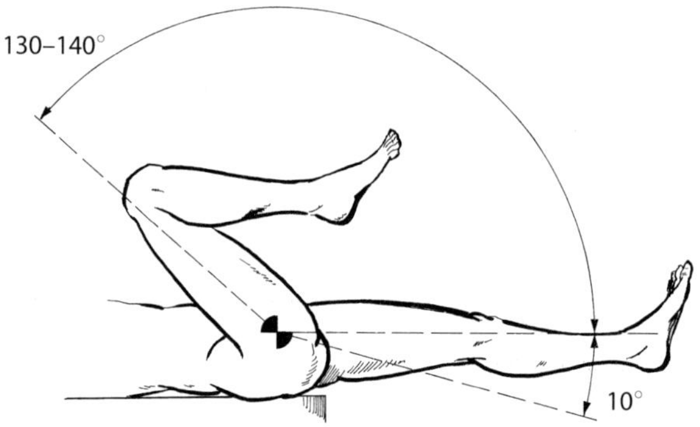

Abb. 3.2. Prüfung Extension/Flexion im Hüftgelenk

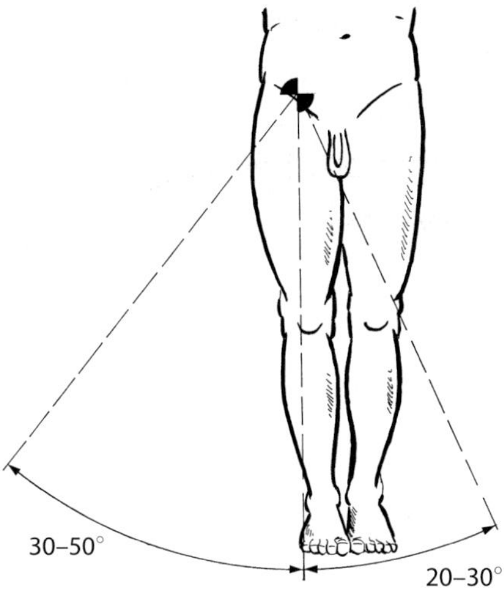

Abb. 3.3. Prüfung Abduktion/Adduktion im Hüftgelenk

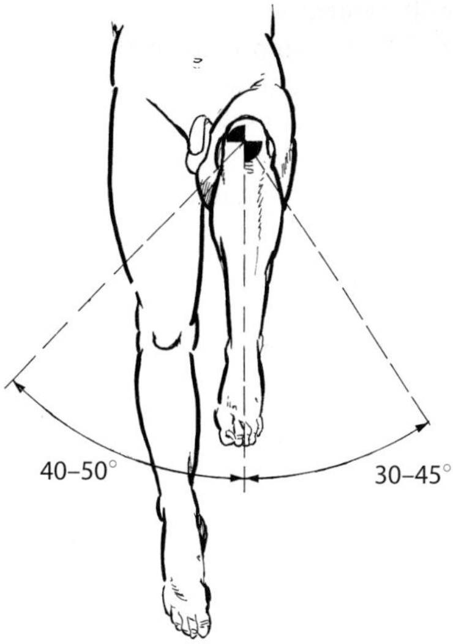

Abb. 3.4. Prüfung Außenrotation/Innenrotation im Hüftgelenk. Der Untersucher beugt Hüfte und Knie des Patienten jeweils rechtwinklig an. Die Außenrotation wird dadurch geprüft, dass der Fuß nach innen, die Innenrotation dadurch, dass der Fuß nach außen bewegt wird

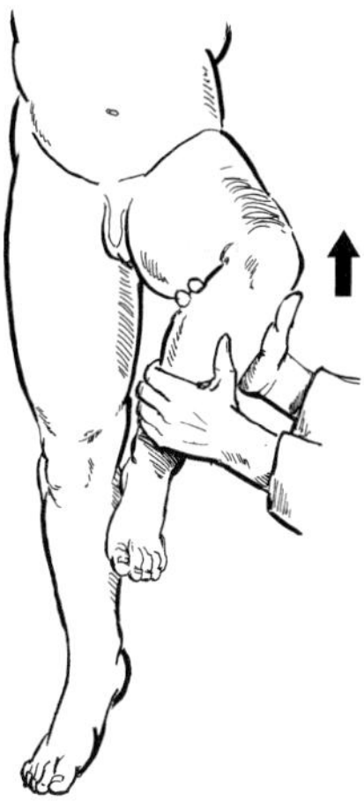

Abb. 3.5. Drehmann-Zeichen links positiv: Bei zunehmender Flexion im Hüftgelenk rotiert das Bein spontan nach außen

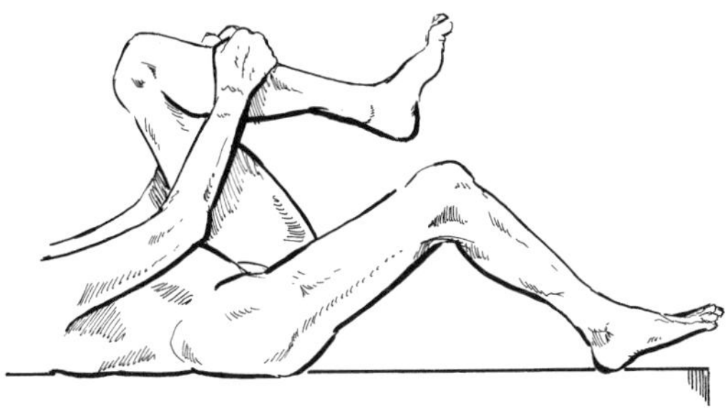

Abb. 3.6. Thomas-Handgriff: Der Patient umfasst das gegenseitige Bein unterhalb des Kniegelenks und zieht es zum Oberkörper hin. Dadurch wird die LWS entlordosiert und eine Beugekontraktur im zu untersuchenden Hüftgelenk wird sichtbar

Hüftschmerz
- Keiner; wenn ja, rechts/links:
- Bewegungsschmerz (aktiv/passiv, Richtung, kontinuierlich/endgradig)
- Leistendruckschmerz, Trochanterklopfschmerz
- Zugschmerz/Stauchungsschmerz
- Piriformisdehnungsschmerz (Abb. 3.7)

Beinlänge
- Absolut/relativ: cm, rechts/links (Abb. 3.8)
- Amputationsstumpflänge: cm, rechts/links (vom Sitzbein zum Stumpfende)

■ Lokalbefund (Säuglinge)

Faltenasymmetrie (Abb. 3.9)
- Ggf. Oberschenkel/Gesäß, rechts/links

Beinverkürzung (Abb. 3.10)
- Ggf. rechts/links

Abspreizhemmung (Abb. 3.11)
- Ggf. rechts/links

Ortholani-Test

▶ Dies ist ein historischer Test. Er sollte nicht mehr geprüft werden, weil dabei der Luxationsweg gebahnt wird!

■ Neurologie

Reflexe (Abb. 1.38–1.43)
- Lebhaft/nicht auslösbar/abgeschwächt/ gesteigert/Kloni, rechts/links
- Patellarsehne (L4), Tibialis posterior (L5), Achillessehne (S1)
- Babinski, Gordon, Oppenheimer

Sensibilität (Abb. 3.41)
- Hypästhesie/Parästhesie/Dysästhesie, rechts/links
- Dermatom (einem peripheren Nerv zuzuordnen/nicht genau zuzuordnen)

Motorik
- Intakt/abgeschwächt (M0-M1-M2-M3-M4-M5), rechts/links
- Kniebeugung/Hüftadduktion (L3), Kniestreckung/Hüftabduktion (L4), Hackenstand (Fuß-/Großzehenheber, L5, N. ischiadicus, N. peroneus), Zehenstand (Fußsenker; S1)

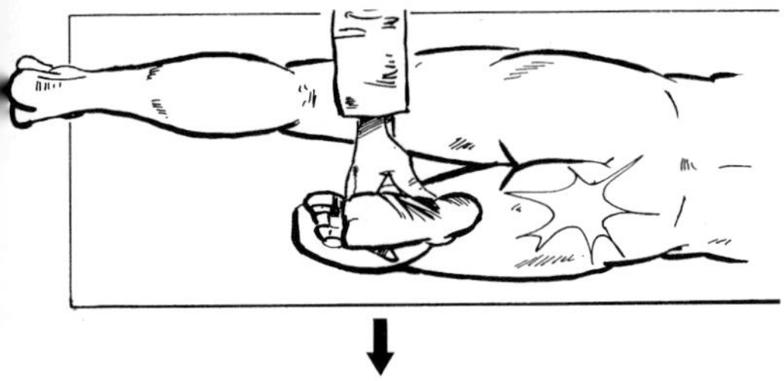

Abb. 3.7. Piriformisdehnungstest: Der Patient liegt auf dem Bauch. Der Untersucher winkelt das Knie 90° an und rotiert das Bein nach innen (Fußbewegung nach außen). Der Test ist positiv bei Schmerzangabe am Gesäß in Höhe des Trochanter major (Ansatz des M. piriformis)

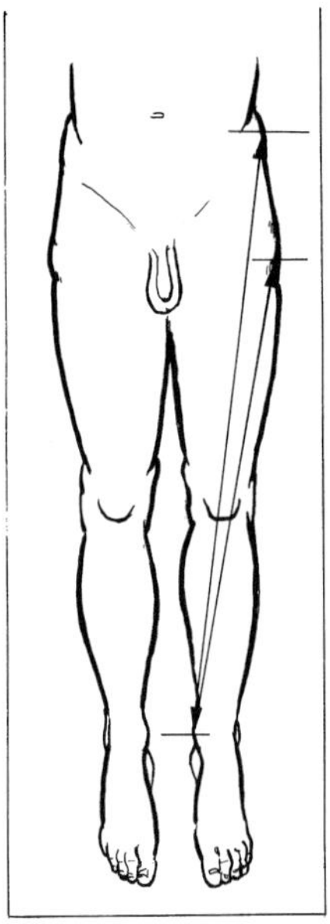

Abb. 3.8. Messung der absoluten (Trochanter major/Malleolus medialis) und der relativen Beinlänge (Spina iliaca anterior superior/Malleolus medialis). Eine Verkürzung der relativen Beinlänge hat ihre Ursache in einer Störung zwischen Schenkelhals und Becken

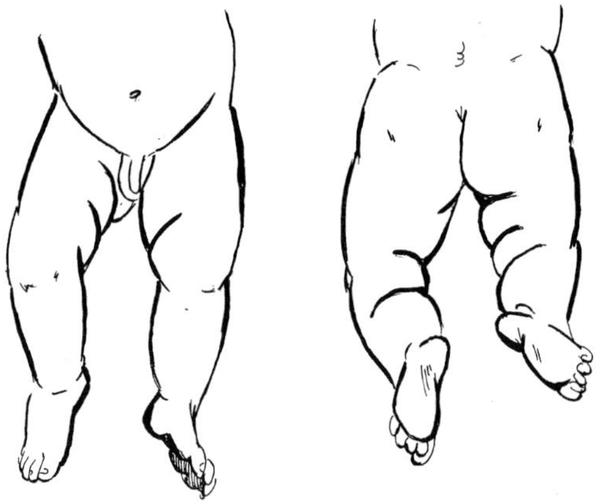

Abb. 3.9. Faltenasymmetrie

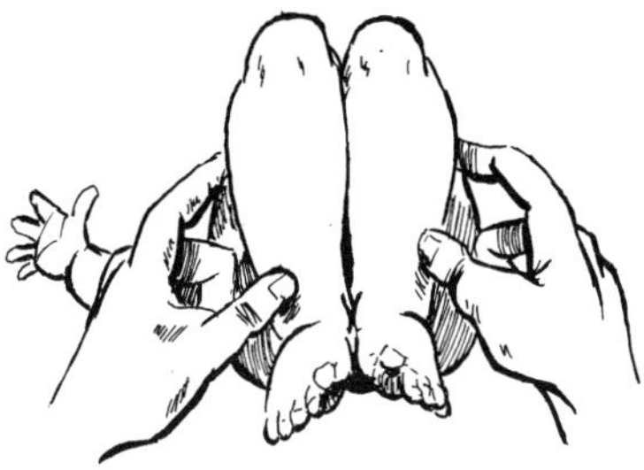

Abb. 3.10. Prüfung auf Beinlängendifferenz beim Säugling

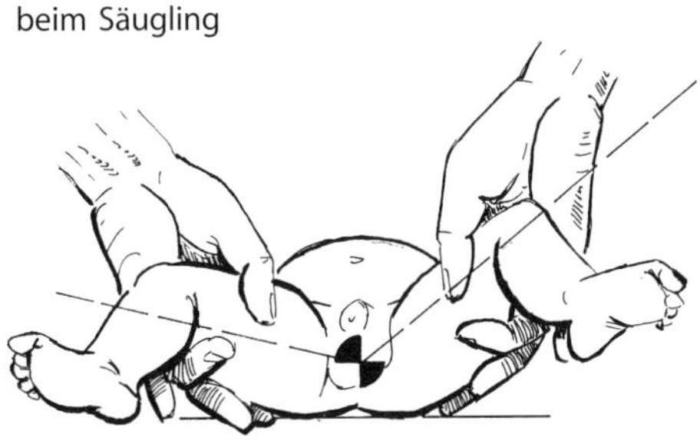

Abb. 3.11. Abspreizhemmung linkes Hüftgelenk beim Säugling

■ Durchblutung

Arterien
- Kräftig-/schwach-/nicht tastbar
- A. femoralis, A. poplitea, A. dorsalis pedis, A. tibialis posterior, rechts/links

Venen
- Ggf. Varicosis cruris, venöse Stauung, Hyperpigmentierung, rechts/links

Kapillarpuls
- Sichtbar/nicht sichtbar an den Zehenkuppen

3.2.2 Leitsymptome

Die Leitsymptome an Hüfte und Oberschenkel sind in Tabelle 3.1 zusammengefasst.

3.2.3 Erkrankungen

■ Klinische Krankheitsbilder

Coxa saltans (schnappende Hüfte)

Ruckartiges Schnappen des Tractus iliotibialis über den Trochanter major bei aktiven Bewegungen im Hüftgelenk.

- **Ätiologie:** Konstitutionelle Lockerung des Tractus iliotibialis. Seltener angeborene und erworbene Formstörungen des Trochanter major und Beinlängendifferenz.
- **Anamnese:** Meist junge Mädchen. Unwillkürliches und/oder willkürlich auslösbares Schnappen über dem Trochanter major beim Laufen. Oft schmerzhaft.
- **Untersuchung:** Oft lokaler Druckschmerz über dem Trochanter major. Fühlbares Schnappen über dem Trochanter major beim Laufen und beim Aufstehen aus der Hocke (flache Hand auflegen). Im Liegen nicht auslösbar.
- **Diagnostik:** Sonografie (dynamische Untersuchung), evtl. Röntgen der Hüfte in zwei Ebenen.

Tabelle 3.1. Hüfte und Oberschenkel: Leitsymptome

Anamnese	Schmerz	Lokalbefund, Funktionstests	Sensible Störung	Motorische Störung	Spricht für
Präpuberales Alter, oft übergewichtige, pastöse Kinder (Typus adiposogenitalis), rasche Ermüdbarkeit, zunehmend Hinken	Zu Beginn oft Knieschmerzen, manchmal auch plötzliche Schmerzen in Hüfte und Bein mit Gehunfähigkeit	Schmerzhinken, zunehmend Außenrotationsstellung des Beines, Beinverkürzung, Leistendruckschmerz, Drehmann-Zeichen positiv	Keine	Keine	Epiphyseolysis capitis femoris
Alter 3–9 Jahre, rasche Ermüdbarkeit, zunehmend Hinken	Zu Beginn oft Knieschmerzen, später auch Hüftschmerzen	Schmerzhinken, Leistendruckschmerz, Einschränkung der Abduktion und Innenrotation, Beinverkürzung	Keine	Keine	M. Perthes
Alter 30–60 Jahre, zunehmend Hinken	Zu Beginn oft therapieresistente Knieschmerzen, Hüftschmerzen	Schmerzhinken, Leistendruckschmerz, Einschränkung der Beweglichkeit (Flexion häufig lange erhalten), Beinverkürzung, Atrophie der Gesäß- und Oberschenkelmuskulatur	Keine	Keine	Hüftkopfnekrose des Erwachsenen, DD: Pseudoradikulärsyndrom der LWS
Alter 50–60 Jahre, zunehmende Einschränkung der Gehstrecke	Zu Beginn oft Knieschmerzen, später auch Hüftschmerzen (erst Belastungsschmerzen, dann auch Ruheschmerzen)	Schmerzhinken, später Verkürzungshinken, Leistendruckschmerz, Einschränkung der Beweglichkeit (zuerst Adduktion und Innenrotation), Beinverkürzung, Atrophie der Gesäß- und Oberschenkelmuskulatur	Keine	Keine	Coxarthrose
Totalendoprothesenimplantation, evtl. zunehmende Beinverkürzung (nicht obligat)	Knie- oder Hüftschmerz (nicht obligat)	Rotationsschmerz, manchmal auch Zug- und Stauchungsschmerz, evtl. vermehrter Verkürzungsausgleich	Keine	Keine	TEP-Lockerung, DD: Pseudoradikulärsyndrom der LWS

Tabelle 3.1 (Fortsetzung)

Anamnese	Schmerz	Lokalbefund, Funktionstests	Sensible Störung	Motorische Störung	Spricht für
Kind, Stolpern über eigene Füße, Laufen mit vermehrt nach innen gedrehten Füßen	manchmal nach Wachstumsabschluss, belastungsabhängige Leistenschmerzen	Sitzen im umgekehrten Schneidersitz und Innenrotation (in Bauchlage) bis 90° möglich, Außenrotation eingeschränkt	Keine	Keine	Solitäre Coxa antetorta
Säugling, Beckenendlage, Frühgeburt oder Sectio, Bewegungsarmut, verzögertes Laufen	Keine	Faltenasymmetrie an Oberschenkel und Gesäß, Abspreizhemmung und Beinverkürzung, später pos. Trendelenburg-Zeichen	Keine	Keine	Hüftdysplasie
Ruckartiges Schnappen über der Hüfte beim Laufen	Häufig Schmerzen über dem Trochanter beim „Schnappen"	Fühlbares Schnappen über dem Trochanter major beim Laufen (Auflegen der flachen Hand)	Keine	Keine	Coxa saltans
Kind, meist unter 10 Jahre, vorangegangenes kleineres Trauma oder grippaler Infekt, Hinken, kein Fieber	Plötzliche Hüft- und Knie-schmerzen (Ruhe- und Bewegungsschmerz)	Schmerzhinken, Außenrotationsstellung des Beines, Beweglichkeit, bes. Innenrotation und Abduktion eingeschränkt	Keine	Keine	Coxitis fugax
Bakterieller Infekt, Punktion oder Operation am Hüftgelenk, Pat. kann nicht laufen, Fieber, reduzierter Allgemeinzustand	Erst diffuse, dann starke Leisten- und Knieschmerzen	Pat. kann nicht laufen, Bein steht in Adduktion, Flexion und Außenrotation, starker Leistendruck- und Trochanterklopfschmerz, Beweglichkeitsprüfung schmerzbedingt nicht möglich	Keine	Keine	Unspezifische bakterielle Coxitis
Ältere Patientin, Bagatelltrauma (Sturz im häuslichen Milieu)	Leistenschmerzen	Pat. kann nicht laufen, Bein ist verkürzt, liegt in Außenrotation und Adduktion	Keine	Keine	Schenkelhalsfraktur
Jüngerer Patient, adäquates, schweres Trauma (Verkehrsunfall)	Starke Leistenschmerzen und Schmerzen im Bein	Pat. kann nicht laufen, Bein ist verkürzt und in der Hüfte gebeugt, liegt in Adduktion und Innenrotation	Hypästhesie der Fußsohle	Fußheberparese	Hintere Hüftluxation (mit Schädigung des N. ischiadicus)

M.-piriformis-Syndrom

Schmerzhafte Verkürzung des M. piriformis oder myofasziales Schmerzsyndrom.

- **Ätiologie:** Fehlbelastung.
- **Anamnese:** Lokale, mitunter ischialgiforme Schmerzen im Gesäß. In Ruhe und verstärkt bei Belastung.
- **Untersuchung:** Druckschmerz über dem Gesäß, medial der Spitze des Trochanter major. Piriformisdehnungstest pos. (Abb. 3.7, Schmerzprovokation durch Hüftinnenrotation in Bauchlage). Schmerzhafte Abduktion und Außenrotation gegen Widerstand.
- **Diagnostik:** Bei persistierenden Schmerzen Röntgen der Hüfte in zwei Ebenen. Evtl. auch LWS in zwei Ebenen (Ausschluss degenerativer Veränderungen).
- **DD:** Ischialgie. Lumboischialgie. Coxarthrose.

Epiphyseolysis capitis femoris

Dislokation der Hüftkopfepiphyse gegenüber dem Schenkelhals. Damit verbunden ist ein Gleiten des Hüftkopfs nach (meistens) hinten unten. Das Gleiten erfolgt in der Regel langsam (Epiphyseolysis capitis femoris lenta) oder aber auch (selten) akut (Epiphyseolysis capitis femoris acuta). Eine Lentaform kann in ein akutes Gleiten übergehen (acute-on-chronic-slipping).

- **Ätiologie:** Sowohl bei der Lenta- als auch bei der Akutaform nicht genau bekannt. Endokrine Faktoren. Atraumatische Gefügelockerung.
- **Anamnese:** Präpuberales Alter (Jungen 12–16 Jahre, Mädchen 10–14 Jahre). Auffällige Konstitutionstypen, übergewichtige, pastöse Kinder. Hypogonadismus (Typus adiposogenitalis). Lentaform: Initial geringe uncharakteristische Schmerzen in Hüfte, Rücken und Bein, oft auch Knieschmerzen. Relativ rasche Ermüdbarkeit beim Gehen und Stehen, später auch Hinken. Zunehmende Außenrotationsstellung des Beins. Akutaform: Kaum Beschwerden oder ähnlich wie bei Lentaform. Dann plötzliche, komplette Belastungsunfähigkeit des Hüftgelenks. Schmerzen. Bewegungsunfähigkeit.
- **Untersuchung:** Schmerzhinken, Beinverkürzung bei fortgeschrittenen Befunden. Außenrotationsstellung des Beins. Leistendruckschmerz, deutliche, schmerzhafte Minderung der Abduktion (Abb. 3.3) und Innenrotation (Abb. 3.4). Drehmann-Zeichen pos. (Abb. 3.5, bei passiver Hüftbeugung aus der Neutral-Null-Stellung zwangsweise zunehmende Außenrotation).

► Bei der Akutaform besteht die Gefahr der sekundären Hüftkopfnekrose, so dass schnelles Handeln erforderlich ist.

- **Diagnostik:** Röntgen Beckenübersicht und Hüfte axial (Lauenstein, Nachweis des Gleitens und Bestimmung des Abrutschwinkels).

M. Perthes

Partielle oder vollständige Nekrose des Hüftkopfes mit häufiger Beteiligung der Wachstumsfuge und der Metaphyse im Kindesalter. Durchläuft 4 relativ typische Stadien: Initial-, Kondensations-, Fragmentations- und Reparationsstadium. Diese Umbauprozesse dauern ca. 2–4 Jahre, in denen die Epiphyse wegen der Gefahr der Deformierung vermindert belastungsfähig ist.

- **Ätiologie:** Unklar. Ischämie, angeborene Gefäßanomalien und hormonelle Dysregulation.
- **Anamnese:** Jungen sind häufiger als Mädchen betroffen. Alter 3–9 Jahre. In ca. 20% beiderseits, meist ist erst eine Seite betroffen. Frühzeichen vor allem auch Knieschmerzen. Leichter Schmerz in der Hüfte. Beschwerdefreie Intervalle. Dann rasche Ermüdbarkeit und Hinken.
- **Untersuchung:** Zu Beginn oft Abduktionsbehinderung. Dann Einschränkung der Innenrotation (Abb. 3.4, Prüfung in Bauchlage) und endgradiger Bewegungsschmerz. Später auch Beugekontraktur, Atrophie der Gesäß- und Oberschenkelmuskulatur, Verkürzungsausgleich (Abb. 3.8, relative Beinlänge verkürzt) und pos. Trendelenburg (Abb. 3.1).
- **Diagnostik:** Röntgen der Hüfte in zwei Ebenen (Ausmaß der knöchernen Veränderungen nach Catteral). MRT (Nachweis der Nekrose im frühen Stadium, DD).
- **DD:** Coxitis fugax. Septische Coxitis. Epiphysäre Dysplasien.

Hüftkopfnekrose des Erwachsenen

Ischämische, nicht traumatische, nicht infektiöse Hüftkopfnekrose des Erwachsenen.

- **Ätiologie:** Unbekannt. Eine arterielle Durchblutungsstörung wird angenommen; tritt auf nach Kortisontherapie, bei Alkoholabusus, nach Radiatio (auch nach Jahren!), bei Stoffwechselstörungen (Hyperurikämie, Dyslipoproteinämie) und nach Pankreatitis. Blutkrankheiten (z.B. Sichelzellanämie), Gefäßerkrankungen (z.B. periphere AVK, Thrombose, Panarteriitis nodosa), Bindegewebserkrankungen.
- **Anamnese:** Meist Männer im Alter zwischen 30 und 60 Jahren. Bei ca. 50% beiderseits, in der Regel aufeinander folgend. Oft zunächst therapieresistente Kniegelenkschmerzen. Zunehmend Leistenschmerzen mit Ausstrahlung in den Oberschenkel und Einschränkung der Beweglichkeit. Beinverkürzung. Ruhe- und Belastungsschmerz, Einschränkung der Gehstrecke.
- **Untersuchung:** Zu Beginn eher uncharakteristisch. Leistendruckschmerz, später Schmerzhinken. Atrophie der Gesäß- und der Oberschenkelmuskulatur sowie Beinverkürzung (Abb. 1.22, dann auch Verkürzungshinken). Zunehmende Einschränkung der Beweglichkeit, wobei die Flexion oft lange erhalten bleibt.

► Bei unklaren Kniegelenkbeschwerden ist immer an eine Erkrankung des Hüftgelenks zu denken.

- **Diagnostik:** Röntgen der Hüfte in zwei Ebenen. Tangentialaufnahmen nach Schneider und MRT (genauere Bestimmung der Lokalisation und Ausdehnung der Nekrose). Szintigrafie (Mehrspeicherung).
- **DD:** Lumboischialgie. Coxarthrose. Coxitis. Tumoren.

Protrusio acetabuli

Pathologische Vertiefung und Vorwölbung der Hüftpfanne in das kleine Becken. Der Hüftkopf steht dementsprechend tief und wird von der Pfanne teilweise umschlossen. Geht fast immer mit einer sekundären Coxarthrose einher.

- **Ätiologie:** Primär in Folge einer Besonderheit der Ossifikation der Pfanne. Sekundär bei Rheumatoidarthritis, bakterieller Coxitis, Osteomalazie, nach zentraler traumatischer Hüftluxation, Hemiendoprothesen u. a.
- **Anamnese:** Primäre protrusio acetabuli: Immer doppelseitig. Meist im jüngeren und im mittleren Erwachsenenalter auffällig. Schmerzen aber erst bei sekundärer Coxarthrose. Nicht als störend empfundene schmerzfreie Bewegungseinschränkung. Sekundäre protrusio acetabuli: Wird wesentlich durch die Grundkrankheit bestimmt. Schmerzen, Bewegungseinschränkungen, Minderung der Gehstrecke.
- **Untersuchung:** Primäre protrusio acetabuli: Hyperlordose der LWS. Einschränkung der Rotation und der Streckung im Hüftgelenk. Später Zeichen der Coxarthrose. Sekundäre protrusio acetabuli: Schmerzhinken. Verkürzungsausgleich (Abb. 1.22). Atrophie der Gesäß- und der Oberschenkelmuskulatur. Leistendruckschmerz, Trochanterklopfschmerz, schmerzhaft eingeschränkte Beweglichkeit.
- **Diagnostik:** Röntgen der Beckenübersicht. Funktionsaufnahmen (Nachweis der Schädigung und deren Einfluss auf die Beweglichkeit).
- **DD:** Alle ätiologisch bedeutsamen Differenzialdiagnosen.

Totalendoprothesenlockerung

Lockerung einer Totalendoprothese. Als Früh- und als Spätlockerung. Standzeit der zementierten Prothesen derzeit 12–20 Jahre. Lockerungen auch in den Jahren davor und (selten) später. Bei zementfreien Prothesen werden auch längere Standzeiten erwartet.

- **Ätiologie:** Aseptische Lockerung unter Einfluss von Polyethylen-Abriebpartikeln aus der Pfanne (jedoch nicht immer klar). Septische Lockerung als Frühinfekt nach Implantation der Prothese und als Spätinfekt durch hämatogene Aussaat von einem Infekt an anderer Stelle (Tonsillitis, Pyelonephritis, infizierte Pseudoexostose beim ausgeprägten Hallux valgus).

- **Anamnese:** Oft uncharakteristisch. Hüft-, Knie- oder Oberschenkelschmerzen. Verkürzung des operierten Beins. Manchmal spürbare Bewegung des Implantats. Abnahme der Gehstrecke.
- **Untersuchung:** Hinkendes Gangbild, evtl. Trendelenburg pos (Abb. 3.1). Zunahme des Verkürzungsausgleiches im Vergleich zu früheren Untersuchungen. Zug- und Stauchungsschmerz sind nicht immer zu finden, sie stellen ein relativ unsicheres Zeichen der Lockerung dar. Eher endgradiger Schmerz bei Rotation. Bei septischer Lockerung manchmal Fistel im Narbenbereich.

► Die klinischen Befunde sind häufig relativ uncharakteristisch. Das Ausmaß der im Rahmen der Lockerung entstandene knöchernen Defekte korreliert nicht immer mit Schmerzen und Auffälligkeiten im Untersuchungsbefund. Eine gelockerte Prothese ohne größere Defekte des Knochens kann mehr Beschwerden machen als eine Lockerung mit ausgedehntem Knochenverlust.

- **Diagnostik:** Röntgen der Hüfte in zwei Ebenen (Nachweis der Lockerung: Lysesaum, veränderte Position). Szintigrafie (Mehrspeicherung). Evtl. Abstrich/Punktion.
- **DD:** Alle ätiologisch bedeutsamen Differenzialdiagnosen. Pseudoradikulärsyndrom der LWS.

■ Angeborene Fehlbildungen und Stoffwechseldefekte

Hüftdysplasie und Hüftluxation

Die *Hüftdysplasie* stellt eine Pfannendysplasie ohne Dislokation des Hüftkopfs dar. Sie geht mit einer Coxa valga (Steilstellung des Schenkelhalses) und einer Coxa antetorta (pathologische vermehrte Antetorsion des Schenkelhalses) einher.

Bei der *Hüftluxation* (Luxatio coxae congenita) liegt eine Subluxation oder Luxation des Hüftkopfs aus der obligat dysplastischen Pfanne vor. Sie wird auch als angeborene Hüftluxation bezeichnet und führt langfristig zur sekundären Coxarthrose.

Abzugrenzen davon ist die *teratologische Hüftluxation*, bei welcher der Hüftkopf primär neben der Pfanne steht (auch als pränatale Luxation bezeichnet).

- **Ätiologie:** Multifaktorielles Erbleiden (sog. Luxationsnester finden sich in Hessen, Ostthüringen und Franken, Oberpfalz, Sachsen, Tschechien, Slovakei, Ungarn sowie Finnland). Öfter bei Geburt in Beckenendlage.
- **Anamnese:** Bei etwa 2–4% aller Geburten in Deutschland. Verhältnis Mädchen zu Jungen ca. 6:1. Familiäre Belastung. Beckenendlage, Frühgeburt oder Sectio. Andere Fehlbildungen (Hackenfuß, Sichelfuß, Klumpfuß, muskulärer Schief-

hals). Bewegungsarmut, betroffenes Bein wird beim Krabbeln geschont, verzögertes Laufen. Hinken.
- **Untersuchung:** Faltenasymmetrie Oberschenkel und Gesäß (Abb. 3.9). Abspreizhemmung (Abb. 3.11) und Beinverkürzung (Abb. 3.10) im Seitenvergleich (Vorsicht bei beidseitiger Erkrankung!). Pos. Ortholani (sollte wegen Bahnung des Luxationswegs nicht getestet werden!). Bei älteren Kindern pos. Trendelenburg (Abb. 3.1), einseitiges oder beidseitiges Trendelenburghinken.

▶ Für den Verlauf dieser Erkrankung ist die Frühuntersuchung von entscheidender Bedeutung. Die klinischen Zeichen und Befunde gelten als unsicher und sind auf jeden Fall durch die apparative Diagnostik zu ergänzen.

- **Diagnostik:** Sonografie (frühzeitig!). Röntgen Beckenübersicht (nach dem 3. Lebensmonat, nach Ende einer Therapie).
- **DD:** Luxation bei infantiler Zerebralparese und bei Myelomeningozele. Teratologische Hüftluxation.

Solitäre Coxa antetorta

Pathologische Vergrößerung des Antetorsionswinkels des Schenkelhalses. Meist beidseitig. Auch als idiopathische Coxa antetorta bezeichnet.

- **Ätiologie:** Angeborene Deformität bzw. verzögerte Rückbildung der im Kindesalter physiologisch vermehrten Antetorsion. Auch in Verbindung mit anderen angeborenen Deformitäten des Hüftgelenkes, vor allem der angeborenen Hüftluxation.
- **Anamnese:** Keine Schmerzen. Betroffene Kinder laufen mit vermehrt nach innen gedrehten Füßen und stolpern z. T. darüber. Manchmal nach Wachstumsabschluss deutliche belastungsabhängige Schmerzen.
- **Untersuchung:** Bei Prüfung der Rotation in Bauchlage ist die Innenrotation bis zu 90° möglich (Abb. 3.4), die Außenrotation eingeschränkt. Sitzen im umgekehrten Schneidersitz möglich.
- **Diagnostik:** Röntgen Beckenübersicht. Rippsteinaufnahme (Bestimmung der exakten Winkel).
- **DD:** Solitäre Coxa valga. Hüftdysplasie. Hüftluxation.

Solitäre Coxa valga

Pathologische Vergrößerung des Schenkelhals-Schaft-Winkels (CCD-Winkel).

- **Ätiologie:** Angeboren (konstitutionelle Coxa valga). Erworbene Coxa valga: Spastische oder schlaffe Lähmung. Schädigung der Wachstumsfuge (Entzündung, Trauma oder Tumor). In Fehlstellung verheilte Schenkelhals- oder subtrochantäre Fraktur. Nicht selten nach erfolgreicher konservativer Dysplasiebehandlung.

- **Anamnese und Untersuchung:** Konstitutionelle Coxa valga meist unauffällig. Erworbene Coxa valga: wird dadurch bestimmt, ob eine sekundären Coxarthrose auftritt.
- **Diagnostik:** Röntgen Beckenübersicht. Rippsteinaufnahme (exakte Winkelbestimmung).
- **DD:** Solitäre Coxa antetorta. Hüftdysplasie. Hüftluxation.

Coxa vara congenita

Varusdeformität mit Verkürzung und Verplumpung des Schenkelhalses. Dabei wird der altersphysiologische Schenkelhalswinkel (CCD-Winkel) unterschritten.

- **Ätiologie:** Primäre Form: Ante partum entstandene Fehlbildung wird angenommen. Sekundäre Form: Post partum auftretende Hypoplasie im Bereich der Schenkelhals-Epiphysenfuge, die nach Laufbeginn zu einer varischen Deformierung führt.
- **Anamnese:** Tritt meist einseitig auf, Hinken zu Beginn des Laufalters.
- **Untersuchung:** Hinken, bei beidseitigem Befall Trendelenburg-Hinken („Watschelgang"). Pos. Trendelenburg (Abb. 3.1). Eingeschränkte Abduktion. Später konzentrische Bewegungseinschränkung.
- **Diagnostik:** Röntgen Beckenübersicht (Nachweis der Veränderung des Gelenks).
- **DD:** Coxa vara symptomatica (Folge von Systemerkrankungen, lokalen Entwicklungsstörungen, Traumata, Entzündungen und Tumoren).

■ Degenerative Erkrankungen

Coxarthrose

Degenerative Veränderungen des Hüftgelenks.

- **Ätiologie:** Primäre Coxarthrosen (ca. 25%): Unbekannt. Sekundäre Coxarthrosen (75%): Angeborene Hüftluxation (30%), Epiphyseolysis capitis femoris (20%), entzündliche Erkrankungen (10%). Seltener M. Perthes, Trauma. Chronische Polyarthritis. Psoriasisarthritis u. a.
- **Anamnese:** Beginn meist 50.–60. Lebensjahr. Sekundäre Coxarthrosen in Abhängigkeit von der strukturellen Schädigung auch mitunter viel zeitiger. Oft primär Schmerzen im Kniegelenk. Meist erst im fortgeschrittenen Stadium Ruhe- und Belastungsschmerz, manchmal auch kaum Schmerzen (u. a. abhängig vom Grad der Aktivität der Coxarthrose). Einschränkung der Gehstrecke.
- **Untersuchung:** Schmerzhinken, später auch Verkürzungshinken und Beinlängendifferenz. Leistendruckschmerz, Trochanterklopfschmerz, Druckschmerz über dem ISG (Abb. 1.31). Mennel-Zeichen (Abb. 1.32) und Vierzeichen (Abb. 1.33)

oft positiv. Meist sind zuerst die Adduktion und Innenrotation eingeschränkt, später auch die anderen Bewegungsrichtungen. Beugekontraktur (Abb. 3.6, Thomas-Handgriff), Hyperlordose der LWS. Dann auch Atrophie der Gesäß- und Oberschenkelmuskulatur.

- **Diagnostik:** Röntgen der Hüfte in zwei Ebenen (Nachweis des Verschleißes).
- **DD:** Hüftkopfnekrose. Entzündung (rheumatisch, unspezifisch). Tumor.

■ Entzündliche Erkrankungen

Unspezifische Entzündungen

Coxitis fugax

Transitorische Synovialitis des kindlichen Hüftgelenkes, auch „Hüftschnupfen" genannt.

- **Ätiologie:** Unbekannt. Evtl. allergisch, toxisch oder infektiös ausgelöst.
- **Anamnese:** Kinder meist unter 10 Jahre. Oft im Anschluss an einen (grippalen) Infekt, kleineres Trauma. Plötzliche Hüft- und Knieschmerzen, Ruhe- und Bewegungsschmerz, Schonhaltung, Hinken, kein Fieber, keine Beeinträchtigung des Allgemeinbefindens. Bildet sich innerhalb von 1–2 Wochen spontan zurück.
- **Untersuchung:** Schmerzhinken, Leistendruckschmerz, Außenrotationsstellung des Beins. Beweglichkeit (insbes. Innenrotation, Abb. 3.4, sowie Abduktion in Flexion Abb. 3.3) schmerzhaft eingeschränkt.
- **Diagnostik:** Röntgen der Hüfte in zwei Ebenen (Ausschluss pathologischer knöcherner Veränderungen, DD). Sonografie (Erguss). Labor (Entzündungswerte eher unauffällig). Evtl. Punktion/Abstrich.
- **DD:** M. Perthes. Unspezifische bakterielle Coxitis.

Unspezifische bakterielle Coxitis

Eitrige Infektion des Hüftgelenks. Prototyp der Infektarthritis.

- **Ätiologie:** Fast immer Staphylokokken. Oft Infektfokus anderer Lokalisation, dann hämatogene Streuung. Auch fortgeleitet aus phlegmonösem Prozess aus der Umgebung. Ebenfalls durch direkte Kontamination (Punktion, operativer Eingriff, offene Verletzung).
- **Anamnese:** Zunächst diffuse Leistenschmerzen, dann Oberschenkel- und Kniegelenkschmerzen. Reduzierter Allgemeinzustand, Fieber. Patient kann nicht laufen. Untersuchung nur im Liegen möglich. Schonhaltung. Starke Schmerzen im Hüftgelenk bei geringster Bewegung.
- **Untersuchung:** Bein steht in Adduktion, Flexion und Außenrotation. Berührungsschmerz, starker Leistendruckschmerz und Trochanterklopfschmerz. Beweglichkeitsprüfung aufgrund der Schmerzen nicht möglich!

- **Diagnostik:** Röntgen der Hüfte in zwei Ebenen (Ausschluss pathologischer knöcherner Veränderungen, DD). Sonografie (Erguss). Labor (BSG, Leukozyten, CRP). Punktion/Abstrich.
- **DD:** Spezifische Coxitis. Postinfektiöse reaktive Coxitis. Bei Kindern vor dem 10. Lebensjahr Coxitis fugax oder Frühstadium eines M. Perthes.

■ Traumatische Erkrankungen

Traumatische Hüftluxation

▶ Hierbei handelt es sich um eine sehr schwere Verletzung, die im Rahmen eines Polytraumas leicht übersehen wird. Die vordere und die hintere Luxation stellen wegen des Risikos der Hüftkopfnekrose chirurgische Notfälle dar, welche umgehend reponiert werden müssen.

Hintere Hüftluxation

Bei weitem häufigster Typ einer traumatischen Hüftluxation. Oft in Kombination mit anderen Verletzungen der unteren Extremitäten. Geht in 10% der Fälle mit einer Schädigung des N. ischiadicus einher.

- **Ätiologie:** Starke Gewalteinwirkung, die über den Femurschaft oder den Trochanter major fortgeleitet wird. Dabei Adduktion und Flexion in der Hüfte.
- **Anamnese:** Ausgesprochen starke Schmerzen!
- **Untersuchung:** Das Bein ist verkürzt, es liegt adduziert, flektiert und innenrotiert. Eine Schädigung des N. ischiadicus fällt durch eine Fußheberparese und eine Hypästhesie der Fußsohle auf (Abb. 3.41).
- **Diagnostik:** Röntgen Beckenübersicht, Hüfte mit Oberschenkel und Kniegelenk in zwei Ebenen (Frakturausschluss, Nachweis der Luxation).
- **DD:** Schenkelhalsfraktur. Femurschaftfraktur.

Vordere Hüftluxation

Nicht so häufiger Typ einer traumatischen Hüftluxation. Neurovaskuläre Schäden sind möglich.

- **Ätiologie:** Starke Gewalteinwirkung, die über den Femurschaft oder den Trochanter major fortgeleitet wird, dabei Abduktion und Flexion in der Hüfte.
- **Anamnese:** Ausgesprochen starke Schmerzen!
- **Untersuchung:** Das Bein ist verkürzt, es liegt abduziert und außenrotiert. Evtl. neurologische Ausfälle (abgeschwächte Kniestreckung, Hypästhesie Oberschenkelvorderseite; Abb. 3.41).
- **Diagnostik:** Röntgen Beckenübersicht, Hüfte mit Oberschenkel und Kniegelenk in zwei Ebenen (Frakturausschluss, Nachweis der Luxation).
- **DD:** Schenkelhalsfraktur. Femurschaftfraktur.

Zentrale Hüftluxation

Sehr schwere Verletzung, die mit Schädigungen der Organe im kleinen Becken einhergehen kann.

- **Ätiologie:** Starke direkte Gewalteinwirkung, die vom Trochanter major über den Hüftkopf fortgeleitet wird.
- **Anamnese:** Ausgesprochen starke Schmerzen!
- **Untersuchung:** Das Bein ist meist verkürzt und liegt in Neutralstellung.
- **Diagnostik:** Röntgen Beckenübersicht, Hüfte mit Oberschenkel und Kniegelenk in zwei Ebenen (Frakturausschluss, Nachweis der Luxation).
- **DD:** Schenkelhalsfraktur. Femurschaftfraktur.

Proximale Femurfrakturen/Femurschaftfrakturen

Schenkelhalsfrakturen/Intertrochantäre Femurfraktur

Mediale (häufigste), intermediäre oder laterale Schenkelhalsfraktur. In Abhängigkeit nach dem Frakturwinkel (zwischen Horizontale und Frakturlinie) werden nach Pauwels drei Grade unterschieden: Pauwels I: $<30^\circ$, Abduktionsfraktur; Pauwels II: 30–70°, Adduktionsfraktur; Pauwels III: $>70^\circ$, Abscherfraktur. In Abhängigkeit von der Dislokation der Fragmente erfolgt die Einteilung nach Garden 1–4.

- **Ätiologie:** Sturz, oft im häuslichen Milieu (Bagatelltrauma). Schlechte Knochenqualität (Osteoporose, Osteomalazie).
- **Anamnese:** Nach dem Sturz Schmerzen in der Leistengegend.
- **Untersuchung:** Bein ist verkürzt, liegt meist in Adduktion und Außenrotation. Leistendruckschmerz, Beweglichkeitsprüfung wegen Schmerzen nicht möglich.
- **Diagnostik:** Röntgen der Hüfte in zwei Ebenen (Frakturnachweis).
- **DD:** Femurschaftfraktur. Subtrochantäre Femurfraktur.

Subtrochantäre Femurfraktur

Fraktur des Femurs unterhalb der Trochanteren. Kommt relativ selten vor.

- **Ätiologie:** Fast immer pathologische Frakturen.
- **Anamnese und Untersuchungsbefund** sind ähnlich wie bei den anderen proximalen Femurfrakturen. Bei Verdacht auf eine pathologische Fraktur ist eine Fokussuche erforderlich.
- **Diagnostik:** Röntgen der Hüfte in zwei Ebenen (Frakturnachweis).
- **DD:** Schenkelhalsfraktur. Intertrochantäre Fraktur. Femurschaftfraktur.

Kindliche Schenkelhalsfraktur

Einteilung in subkapitale, transzervikale, zervikobasale und intertrochantäre Frakturen. Führt aufgrund der fast immer eintretenden Störung der Gefäßversorgung des Hüftkopfs nahezu regelmäßig innerhalb der folgenden zwei Jahre zu einer Hüftkopfnekrose und sekundären Coxarthrose.

- **Ätiologie:** Fast immer ein adäquates Trauma mit starker Gewalteinwirkung (z.B. Mopedunfall) oder eine andere Grunderkrankung (Osteogenesis imperfecta, juvenile Knochenzyste, Tumoren).
- **Anamnese:** Starke Schmerzen in Hüfte und Bein.
- **Untersuchung:** Das Bein ist verkürzt. Es liegt in Adduktion und Außenrotation. Leistendruckschmerz. Beweglichkeitsprüfung wegen Schmerzen nicht möglich.
- **Diagnostik:** Röntgen der Hüfte in zwei Ebenen (Frakturnachweis).
- **DD:** Femurschaftfraktur.

Femurschaftfraktur beim Erwachsenen

Als Spiral- und als Querfraktur des Femurschafts. Führt insbes. bei jungen Menschen mitunter zu einem hohen Blutverlust und damit einhergehend zum Schock.

- **Ätiologie:** Starke Krafteinwirkung beim Erwachsenen (bei Kindern auch geringere Gewalt). Spiralfrakturen durch Torsionskräfte. Querfrakturen durch direkte oder abknickende Kräfte. Querfrakturen auch typisch für pathologische Frakturen.
- **Anamnese:** Starke Schmerzen. Fehlstellung des Beins.
- **Untersuchung:** Ggf. Schwellung des Oberschenkels. Das Bein kann verkürzt sein. Außenrotation, Abduktion und Flexion des Beins proximal der Fraktur. Medialisierung des Beins distal davon. Beweglichkeitsprüfungen in Hüfte und Knie schmerzbedingt nicht möglich.
- **Diagnostik:** Röntgen der Hüfte mit Oberschenkel und Knie in zwei Ebenen (Frakturnachweis).
- **DD:** Schenkelhalsfraktur. Intertrochantäre Fraktur. Pathologische Fraktur.

■ Tumoröse Erkrankungen

Primäre Tumoren

Chondrosarkom

Primäres und sekundäres (ausgehend z.B. vom Osteochondrom oder Enchondrom) Chondrosarkom. Nach dem Osteosarkom zweithäufigster maligner Knochentumor. Befällt vorwiegend die langen Röhrenknochen, die Knochen des Stammskelettes, Becken und Schultergürtel. Wächst langsam, metastasiert lymphogen. Einteilung nach der Malignität in Grad I–IV. Je näher am Stammskelett, desto höher die Malignität.

- **Ätiologie:** Hauptvertreter der malignen Tumoren mit knorpeligem Ursprung.
- **Anamnese:** Tritt vorwiegend im Erwachsenenalter auf. Relativ uncharakteristische Schmerzen z.B. im Bereich des Kniegelenkes, oft über Jahre. Fällt manchmal erst durch Schwellung auf.
- **Untersuchung:** Evtl. tastbare Schwellung am Oberschenkel. Lokaler Druckschmerz.
- **Diagnostik:** Röntgen des Oberschenkels mit Hüfte und Knie in zwei Ebenen (Tumornachweis). Szintigrafie (Mehrspeicherung). CT/MRT (Lokalisation und Ausdehnung des Tumors). Probeexzision (Histologie).
- **DD:** Enchondrom.

■ Neurologische Erkrankungen

Meralgia paraesthetica

Schädigung des rein sensiblen N. cutaneus femoris lateralis (L2–3) an seinem Durchtritt am Übergang vom äußeren zum mittleren Drittel des Leistenbandes.

- **Ätiologie:** Druck oder Überdehnung z.B. durch Hüftoperation mit ventralem Zugang oder bei Knochenspanentnahmen. Dehnung der Bauchdecken durch Adipositas oder Schwangerschaft.
- **Anamnese:** Brennende Schmerzen und Parästhesien an der Außen- und Vorderseite des Oberschenkels. Beschwerdeverschlimmerung durch langes Gehen, Stehen und Liegen. Bei Entlastung des Leistenbandes im Sitzen bilden sich die Beschwerden meist zurück.
- **Untersuchung:** Parästhesien und Hypästhesien am anterolateralen Oberschenkel. Linderung im Sitzen. Diagnosesicherung durch LA-Test an der Durchtrittsstelle des Nervs (sofortige Schmerzfreiheit).

Ischiadikusparese (L4–S3)

Schädigung des N. ischiadicus, meist in Höhe des Gesäßes. Oft ist der Peroneusteil schwerpunktmäßig oder sogar ausschließlich betroffen.

- **Ätiologie:** Meist durch unsachgemäße i.m. Injektion im Gesäßbereich („Spritzenparese"). Auch traumatisch bei Beckenfrakturen, Luxationen des Hüftgelenks und Schussverletzungen. Iatrogen bei TEP-Implantation.
- **Anamnese:** Gangunsicherheit z.B. direkt nach der Injektion oder postoperativ, aber auch Stunden bis Tage später. Sensibilitätsstörungen am Fuß.
- **Untersuchung:** Bei Befall des Peroneusteils findet sich eine Fußheber- und Zehenheberschwäche (M4-M0). Hypästhesie zwischen 1. und 2. Zehe, am Fußrücken und am lateralen distalen Unterschenkel (Abb. 3.41). Trizepssehnenreflex auslösbar! Bei kompletter Läsion zusätzlich Fußsenkerparese und Hypästhesie an der Fußsohle und der Wade. Aktive Hüftbeweglichkeit und abgeschwächte Kniebeugung erhalten. Trizepssehenenreflex ausgefallen (Abb. 1.39).
- **Diagnostik:** Evtl. neurologisches Konsil (EMG, NLG, frische oder alte Schädigung, Denervierung, Reparation).
- **DD:** Peroneusparese. Wurzelläsion L5/S1.

Femoralisparese (L1–L4)

Schädigung des N. femoralis, meist in Höhe des Leistenbandes oder bei einer intrapelvinen Schädigung.

- **Ätiologie:** Retroperitoneales Hämatom (z.B. unter Antikoagulantientherapie). Operative Eingriffe (Hüft-TEP-Implantation). Traumata. Aneurysmen der Aorta abdominalis. Entzündliche Prozesse an den Hüftgelenken u.a.
- **Anamnese:** Fällt meist relativ rasch auf durch die Unfähigkeit, das Kniegelenk zu strecken.
- **Untersuchung:** Kniestrecker- und Hüftbeugeschwäche (M4-M0; bei intrapelviner Schädigung). Alleinige Kniebeugerschwäche (M4-M0, bei Schädigung in Höhe des Leistenbandes). Hypästhesie an der Vorderinnenseite des Oberschenkels, an Innen- und Vorderseite des Unterschenkels und am medialen Fußrand (Abb. 3.41). Fehlender PSR (Abb. 1.38).
- **Diagnostik:** Evtl. neurologisches Konsil (EMG, NLG, frische oder alte Schädigung, Denervierung, Reparation).
- **DD:** Wurzelläsion L3/L4.

3.3 Kniegelenk und Unterschenkel

3.3.1 Systematische Untersuchung

■ Lokalbefund

Gangbild

- Unauffällig/hinkend, rechts/links
- Schmerzhinken, Verkürzungshinken, Schonhinken, Versteifungshinken

Beckenstand

- Beckengeradstand/Beckenschiefstand (Verkürzungsausgleich: – cm, rechts/links)

Achsen

- Physiologisch/pathologisch, rechts/links
- Genu valgum/varum, Genu recurvatum (Abb. 3.12), Crus varum, Rotation (außen/innen), – Grad
- Interkondylärer Abstand, Malleolarabstand (cm) (Abb. 3.13)

Hämatom/Abschürfung/Offene Wunde/Schorf

- Ggf. Lokalisation/Ausdehnung/Umfänge

Schwellung/Rötung/Hyperthermie

- Ggf. Lokalisation/Ausdehnung/Umfänge/Konsistenz (weich/derb/verschieblich)

Narben

- Ggf. Lokalisation/Ausdehnung/Konsistenz (weich/derb/verschieblich)

Kapselschwellung

- Ggf. gering/deutlich, rechts/links

Erguss

- Ggf. gering/prall/tanzende Patella (Abb. 3.14)

Muskulatur

- Kräftig/abgeschwächt, verkürzt
- Atrophie (deutliche/geringe)
- M. quadriceps femoris/M. vastus medialis, Kniebeuger, rechts/links

Umfänge

- cm, rechts/links
- 20 cm oberhalb med. Gelenkspalt, 10 cm oberhalb med. Gelenkspalt, Kniescheibenmitte, 15 cm unterhalb med. Gelenkspalt, Unterschenkel kleinster Umfang, Knöchel, Rist über Kahnbein, Vorfußballen

Beweglichkeit Knie

- Extension/Flexion –/–/– Grad, passiv, rechts/links (Abb. 3.15)

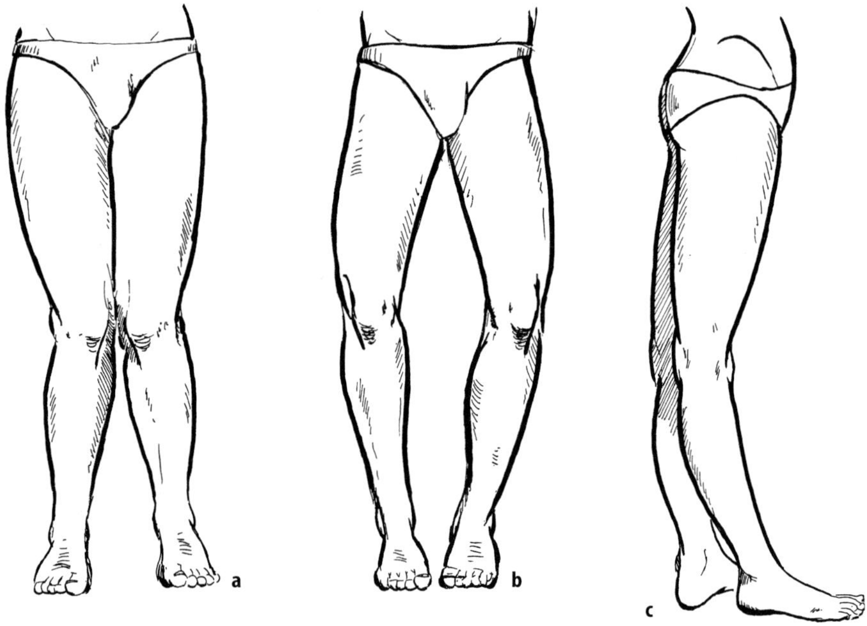

Abb. 3.12 a–c. Genu valgum (**a**), Genu varum (**b**), Genu recurvatum (**c**)

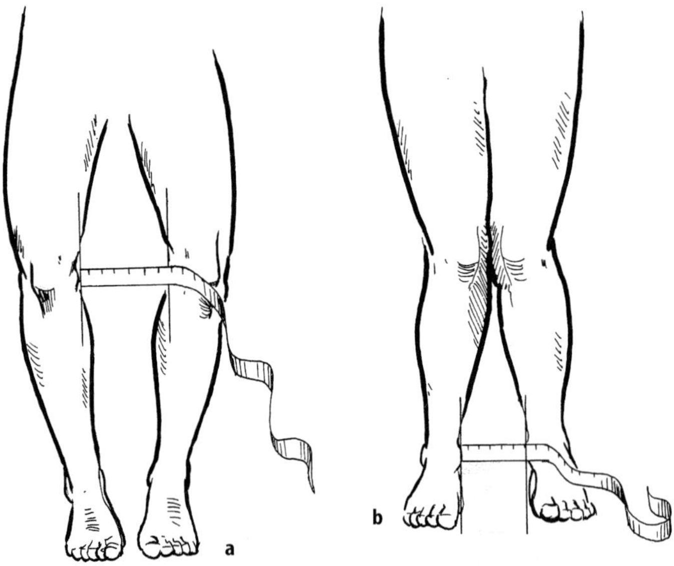

Abb. 3.13 a, b. Messung interkondylärer Abstand (**a**) und Malleolarabstand (**b**)

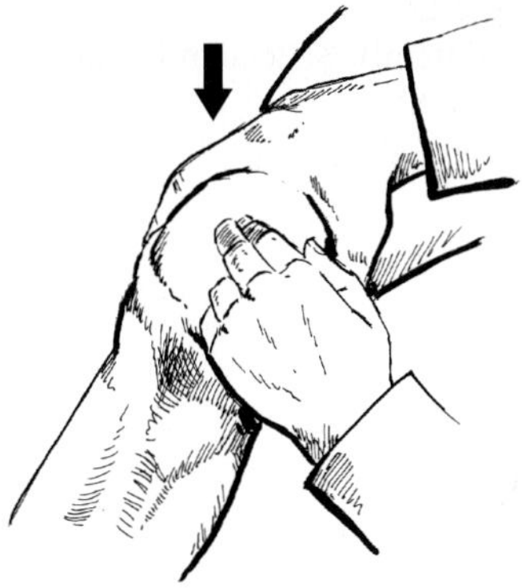

Abb. 3.14. Prüfung eines Kniegelenkergusses: Der Untersucher drückt mit der flach aufgelegten Hand den oberen Rezessus aus und umfasst dabei die Patella, ohne sie zu fixieren. Mit dem gegenseitigen Zeigefinger kann bei starkem Erguss die Patella federnd niedergedrückt werden und wippt wieder zurück („tanzende Patella")

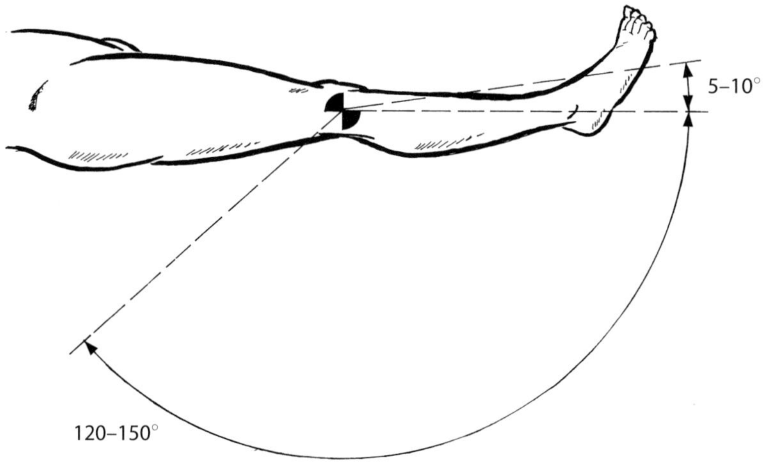

Abb. 3.15. Prüfung Extension/Flexion im Kniegelenk

Beweglichkeit Patella

- Hypermobil/normal/straff, rechts/links
- Führung bei Flexion zentral/lateralisiert, rechts/links

Krepitation

- Ggf. fein/grob
- Retropatellar/mediales Kompartment/laterales Kompartment, rechts/links

Kniegelenkschmerz

- Keiner; wenn ja, rechts/links:

- Bewegungsschmerz (Richtung, kontinuierlich/endgradig)
- Druckschmerz: Gelenkspalt (ventral/dorsal, medial/lateral), Seitenbandansatz (femoral/tibial), Femurkondyle, Patellafacette (Abb. 3.18)
- Patellaverschiebeschmerz (Abb. 3.16), Zohlen-Zeichen (Abb. 3.17)
- Apley-Distraktionsschmerz (Abb. 3.19)

Meniskuszeichen
- Negativ/positiv, rechts/links:
- Druckschmerz Gelenkspalt (medial/lateral)
- Druckschmerz medialer Gelenkspalt, bei Flexion weiter hinten
- Außenrotationsschmerz medial/Innenrotationsschmerz lateral (Abb. 3.20)
- Adduktionsschmerz medial/Abduktionsschmerz lateral (Abb. 3.21)
- Payr-Test (Abb. 3.22)
- Apley-Kompressionstest (Abb. 3.23)
- Überbeugeschmerz/Überstreckschmerz

Seitenbänder
- Stabil/vermehrte Aufklappbarkeit (medial/lateral; rechts/links), jeweils in Neutral-Null-Stellung und bei 30° Flexion (Abb. 3.24)

Kreuzbänder
- Stabil/positive vordere Schublade (+/++/+++) bei 90° Flexion (in Neutral-Null-Stellung, bei 15° Außenrotation, bei 30° Innenrotation), rechts/links (Abb. 3.25)
- Stabil/positive hintere Schublade (+/++/+++) bei 90° Flexion, rechts/links
- Anschlag bei Auslösen der Schublade hart/weich, rechts/links
- Lachmann-Test negativ/positiv, rechts/links (Abb. 3.26)
- Pivot-Shift-Test negativ/positiv, rechts/links (Abb. 3.27)

Amputationsstumpflänge
- ■ cm (rechts/links) vom inneren Kniegelenkspalt bis zum Stumpfende

■ Neurologie

Reflexe (Abb. 1.38, 1.39)
- Lebhaft/abgeschwächt/nicht auslösbar/gesteigert/Kloni, rechts/links
- Patellarsehne (L4), Tibialis posterior (L5), Achillessehne (S1)

Sensibilität (Abb. 3.41)
- Hypästhesie/Parästhesie/Dysästhesien, rechts/links
- Dermatom (einem peripheren Nerv zuzuordnen/nicht genau zuzuordnen)

Motorik
- Intakt/abgeschwächt (M0-M1-M2-M3-M4-M5), rechts/links
- Kniebeugung (L3), Kniestreckung (L4), Hackenstand (Fuß-/Großzehenheber; L5, N. peroneus), Zehenstand (Fußsenker; S1)

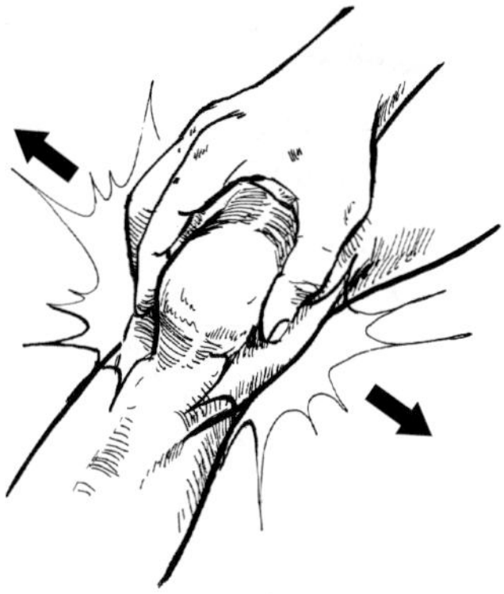

Abb. 3.16. Prüfung Patellaverschiebeschmerz

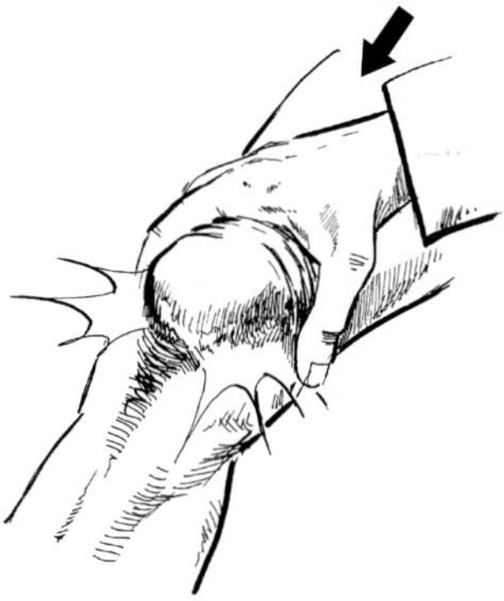

Abb. 3.17. Prüfung Zohlen-Zeichen: Der Untersucher umfasst die Patella von proximal und fixiert sie mit leichtem Druck nach distal. Das Zeichen ist positiv, wenn der Patient beim aktiven Anspannen der Kniestrecker retropatellar Schmerzen angibt

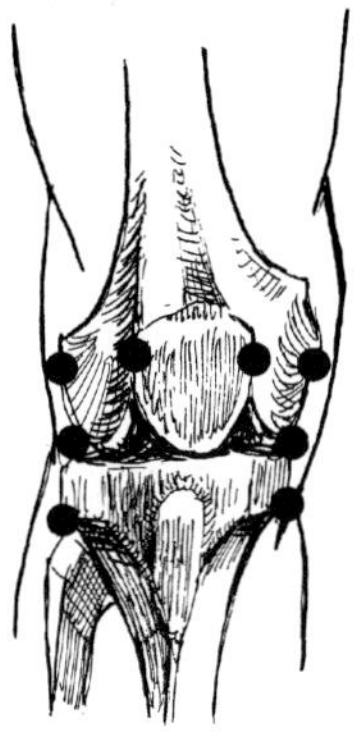

◀ **Abb. 3.18.** Prüfung druckschmerzhafte Punkte am Kniegelenk: medialer und lateraler Gelenkspalt (ventral/dorsal), mediales und laterales Seitenband (tibial und femoral), mediale und laterale Patellafacette (Facettendruckschmerz)

▼ **Abb. 3.19.** Apley-Distraktionstest: Der Patient liegt auf dem Bauch; der Untersucher rotiert den 90° gebeugten Unterschenkel unter Zug nach innen und außen. Bei einer Kapselläsion ist der Test schmerzhaft (positiv)

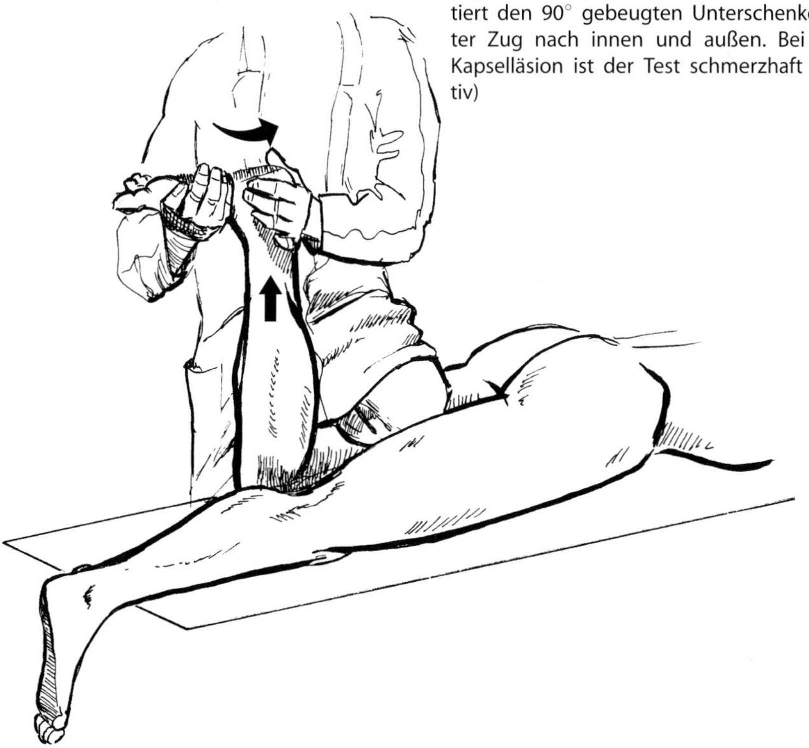

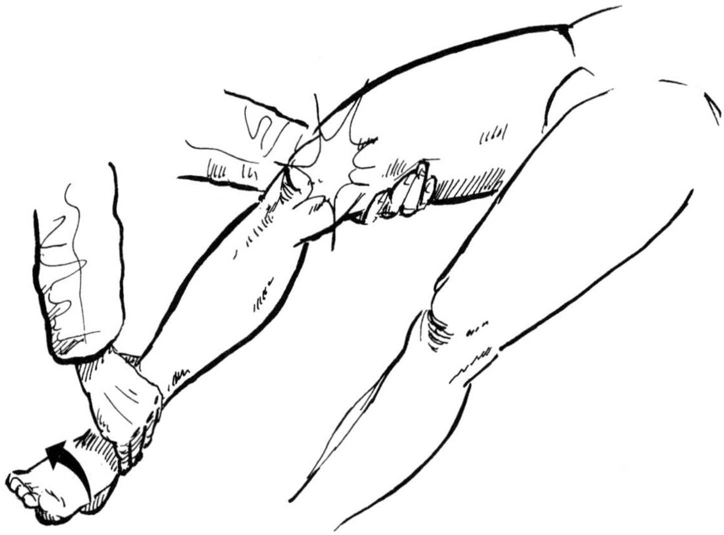

Abb. 3.20. Prüfung Rotationsschmerz: Ein Außenrotationsschmerz medial spricht für eine Innenmeniskusläsion, ein Innenrotationsschmerz lateral für eine Außenmeniskusläsion

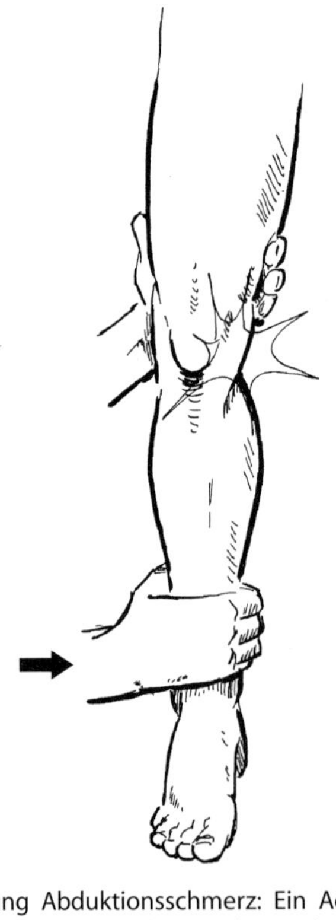

Abb. 3.21. Prüfung Abduktionsschmerz: Ein Adduktionsschmerz medial spricht für eine Innenmeniskusläsion, ein Abduktionsschmerz lateral für eine Außenmeniskusläsion

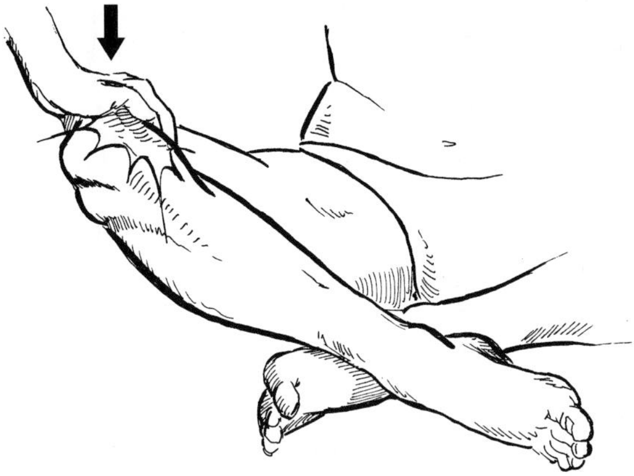

Abb. 3.22. Payr-Test: Der Patient sitzt im Schneidersitz; der Untersucher drückt das betroffene Kniegelenk nach unten. Der Test ist positiv bei Angabe von Schmerzen am medialen Gelenkspalt. Dies spricht für eine Innenmeniskusläsion

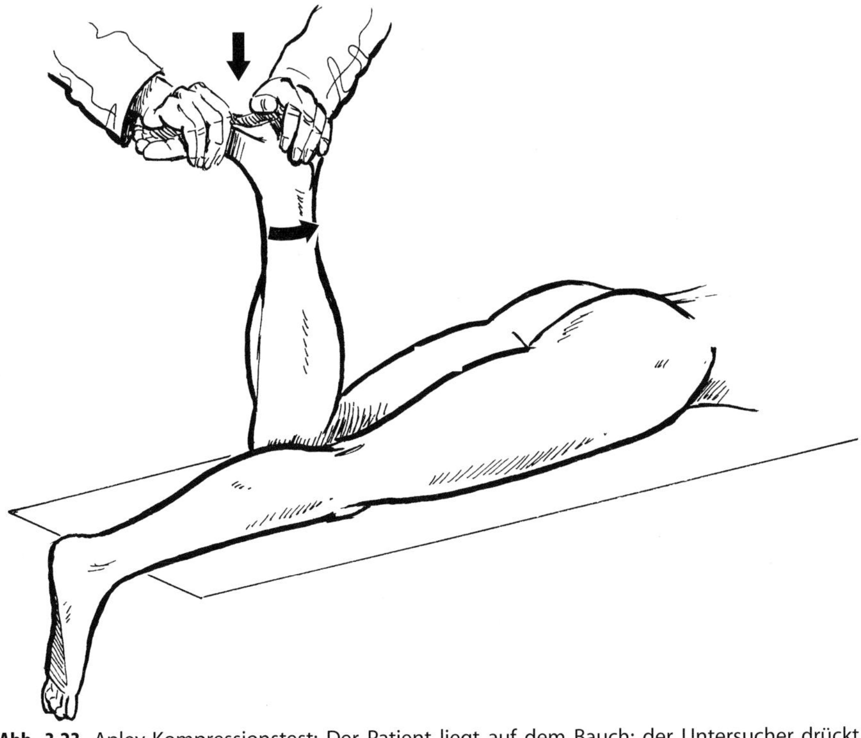

Abb. 3.23. Apley-Kompressionstest: Der Patient liegt auf dem Bauch; der Untersucher drückt den Unterschenkel nach unten und rotiert ihn gleichzeitig nach innen und außen. Ein Außenrotationsschmerz medial spricht für eine Innenmeniskusläsion, ein Innenrotationsschmerz lateral für eine Außenmeniskusläsion

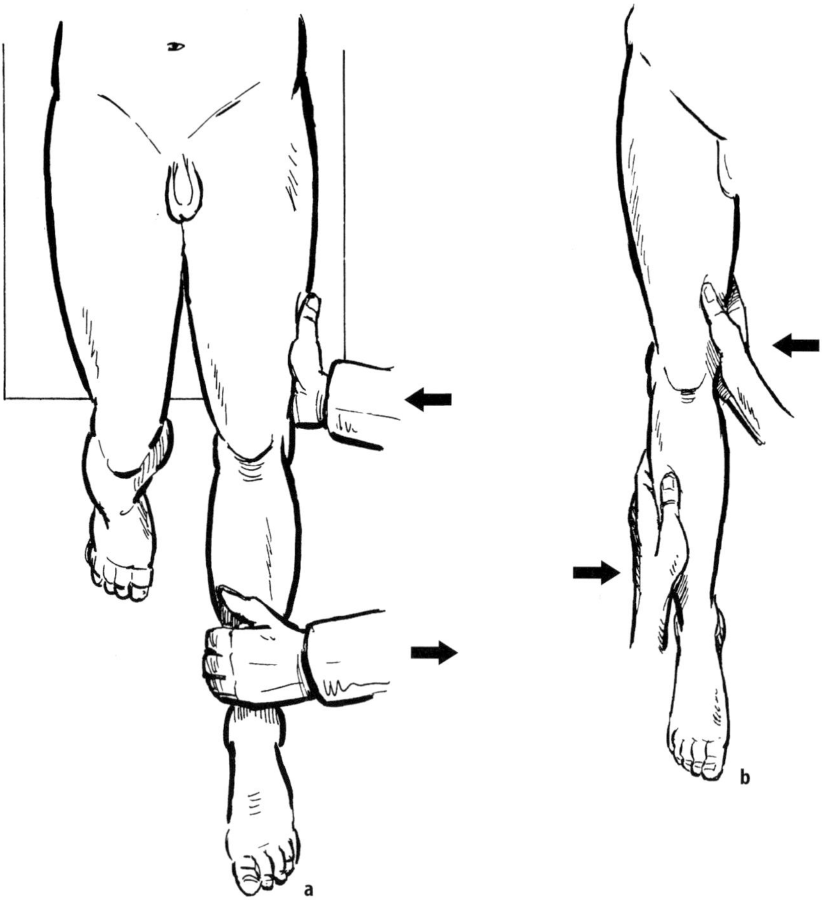

Abb. 3.24 a, b. Prüfung der medialen (**a**) bzw. lateralen (**b**) Aufklappbarkeit des Kniegelenks. Dabei wird das Kniegelenk in leichter Beugung gehalten, um die stabilisierende Wirkung der hinteren Kapsel aufzuheben

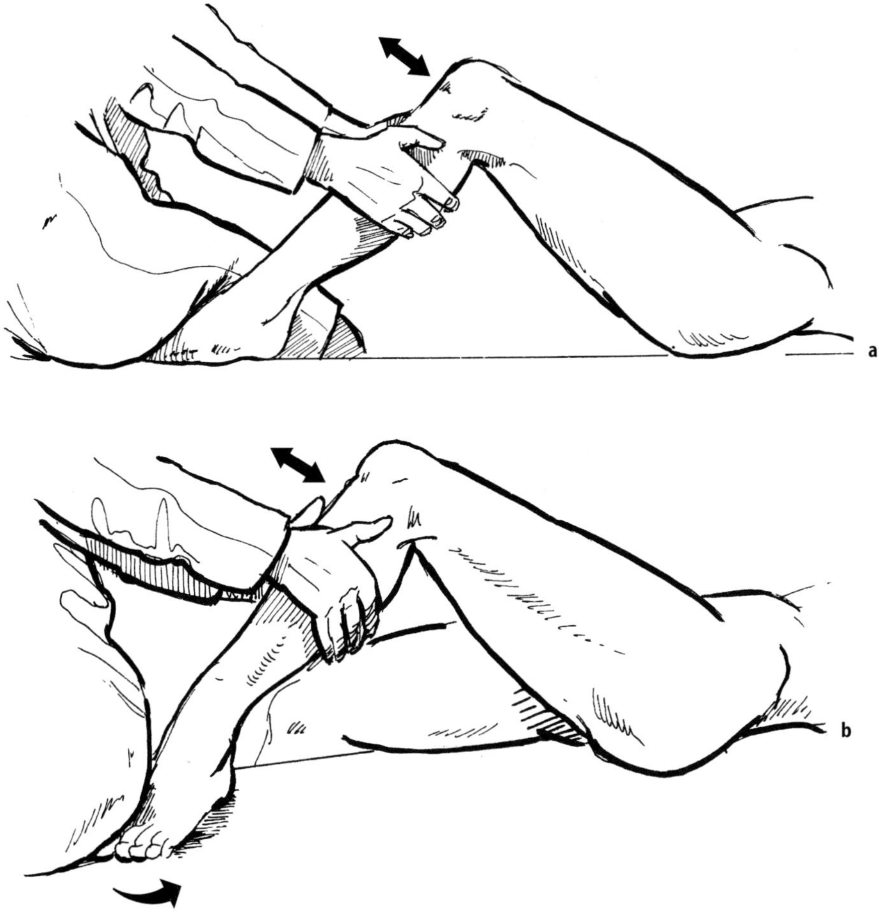

Abb. 3.25. (**a**) Prüfung der vorderen und hinteren Schublade. Bei vorderer Kreuzbandruptur ist die vordere, bei hinterer Kreuzbandruptur die hintere Schublade positiv. Die Rotationsschublade (**b**) erlaubt eine Beurteilung der Beteiligung des seitlichen Kapsel-Band-Apparats. Die positive Schublade bei Außenrotation spricht für eine zusätzliche Schädigung des medialen, bei Innenrotation für eine zusätzliche Schädigung des lateralen Kapsel-Band-Apparats

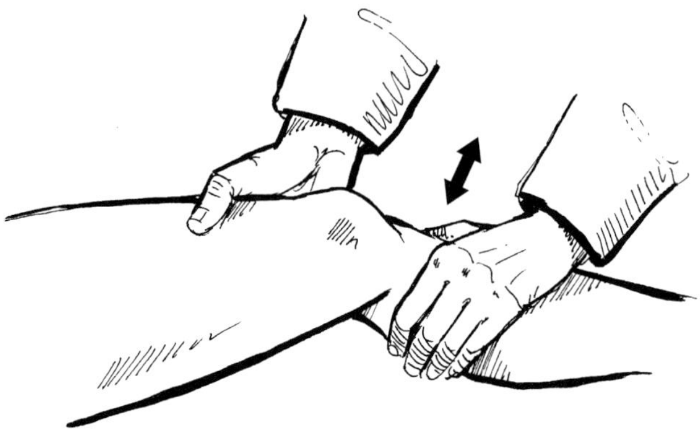

Abb. 3.26. Lachmann-Test: In ca. 20° Beugung werden distaler Femur und Tibiakopf umfasst und a.-p. gegeneinander verschoben. Lässt sich eine Translation auslösen, so ist der Test positiv. Dies spricht für eine vordere Kreuzbandruptur

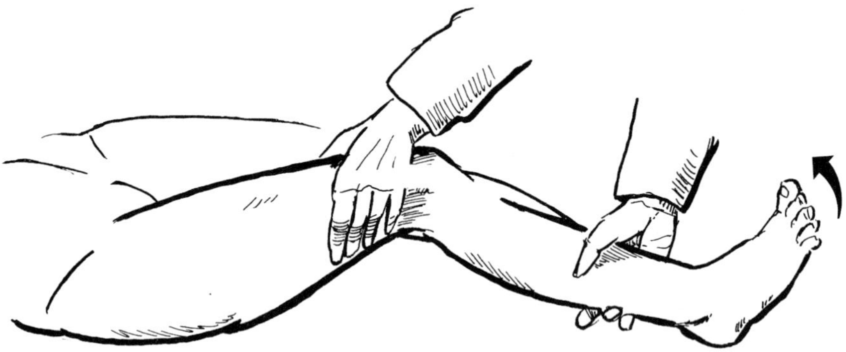

Abb. 3.27. Pivot-Shift-Test: Der Patient soll das Bein entspannen, der Untersucher hebt es mit einer Hand etwas oberhalb des Kniegelenkes hoch und übt dort einen Valgusstress aus. Gleichzeitig rotiert er den Unterschenkel mit der anderen Hand nach innen und beugt das Bein. Der Test ist positiv, wenn bei der Bewegung ein fühlbares Schnappen im Kniegelenk auftritt. Dies spricht für eine vordere Kreuzbandruptur

■ Durchblutung

Arterien

- Kräftig/schwach/nicht tastbar
- A. poplitea, A. dorsalis pedis, A. tibialis posterior, rechts/links

Venen

- Ggf. Varicosis cruris, venöse Stauung, Hyperpigmentierung, rechts/links

Kapillarpuls

- Sichtbar/nicht sichtbar an den Zehenkuppen, rechts/links

3.3.2 Leitsymptome

Die Leitsymptome an Knie und Unterschenkel sind in Tabelle 3.2 aufgeführt.

3.3.3 Erkrankungen

■ Klinische Krankheitsbilder

Erworbene Kontrakturen

Bewegungseinschränkungen des Kniegelenks in Form von Beugekontrakturen (Streckhemmung, Streckdefizit) und Beugehemmungen (Strecksteife) sowie fibröser oder knöcherner Ankylose (Versteifung).

- **Ätiologie:** Posttraumatisch, postoperativ. Nach akuten und chronischen Entzündungen; durch zu lange Ruhigstellung, M. Sudeck, Hämophilie, Rheumatoidarthritis, fortgeschrittene Gonarthrosen.
- **Anamnese:** Vor allem Funktionsstörung.
- **Untersuchung:** Bei Beugekontraktur funktionelle Beinverkürzung, kompensatorische Spitzfußstellung. Oft Atrophie der Oberschenkelmuskulatur. Bewegungsausmaß eingeschränkt, harter, weicher oder federnder Anschlag bei Bewegung. Verschieblichkeit der Patella meist deutlich eingeschränkt.
- **Diagnostik:** Röntgen des Kniegelenks in zwei Ebenen (Ausschluss knöcherner Schädigung).
- **DD:** Orientieren sich an den ätiologisch bedeutsamen Erkrankungen.

Femoropatellares Schmerzsyndrom

Schmerzen im Bereich der Patella. Ursache ist eine Chondromalazie (Erweichung) des retropatellaren Knorpels (Grad I–IV nach Outerbridge). Es besteht keine Korrelation von Schmerzen zum Grad der Chondromalazie.

- **Ätiologie:** Multifaktoriell. Patella bipartita; Genu valgum; Insuffizienz des M. vastus medialis; konstitutionelle Bänderschwäche; Überlastung und Kontusionen.
- **Anamnese:** Vorwiegend im Jugendalter und bei Mädchen. Schmerzen im Bereich der Patella (oft beiderseits) bei Bergab- oder Treppabgehen. Auch nach längerem Sitzen (Kino, Auto fahren).
- **Untersuchung:** Gel. Atrophie des M. vastus medialis. Facettendruckschmerz (Abb. 3.18), Patellaverschiebeschmerz (Abb. 3.16), Zohlen-Zeichen positiv (Abb. 3.17). Zunehmende Lateralisation der Patella bei Flexion. Krepitation möglich.

Tabelle 3.2. Knie und Unterschenkel: Leitsymptome

Anamnese	Schmerz	Lokalbefund, Funktionstests	Sensible Störung	Motorische Störung	Spricht für
Vorwiegend jugendliche Mädchen, kein Trauma	Schmerzen im Bereich der Patella, bes. beim Bergab- oder Treppabgehen und nach längerem Sitzen	Gel. Atrophie des M. vastus med., Facettendruckschmerz, Patellaverschiebeschmerz, Zohlen-Zeichen pos., Lateralisation der Patella bei Flexion	Keine	Keine	Femoropatellares Schmerzsyndrom
Häufiger Frauen vor dem 20. Lebensjahr, leicht zu reponierende wiederholte Luxationen der Patella ohne Trauma	Kaum Schmerzen	Abnorm verschiebliche Patella, vermehrte Lateralisation der Patella bei Flexion	Keine	Keine	Habituelle Patellaluxation
Luxation der Patella durch Wegknicken oder Hinstürzen, später immer häufiger und leichter	Starke Schmerzen bes. nach den ersten Luxationen	Schwellung, Hämatom, tanzende Patella, Druckschmerz mediale Patellafacette, später evtl. vermehrte Lateralisation der Patella bei Flexion	Keine	Keine	Rezidivierende Patellaluxation
Jugendliche, uncharakteristische Beschwerden, kein Trauma, evtl. Einklemmungen, Schwellneigung	Belastungsabhängige Schmerzen im Kniegelenk	Evtl. Kapselschwellung, evtl. Erguss, evtl. Druckschmerz über dem medialen Gelenkspalt, kein Rotations- und Adduktionsschmerz, evtl. tastbarer freier Körper im oberen Rezessus	Keine	Keine	Osteochondrosis dissecans
Aufstehen aus der Hocke oder leichtes Verdrehtrauma, Schwellung des Kniegelenkes, Streckhemmung oder Einklemmungen	Schmerzen bei Belastung bzw. (bestimmten) Bewegung des Kniegelenkes	Evtl. Kapselschwellung, evtl. Erguss, Druckschmerz medialer Gelenkspalt, Außenrotationsschmerz medial, Adduktionsschmerz medial	Keine	Keine	Mediale Meniskusläsion

Altes Verdrehtauma (Skiabfahrt, Fußball), „giving way“, Unsicherheitsgefühl und wiederholtes Wegknicken, rezidivierende Schwellungen	Kaum	Evtl. Kapselschwellung, Erguss und pos. Meniskussymptomatik, vordere Schublade pos., Lachmann-Test pos., Pivot-Shift-Test pos.	Keine	Keine	Veraltete vordere Kreuzbandruptur
Bekannte Unterschenkelfraktur, operiert oder konservativ versorgt	Kontinuierliche und krampfartige Unterschenkelschmerzen	Leichte Spitzfußstellung, zunächst lokale, zunehmende Weichteilschwellung, später prall gespannte Konsistenz der Muskulatur, Schmerzverstärkung bei aktiven und passiven Bewegungen	Können im Verlauf eintreten	Können im Verlauf eintreten	Kompartmentsyndrom
Vorwiegend Männer, Einklemmungen, Schwellneigung	Messerstichartige Schmerzen bei Bewegung und Belastung	Kapselschwellung, Erguss, evtl. tastbare freier Körper, evtl. Einschränkung der Beweglichkeit	Keine	Keine	Chondromatose
Alter 50–60 Jahre, evtl. bekannte ältere Kniegelenksschädigung, zunehmende Einschränkung der Gehstrecke und Varus- oder Valgusstellung des Kniegelenkes	Schmerzen im Kniegelenk nach längerer Ruhepause, Anlaufschmerz, später Belastungs- und Ruheschmerz	Schmerzhinken, vermehrtes Genu varum (valgum), Kapselschwellung, evtl. Erguss, Muskelatrophie Oberschenkel, evtl. Streckdefizit, Beugehemmung, Krepitation, Zohlen-Zeichen pos.	Keine	Keine	Gonarthrose
Meist ältere Patienten, z.B. bekannte Rheumatoidarthritis oder (beginnende) Gonarthrose, Druck- oder Spannungsgefühl in der Kniekehle	Leicht ziehender Schmerz in der Kniekehle	Tastbare, prallelastische Schwellung in der Kniekehle	Keine	Keine	Poplitealzyste (Baker-Zyste)

Tabelle 3.2 (Fortsetzung)

Anamnese	Schmerz	Lokalbefund, Funktionstests	Sensible Störung	Motorische Störung	Spricht für
Rezidivierende Schwellungen des Kniegelenkes, (bekannte) enterale oder urogenitale Infektion, Zeckenbiss	Kaum	Geringe Kapselschwellung und Hyperthermie, Erguss, Muskelatrophie	Keine	Keine	Reaktive Arthritis
Kniegelenkpunktion, Op. am Knie, Angina tonsillaris, Knie schwillt an und wird heiß, reduziertes Allgemeinbefinden, Fieber, Schüttelfrost	Heftige Knieschmerzen	Schmerzhinken, starke Schwellung, Rötung, Hyperthermie, tanzende Patella, Beweglichkeit stark schmerzhaft eingeschränkt	Keine	Keine	Bakterielle Gonitis
Säugling oder Kleinkind, auffällige Verbiegung des Unterschenkels auf einer Seite	Kaum	Varische Verbiegung des Unterschenkels im distalen Drittel, evtl. lokaler Druckschmerz am Scheitelpunkt und Instabilität	Keine	Keine	Crus varum congenitum
Kind (2–4 Jahre), zunehmende varische Verbiegung des Unterschenkels	Kaum	Genu varum mit Biegungsscheitel nahe dem Kniegelenk	Keine	Keine	M. Blount
Operativer Ein-griff an der Hüfte oder am Knie, Gipsverband/Lagerungsschiene an Oberschenkel- oder Unterschenkel, Fuß kann nicht gehoben werden	Schmerzen im Bereich von Druckstellen möglich	(Steppergang), Trizepssehnenreflex auslösbar	Hypästhesie zwischen 1. und 2. Zehe, am Fußrücken und am lateralen distalen Unterschenkel	Fuß- und Großzehenheberschwäche	Peroneusparese

- **Diagnostik:** Röntgen des Kniegelenks in zwei Ebenen (Ausschluss pathologischer knöcherner Veränderungen). Defilé-Aufnahmen der Patella (tangential in 30, 60 und 90° Flexion; zeigt mögliche Lateralisation bei Flexion).
- **DD:** Plicasyndrom. Patella bipartita.

Plicasyndrom

Retropatellares und medial parapatellares Schmerzsyndrom, welches mit einer Hypertrophie und Fibrosierung der Plica mediopatellaris einhergeht. Kann zu Druckschäden am femoralen und am patellaren Knorpel führen.

- **Ätiologie:** Einklemmungen der Plica mediopatellaris zwischen medialer Femurkondyle und medialer Patellafacette.
- **Anamnese:** Retropatellare und medial der Patella lokalisierte Schmerzen. Schnappen medial zwischen Patella und Patellagleitbahn beim Aufstehen aus dem Sitzen möglich.
- **Untersuchung:** Relativ uncharakteristisch. Evtl. tastbarer Strang medial der Patella unter der Haut, medialer Facettendruckschmerz (Abb. 3.18) und (evtl.) pos. Zohlen-Zeichen (Abb. 3.17).
- **Diagnostik:** Röntgen des Kniegelenks in zwei Ebenen (Ausschluss pathologischer knöcherner Veränderungen). Defilé-Aufnahmen der Patella (tangential in 30, 60 und 90° Flexion; zeigt mögliche Lateralisation bei Flexion).
- **DD:** Femoropatellares Schmerzsyndrom. Patella bipartita.

Genu recurvatum

Überstreckbares Kniegelenk.

- **Ätiologie:** konstitutionelle Bindegewebsschwäche. Meist erworben: Trauma (Verletzungen der ventralen proximalen Tibiaepiphyse, in Fehlstellung verheilte Frakturen), Entzündungen, Tumoren. Neurogen (Poliomyelitis). Kompensatorisch: Beinverkürzung auf der Gegenseite, nicht ausgeglichener kontrakter Spitzfuß.
- **Anamnese:** Kniegelenk ist zu überstrecken. Evtl. Gang- und Standunsicherheit.
- **Untersuchung:** Im Stand deutlich überstrecktes Kniegelenk (Abb. 3.12). Freie Beweglichkeit, wobei die Extension deutlich über 5–10 Grad möglich ist.
- **Diagnostik:** Röntgen des Kniegelenks mit Unterschenkel in zwei Ebenen im Einbeinstand (Ausschluss pathologischer knöcherner Veränderungen, Beurteilung der Kniegelenkachsen).

Genu varum/Genu valgum im Wachstumsalter

Ein- oder beidseitige O- bzw. X-Fehlstellung des Beins. Physiologisch ist die beidseitige O-Beinstellung des Neugeborenen bis jenseits des 2. Lebensjahrs. Danach folgt bis etwa zum 7. Lebensjahr eine physiologische X-Beinstellung, die sich dann auf ca. 5–7° reduziert. Pathologische Beinachsenfehlstellungen treten ein- und beidseitig auf.

- **Ätiologie:** Pathologische Beinachsenfehlstellungen. Beiderseits: bei Rachitis, Phosphatdiabetes, Achondrodysplasie, Osteogenesis imperfecta. Einseitig: idiopathisch, Schädigung der Wachstumsfuge durch Trauma, Entzündung oder Tumoren. M. Blount, Lähmungen. Kompensatorisch (Hüftadduktionskontraktur).
- **Anamnese:** Im Vordergrund steht die augenfällige Deformierung. Kaum Schmerzen.
- **Untersuchung:** Beinachse im Sinne von vermehrtem Varus bzw. Valgus verändert (Abb. 3.12). Interkondylärer bzw. intermalleolärer Abstand erhöht (Abb. 3.13). Bei Genu valgum findet sich außerdem beiderseits ein ausgeprägter Knick-Senk-Spreizfuß (Abb. 3.29).

Kompartmentsyndrom des Unterschenkels

Starke Schwellung der Muskulatur innerhalb der Faszienlogen, einhergehend mit Mikrozirkulationsstörungen, interstitiellem Ödem und Druckanstieg in den Logen. Am Unterschenkel existieren 4 Kompartimente: vorderes, fibulares, oberflächliches dorsales und tiefes dorsales. Geht mit zunehmenden Funktionsstörungen einher. Führt unbehandelt zur Nekrose der Muskulatur.

- **Ätiologie:** Frakturen, massive Metallimplantate, zu straffe Fasziennaht, Blutungen (Antikoagulantien, Gefäßverletzung), Ödeme durch Kontusion, schnürende Verbände, Gips, Leistungssport (Gehen), Militärmärsche.
- **Anamnese:** Schwellung und Schmerzen (kontinuierlich und krampfartig). Sensible Störungen (Spätsymptom!), später schwere Funktionsstörungen.
- **Untersuchung:** Leichte Spitzfußstellung. Lokale Weichteilschwellung über den betroffenen Kompartimenten. Später prall gespannte bis steinharte Konsistenz der Muskulatur. Schmerzverstärkung bei aktiver Bewegung gegen Widerstand und bei passiver Dehnung der Muskulatur, aktive und passive Beweglichkeit schmerzhaft eingeschränkt. Peripherer Puls meist tastbar. Es folgen sensible und motorische Ausfälle.

► Der periphere neurovaskuläre Status muss regelmäßig untersucht und dokumentiert werden, um die Entwicklung eines Kompartmentsyndroms zu erkennen.

- **Diagnostik:** Perkutane Gewebedruckmessung.
- **DD:** Tiefe Unterschenkelvenenthrombose. Peroneusparese. Akuter arterieller Verschluss bei peripherer arterieller Verschlusskrankheit.

M. Sudeck (Algodystrophie)

Schmerzhafte Dystrophie an den Extremitäten mit regionaler Störung der Durchblutung und Atrophie der Weichteile und des Knochens.

- **Ätiologie:** Nach Frakturen oder operativen Eingriffen. Lokale Entzündungen u. a. Psychische Faktoren. In 20% idiopathisch.
- **Anamnese:** Akutes Stadium I: Entzündliche Phase mit Hyperämie. Ödematöse Schwellung der Haut, Ruhe- und Belastungsschmerz. Subakutes Stadium II: Phase der Dystrophie. Nach 2–4 Monaten. Rückgang der Schwellung. Atrophie der Subkutis. Schrumpfung von Gelenkkapsel und Bandapparat. Chronisches Stadium III (Endstadium): Phase der Atrophie. Nach 3–6 Monaten. Atrophie von Haut, Subkutis und Skelett. Erhebliche Einschränkung der Beweglichkeit, Kontrakturen.
- **Untersuchung:** Akutes Stadium I: Fuß und Unterschenkel sind ödematös aufgequollen, die ist Haut bläulich livide gefärbt, glänzend und überwärmt. Sie macht den Eindruck, als sei sie stark gespannt. Schmerzen in Ruhe und bei Bewegung. Subakutes Stadium II: Extremität abgeschwollen. Blasse, kühle „Glanzhaut". Beweglichkeit im Sprunggelenk eingeschränkt bis aufgehoben. Chronisches Stadium III (Endstadium): im Vergleich zur Gegenseite deutliche Atrophie des Unterschenkels. Einschränkungen der Beweglichkeit im Sprunggelenk.
- **Diagnostik:** Röntgen des Unterschenkels und Fußes in zwei Ebenen (Entkalkung, fleckige Zeichnung). Labor (cross-links im Urin erhöht).

Patellaluxation

Chronisch rezidivierende Luxation der Patella aus ihrem Gleitlager. Meist nach lateral. Es wird zwischen habitueller und rezidivierender Patellaluxation unterschieden.

- **Ätiologie:** Selten angeboren. Traumatisch (wird jedoch selten akut gesehen, da sie spontan reponiert). Einriss des medialen Retinakulums nach Luxation. Meist entwicklungsbedingte Formabweichungen der Gelenkkörper (Patelladysplasie, Dysplasie der Kondylen, Genu valgum, Genu recurvatum, pathologische Femurantetorsion, Lateralisation der Tuberositas tibiae) und am Streckapparat (Bandlaxizität, Patella alta). Atrophie des M. vastus medialis. u. a.
- **Anamnese:** Frauen sind häufiger als Männer betroffen. Erste Luxation meist vor dem 20. Lebensjahr, häufig beidseitig. Bei der habituellen Luxation luxiert die Patella leicht und ohne wesentliche Beschwerden. Sie ist ebenso leicht zu repo-

nieren. Bei der rezidivierenden Luxation tritt nach einem plötzlichen Wegknicken und Hinstürzen bei Drehbewegungen ein starker Schmerz auf. Die Reposition gelingt nur unter Schmerzen. In der Folge luxiert die Patella immer leichter und häufiger. Sie kann vom Patienten selber reponiert werden bzw. reponiert sich spontan.

- **Untersuchung:** Habituelle Luxation: Abnorm starke Verschieblichkeit der Patella. Vermehrte Lateralisation der Patella bei zunehmender Flexion. Mitunter bis zur lateralen Subluxation oder Luxation. Mögliche Begleitbefunde: Patella alta, Genu valgum (Abb. 3.12), schwach ausgebildeter M. vastus medialis. Rezidivierende Luxation: Schwellung, evtl. Hämatom, Erguss (Abb. 3.14). Starker Druckschmerz mediale Patellafacette (Abb. 3.18). Später evtl. vermehrte Lateralisation der Patella bei Flexion und Druckschmerz mediale Patellafacette (bei sekundären degenerativen Veränderungen im Kniegelenk).
- **Diagnostik:** Röntgen des Kniegelenks in zwei Ebenen (Ausschluss knöcherner Verletzungen). Defilé-Aufnahmen der Patella (tangential in 30, 60 und 90° Flexion; zeigt u. a. mögliche Lateralisation bei Flexion, Patelladysplasie oder auch kleine knöcherne Fragmente).
- **DD:** Habituelle oder rezidivierende Patellaluxation.

Meniskusläsionen

Einriss des Meniskus. Tritt auf als Längsriss und Korbhenkelriss, Querriss und Lappenriss sowie als Horizontalriss. Betrifft das Vorderhorn, die Pars intermedia und das Hinterhorn. Vorwiegend finden sich Läsionen am Hinterhorn des Innenmeniskus, gefolgt von der Pars intermedia des Außenmeniskus.

- **Ätiologie:** In 50% degenerativ, in etwa 40% sekundär traumatisch (oft in Verbindung mit einer Kreuzbandläsion), nur 8% primär traumatisch. Scheibenmeniskus.
- **Anamnese:** Männer sind häufiger als Frauen betroffen. Beginn der Schmerzen oft schleichend oder nach dem Aufstehen aus der Hocke, nach einem Verdreh- oder anderen Trauma. Nach einem Trauma tritt relativ rasch eine Schwellung des Kniegelenks auf. Streckhemmung, häufig fühlbares Schnappen im Gelenk. Einklemmungserscheinungen bzw. Blockierungen (können oft durch Schütteln, Drehen und vorsichtiges Bewegen des Kniegelenks gelöst werden).
- **Untersuchung:** Evtl. Kapselschwellung, Erguss (Abb. 3.14). Bei verzögerter Vorstellung auch Muskelatrophie des M. vastus medialis. Überstreckschmerz (betrifft Vorderhorn). Überbeugeschmerz (betrifft Hinterhorn). Mediale Meniskusläsion: Druckschmerz über dem medialen Gelenkspalt in Höhe der Läsion (Abb. 3.18). Dieser liegt bei einer Läsion am Innenmeniskushinterhorn bei Flexion weiter hinten als bei Extension (Steinmann II). Außenrotationsschmerz medial (Abb. 3.20, Steinmann I). Adduktionsschmerz medial (Abb. 3.21). Apley-Kompressionstest bei Außenrotation positiv (Abb. 3.23, Rotation des 90° gebeugten Kniegelenks in Bauchlage unter gleichzeitigem Druck). Payr positiv (Abb. 3.22, Schmerzen med. Gelenkspalt im Schneidersitz bei weiterem Herunterdrücken

des Kniegelenkes). Laterale Meniskusläsion: Druckschmerz über dem lateralen Gelenkspalt in Höhe der Läsion (Abb. 3.18). Innenrotationsschmerz außen (Abb. 3.20, Steinmann I). Abduktionsschmerz lateral (Abb. 3.21). Apley-Kompressionsschmerz bei Innenrotation positiv (Abb. 3.23).

- **Diagnostik:** Röntgen des Kniegelenks in zwei Ebenen und Patellagleitbahn (Beurteilung Gelenkspalte, Gelenkflächen). MRT (bei nicht eindeutiger Symptomatik!).
- **DD:** Chondropathie, beginnende Gonarthrose, M. Ahlbäck. Bei Einklemmungen: Plicasyndrom, freier Gelenkkörper (Chondromatose, Osteochondrosis dissecans) und partielle vordere Kreuzbandruptur.

Meniskusganglion

Ganglion über der Basis des Meniskus. Oft in Kombination mit einer basisnahen Meniskusläsion. Vorwiegend am Außenmeniskus.

- **Ätiologie:** Metaplasie von Mesenchymzellen. Meniskusfehlformen und -läsionen. Ernährungsstörungen und Überlastung.
- **Anamnese:** Tritt meist bei Männern im 3. Lebensjahrzehnt auf. Lokale Schmerzen und umschriebene Schwellung mit wechselnder Ausdehnung.
- **Untersuchung:** Tastbarer (meist auch sichtbarer), prall elastischer Tumor über dem Gelenkspalt, lokaler Druckschmerz, oft positive Meniskussymptomatik.
- **Diagnostik:** Röntgen des Kniegelenks in zwei Ebenen und Patellagleitbahn (Beurteilung Gelenkspalte, Gelenkflächen). Sonografie (Ausdehnung). MRT (bei nicht eindeutiger Symptomatik!).

■ Angeborene Fehlbildungen und Stoffwechseldefekte

Crus varum congenitum/angeborene Unterschenkelpseudarthrose

Angeborene oder sich im ersten Lebensjahr entwickelnde Verbiegung des Unterschenkels im mittleren oder unteren Drittel, die später mit einer Pseudarthrose in diesem Bereich einhergeht. Meist einseitig, aber auch beiderseits.

- **Ätiologie:** Sporadisch, aber auch familiär gehäuft. Bei Neurofibromatose bis zu 10%. Umschriebene Knochenaufbaustörungen, Differenzierungsschwäche des Knochens, lokal begrenzte Kollagenstörung. Die Pseudarthrose tritt spontan oder nach unblutigen oder operativen Maßnahmen auf.
- **Anamnese:** Auffällige Verbiegung des Unterschenkels, meist einseitig. Verzögerter Laufbeginn und Störung des Gangbildes.
- **Untersuchung:** Relativ typisch ist die einseitige varische Verbiegung des Unterschenkels im distalen Tibiadrittel in Kombination mit einer Antekurvation, Beinverkürzung. Bei straffer Pseudarthrose lokaler Druckschmerz und Instabilität der Fragmente.

- **Diagnostik:** Röntgen des Unterschenkels in zwei Ebenen (Nachweis der Deformität und ggf. der Pseudarthrose, DD). MRT (bei nicht eindeutiger Symptomatik).
- **DD:** Rachitis. Lues connata. Osteogenesis imperfecta.

Patella bipartita

Angeborene Teilung der Patella. In der überwiegenden Zahl der Fälle als Patella bipartita mit Lokalisation des 2. (kleineren Teiles) im lateralen oberen Quadranten. Auch Patella tripartita und multipartita (bis zu 6 Segmente möglich).

- **Ätiologie:** Wahrscheinlich Hemmungsfehlbildung.
- **Anamnese:** Meist Zufallsbefund, z.B. bei femoropatellarem Schmerzsyndrom.
- **Untersuchung:** Facettendruckschmerz, evtl. pos. Zohlen-Zeichen, Patellaverschiebeschmerz und Krepitation.
- **Diagnostik:** Röntgen des Kniegelenks in zwei Ebenen und Patellagleitbahn (Nachweis der Teilung der Patella).
- **DD:** Femoropatellares Schmerzsyndrom. Plicasyndrom.

Scheibenmeniskus

Scheibenform des Meniskus, wobei nahezu der gesamte betroffene Gelenkspalt ausgefüllt wird. Es ist fast ausschließlich der laterale Meniskus betroffen.

- **Ätiologie:** Wahrscheinlich Hemmungsfehlbildung während der Embryonalentwicklung.
- **Anamnese:** Kein Geschlechtsunterschied. Beschwerden erst im 2. Lebensjahrzehnt. Schmerzen und Schnappen oder Klicken beim Laufen oder Rennen. Unsicherheitsgefühl. Einklemmungen möglich.
- **Untersuchung:** Relativ uncharakteristisch. Druckschmerz über dem (lateralen) Gelenkspalt (Abb. 3.18) und Schnappen bei Bewegung möglich.
- **Diagnostik:** Röntgen des Kniegelenks in zwei Ebenen und Patellagleitbahn (Ausschluss pathologischer knöcherner Veränderungen). MRT (bei nicht eindeutiger Symptomatik!).
- **DD:** Meniskusläsion. Plicasyndrom.

M. Ahlbäck

Aseptische Nekrose der medialen Femurkondyle im höheren Alter.

- **Ätiologie:** Primär (idiopathisch). Sekundär nach lokaler oder systemischer Kortisongabe. Zirkulationsstörungen bei Herz-Kreislauf-Erkrankungen, Hyperlipoproteinämie, Hyperurikämie und Diabetes mellitus.
- **Anamnese:** Seltene Erkrankung, die in der Mehrzahl bei Frauen über 60 Jahre auftritt. Plötzlich auftretende Belastungs-, aber auch Ruheschmerzen am medialen Gelenkspalt. Kein Trauma. Schmerzbedingte Einschränkung der Gehstrecke.
- **Untersuchung:** Hinkendes Gangbild, bei fortgeschrittenen Befunden vermehrtes Genu varum (Abb. 3.12). Druckschmerz über dem medialen Gelenkspalt (Abb. 3.18). Einschränkung der Beweglichkeit.
- **Diagnostik:** Röntgen des Kniegelenks in zwei Ebenen im Einbeinstand und Patellagleitbahn (Nachweis der Osteonekrose, DD). Szintigrafie (Mehrspeicherung). MRT (Ausdehnung der Nekrose).
- **DD:** (Degenerative) Meniskusläsion. Osteochondrosis dissecans (bei jüngeren Patienten). Primäre oder sekundäre (mediale) Gonarthrose.

M. Osgood-Schlatter

Aseptische Nekrose der Apophyse der Tibia mit typisch stadienhaften Verlauf.

- **Ätiologie:** Verstärkter Zug des Lig. patellae z.B. durch sportliche Überlastung.
- **Anamnese:** Überwiegend Jungen im Alter zwischen 10 und 16 Jahren. Diskreter Ruheschmerz, deutlicher Belastungsschmerz (beim Treppen steigen und beim Sport: Sprung, Fußball).
- **Untersuchung:** Schwellung und Rötung im Bereich der Tuberositas tibiae, lokaler Druckschmerz, Schmerzverstärkung bei Streckung des Kniegelenks gegen Widerstand.
- **Diagnostik:** Röntgen des Kniegelenks in zwei Ebenen (Nachweis der Nekrose an der Tuberositas tibiae).

M. Sinding-Larsen

Aseptische Nekrose am distalen Patellapol.

- **Ätiologie:** Unbekannt.
- **Anamnese:** Jungen häufiger betroffen als Mädchen. Alter 10–14 Jahre. Diffuse Schmerzen im Knie oder lokalisierte Schmerzen an der Patella beim Treppen steigen und Sport (Sprung). Im Verlauf Beugebehinderung und Atrophie der Oberschenkelmuskulatur.

- **Untersuchung:** Lokaler Druckschmerz, Schmerzverstärkung bei Streckung des Kniegelenks gegen Widerstand, schmerzhafte Beugehemmung. Atrophie der Oberschenkelmuskulatur im Vergleich zur Gegenseite. Selten Schwellung an der Patellaspitze.
- **Diagnostik:** Röntgen des Kniegelenks in zwei Ebenen und Patellagleitbahn (Nachweis der Nekrose, DD).
- **DD:** Meniskusläsion. Plicasyndrom. Femoropatellares Schmerzsyndrom. Patella bipartita.

Osteochondrosis dissecans

Aseptische Nekrose eines subchondralen Knochenbezirks mit Tendenz zur kompletten Separation des darüber gelegenen Knochen-Knorpel-Stücks. Dieses wird zum freien Körper, der sog. Gelenkmaus. Der an der Gelenkfläche entstandene Defekt wird als „Mausbett" bezeichnet. Betrifft am Kniegelenk meist den medialen Femurkondylus, seltener den lateralen und die Patellarückfläche. Tritt in 10–30% beidseitig auf.

- **Ätiologie:** Nicht gesichert. Entstehungstheorien: Ischämie, Ossifikationsstörung der Epiphyse, einmaliges Trauma, wiederholte Mikrotraumen, Fehl- oder Dauerbelastung. Konstitutionelle oder hereditär genetische Disposition.
- **Anamnese:** Vorwiegend gegen Ende des Wachstumsalters, oft als Zufallsbefund im Röntgen. Beschwerden oft uncharakteristisch. Nicht genau lokalisierbare belastungsabhängige Schmerzen im Kniegelenk. Auch Schwellneigung und Ergussbildung. Plötzlich auftretende rezidivierende Einklemmungen typisch, wenn sich eine „freie Gelenkmaus" gebildet hat.
- **Untersuchungsbefund:** Evtl. vermehrter Umfang des Beins in Höhe des medialen Kniegelenkspalts und Erguss. Manchmal Druckschmerz über dem (medialen) Gelenkspalt. Mitunter kann die (freie) „Gelenkmaus" im oberen Rezessus getastet werden.
- **Diagnostik:** Röntgen des Kniegelenks in zwei Ebenen und Patellagleitbahn (Nachweis der Nekrose, DD). Evtl. MRT (Ausdehnung der Nekrose).
- **DD:** Meniskusläsion. Plicasyndrom. Femoropatellares Schmerzsyndrom. Patella bipartita.

M. Blount (Tibia vara)

Osteochondrose der proximalen medialen Tibiaepi- und -metaphyse. Das hier entstandene Wachstumsdefizit führt zu einer O-Deformität der Tibia.

- **Ätiologie:** Lokalisierte Form der epiphysären Dysplasie (Enchondrale Dysostose). Auch avaskuläre Nekrose des medialen Teils der proximalen Tibiametaphyse wird diskutiert.

- **Anamnese:** Manifestation 2.–4. Lebensjahr (infantile Form, häufiger), 4.–10. Lebensjahr (juvenile Form, seltener) und ab 10. Lebensjahr (adoleszente Form). Gehäuft in Finnland und auf Jamaika. Oft einseitige, manchmal auch beidseitige zunehmende varische Verbiegung des Unterschenkels.
- **Untersuchung:** Genu varum mit Biegungsscheitel nahe dem Kniegelenk (Abb. 3.12). Verkürzung des Unterschenkels (fast nur bei der infantilen Form). Kombination mit Innenrotationsfehler und Genu recurvatum möglich.
- **Diagnostik:** Röntgen des Kniegelenks mit Unterschenkel in zwei Ebenen (Nachweis der Nekrose, Bestimmung der Achsen, DD).
- **DD:** Physiologisches O-Bein. Crus varum congenitum. Chondrodystrophie. Rachitis. Osteogenesis imperfecta. Infekt, Trauma oder Tumor.

■ Degenerative Erkrankungen

Gonarthrose

Degenerative Veränderungen des Kniegelenks. Oft viele Jahre unbemerkt verlaufend (latente Gonarthrose), dann treten immer häufiger schubartige Beschwerden auf (aktivierte Gonarthrose). Als Varus- und Valgusgonarthrose vorkommend. Befall aller Kompartimente (Pangonarthrose) oder auch isoliert des Femoropatellargelenks (Retropatellararthrose).

- **Ätiologie:** Primär (idiopathisch). Sekundär: traumatische Schäden von Knorpel, Knochen, Menisken und Bändern. Entzündungen (bes. unspezifisch und rheumatisch). Aseptische Knochennekrosen (z. B. M. Ahlbäck). Stoffwechselstörungen (Chondrokalzinose, Gicht, Hämophilie). Immobilisation.
- **Anamnese:** Primäre Gonarthrose vor allem im Alter, sekundäre Gonarthrosen auch früher. Anfänglich uncharakteristischer Gelenkschmerz, dann auch Schmerzen nach längeren Ruhepausen, Anlaufschmerz. Ruhe- und Belastungsschmerz, Nachtschmerz. Morgensteifigkeit weniger als 30 min, Gehstrecke eingeschränkt. Zunehmende Beinfehlstellung und Bewegungseinschränkung. Atrophie der Oberschenkelmuskulatur. Zum Teil Schwellung des Kniegelenks.
- **Untersuchung:** Hinkendes Gangbild. Kniegelenkkonturen (zunehmend) verplumpt. Evtl. vermehrter Umfang des Beins in Höhe des Kniegelenks und Erguss. (Zunehmende) Varus- oder Valgusstellung der Kniegelenkachse (Abb. 3.12), einhergehend mit vermehrter medialer oder lateraler Aufklappbarkeit. Atrophie der Oberschenkelmuskulatur. Zohlen-Zeichen positiv (Abb. 3.17). Einschränkung der Beweglichkeit, evtl. Beugekontraktur. Verminderter Umfang des Oberschenkels im Vergleich zur Gegenseite. In der Kniekehle evtl. tastbare Poplitealzyste.
- **Diagnostik:** Röntgen des Kniegelenks in zwei Ebenen im Stehen und Patellagleitbahn (Beurteilung Gelenkspalte und Gelenkflächen, Achsen).
- **DD:** Ursachen der sekundären Gonarthrose.

▶ Kniegelenkbeschwerden werden in ca. 20% der Fälle durch eine Erkrankung des Hüftgelenks verursacht.

Poplitealzyste

Aussackung der hinteren Kapselwand des Kniegelenks (Baker-Zyste) oder kommunizierende Schleimbeutel (Bursa des medialen M. gastrocnemius, des M. semimembranosus und des M. popliteus). Die Zyste wird durch einen Ventilmechanismus über eine stielartige Verbindung zum Gelenk gefüllt, kann sich aber nicht entleeren.

- **Ätiologie:** Schwäche der hinteren Kapselwand (oft in Verbindung mit degenerativen Veränderungen am Meniskushinterhorn oder am Knorpel) oder Kommunikation der Bursen.
- **Anamnese:** Uncharakteristisch. Meist leicht ziehender Schmerz sowie Druck- und Spannungsgefühl in der Kniekehle.
- **Untersuchung:** Prallelastische, abgegrenzte Schwellung unterschiedlicher Größe in der Kniekehle tastbar (Knie gestreckt!).
- **Diagnostik:** Röntgen des Kniegelenks in zwei Ebenen (Ausschluss Gonarthrose). Sonografie (Ausdehnung der Zyste, DD). MRT (nur bei unklaren Befunden).
- **DD:** Ganglion. Thrombose. Thrombophlebitis. Tumoren. Aneurysma. Lymphknoten.

■ Entzündliche Erkrankungen

Unspezifische Entzündungen

Bursitis

Häufige Schleimbeutelentzündung des Kniegelenks. Zu unterscheiden sind eitrige, hämorrhagische, serofibrinöse und seröse Schleimbeutelentzündungen. Es treten auch Verkalkungen der Bursa auf (Bursa calcarea). Akute und chronische Bursitiden. Meist sind die Bursa suprapatellaris, präpatellaris und infrapatellaris sowie die Bursa anserina betroffen.

- **Ätiologie:** Infektion. Chronische Druckschädigung (Fliesenleger).
- **Anamnese:** Eitrige Bursitis: Starke Schmerzen, lokale schmerzhafte Schwellung und Rötung, Fieber. Chronisch abakteriell: Störende Schwellung, geringe Schmerzen bei Belastung.
- **Untersuchung:** Eitrige Bursitis: Starke lokale Schwellung, Rötung, Hyperthermie, starke Berührungs- und Druckempfindlichkeit. Chronisch abakteriell: Lokale Schwellung, Fluktuation. Geringer oder auch kein Druckschmerz.

- **Diagnostik:** Röntgen des Kniegelenks in zwei Ebenen und Patellagleitbahn (Ausschluss pathologischer knöcherner Veränderungen). Labor (BSG, CRP, Leukozyten ggf. erhöht).

Bakterielle Gonitis (Kniegelenkempyem)

Bakterielle, unspezifische Entzündung des Kniegelenks. Kommt als primäre und als sekundäre Gonitis vor.

- **Ätiologie:** Fast immer Staphylokokken, seltener Streptokokken, Gonokokken u. a. Primäre Gonitis: Direkte Kontamination mit Erregern bei offenen Verletzungen. Iatrogen bei operativen Eingriffen am Kniegelenk.
  Sekundäre Gonitis: Hämatogen von entferntem Fokus (Angina tonsillaris, Zahnwurzelgranulom, Furunkulose des Kindes u. a.) oder fortgeleitet aus einem Herd in der Nachbarschaft (Osteomyelitis, Weichteilinfektion).
- **Anamnese:** Zu Beginn heftige Knieschmerzen, das Gelenk wird heiß und schwillt an, Schüttelfrost, hohes Fieber, reduziertes Allgemeinbefinden.
- **Untersuchung:** Patient ist exsikkiert, Schmerzhinken, starke Schwellung, Rötung, Hyperthermie. Umfang des Beins in Höhe des Kniegelenks vermehrt, Erguss. Ausgeprägter Berührungs-, Druck- und Bewegungsschmerz, schmerzhaft eingeschränkte Beweglichkeit.
- **Diagnostik:** Röntgen des Kniegelenks in zwei Ebenen und Patellagleitbahn (Ausschluss pathologischer knöcherner Veränderungen). Labor (BSG, CRP, Leukozyten erhöht). Punktion (Abstrich, Bakteriologie).
- **DD:** Aktivierte Gonarthrose, reaktive Arthritis, chronische Polyarthritis. Diese Krankheitsbilder gehen allerdings nicht mit einer so ausgeprägten Reduktion des Allgemeinbefindens einher.

Spezifische Entzündungen

Tuberkulöse Gonitis

Spezifische Entzündung des Kniegelenks durch den Typus humanus des Mycobacterium tuberculosae. Es werden die primär synoviale und die primär ossäre Form unterschieden.

- **Ätiologie:** Infektion meist hämatogen vom Primärherd aus (Mycobacterium tuberculosae). Seltener durch Einbruch eines Knochenherdes in das Kniegelenk.
- **Anamnese:** Beginn eher uncharakteristisch. Diffuse Schmerzen, langsam zunehmende Schwellung, Muskelatrophie.
- **Untersuchung:** Haut blass (Tumor albus). Spindelförmige Verdickung im oberen Rezessus (Fungus), teigige Kapselschwellung. Atrophie der Oberschenkelmuskulatur im Vergleich zur Gegenseite.

- **Diagnostik:** Röntgen des Kniegelenks in zwei Ebenen und Patellagleitbahn (Ausschluss pathologischer knöcherner Veränderungen). Szintigrafie (Mehrspeicherung). Evtl. CT/MRT (Ausdehnung des Prozesses). Tine-Test. Gastroskopie (säurefeste Stäbchen). Labor (BSG etwas erhöht).
- **DD:** Vor allem Tumoren.

Rheumatische Entzündungen

Reaktive Arthritis

Unspezifische postinfektiöse Arthritis des Kniegelenks. Kann unbehandelt zu einer Gonarthrose führen.

- **Ätiologie:** Tritt infolge einer enteralen oder urogenitalen Infektion auf. Häufige Erreger sind Chlamydien, Borrelien, Neisserien, Yersinien und Shigellen.
- **Anamnese:** Rezidivierende, mehr oder minder ausgeprägte Schwellung des Kniegelenks. Geringe Überwärmung. Muskelatrophie. Später sekundäre Veränderungen im Sinne einer Gonarthrose.
- **Untersuchung:** Geringe Kapselschwellung und Hyperthermie. Vermehrter Umfang des Kniegelenks, Erguss (Abb. 3.14). Später auch Atrophie der Oberschenkelmuskulatur im Vergleich zur Gegenseite und Einschränkungen des Bewegungsausmaßes.
- **Diagnostik:** Röntgen des Kniegelenks in zwei Ebenen (Ausschluss pathologischer knöcherner Veränderungen). Labor (BSG, CRP, Leukozyten, Arthritisserologie: Bestimmung von Antikörpern gegen potenzielle Erreger).
- **DD:** Aktivierte primäre oder sekundäre Arthrose. Chronische Polyarthritis. Psoriasisarthritis. Meniskusläsion. Chondromatose. Tumoren.

■ Traumatische Erkrankungen

Ermüdungsfrakturen

Infraktionen (inkomplette Frakturen), die meist im Bereich der Tibia, der Fibula oder am distalen Femur auftreten. Sind eine, wenngleich seltene Ursache für ein plötzliches Spontanhinken bei Kindern.

- **Ätiologie:** Körperliche Überlastung.
- **Anamnese:** Kommt am ehesten bei Kindern vor. Schleichend zunehmende Schmerzen im Bereich des Kniegelenks. Dann plötzlich auftretendes Spontanhinken nach körperlicher Belastung.
- **Untersuchung:** Schmerzhinken. Lokaler Druckschmerz.

- **Diagnostik:** Röntgen des Kniegelenks mit Unterschenkel in zwei Ebenen (Frakturnachweis). Szintigrafie (Mehrspeicherung im Frakturgebiet). MRT (Frakturausdehnung, -lokalisation).
- **DD:** Tumoren.

Kreuzband- und Seitenbandrupturen

Rupturen der Kreuzbänder und/oder der Seitenbänder. Treten im Rahmen von Kapsel-Band-Schäden des Kniegelenks auf. Unterschieden werden: frische und „veraltete" Rupturen, komplette und partielle Rupturen. Des Weiteren einfache, komplexe (Rotations-) und kombinierte Instabilitäten.

Einfache Instabilitäten **sind durch eine pathologische Beweglichkeit in einer Achse oder Ebene gekennzeichnet. Dazu gehören die vordere, die hintere, die laterale und die mediale Instabilität.**

Bei ***komplexen Instabilitäten*** **(Rotationsinstabilitäten) liegen neben einer Kreuzbandschädigung auch Schäden an Seitenband, Kapsel und Meniskus vor. Dazu gehören die anteromediale, die anterolaterale und die posterolaterale Rotationsinstabilität sowie die posteromediale Instabilität.**

Kombinierte Instabilitäten **sind Kombinationen komplexer Instabilitäten auf und reichen bis zur kompletten Kniegelenkluxation.**

Am häufigsten tritt die ***anteromediale Rotationsinstabilität*** **(„unhappy triad") auf. Sie ist definiert als vordere Kreuzbandruptur, Innenbandruptur und Innenmeniskusläsion.**

- **Ätiologie:** Meist frisches Valgus-Flexions-Außenrotations-Trauma (z.B. Fußball und andere Ballsportarten, Skiabfahrt; anteromediale Instabilität). Aber auch Umknicken aus dem Stand nach ungewohnter sportlicher Betätigung (z.B. Skiabfahrt).
- **Anamnese:** Angaben zu Unfalldatum, -zeit und -ort, -mechanismus. Geh- und Sportfähigkeit nach dem Unfall sowie Auftreten einer Gelenkschwellung (sofort oder verzögert).
- **Frische Ruptur:** Krachen oder Knacken beim Trauma, danach akut Schmerzen. Schwellung des Kniegelenks innerhalb von 6 Stunden (Hämarthros). Beweglichkeit durch Schmerzen und mit zunehmender Schwellung eingeschränkt.
- **Veraltete Ruptur:** „giving way": Unsicherheitsgefühl beim Treppabsteigen, beim Laufen auf unebenem Gelände und beim plötzlichen Richtungswechsel im Lauf. Auch plötzliches Wegknicken; z.T. rezidivierende Schwellungen. Manchmal wird ein beim Laufen auftretendes Schnappphänomen des Tibiakopfs beschrieben. Keine Bewegungseinschränkung. Oberschenkelatrophie möglich.
- **Untersuchung:** Evtl. Kapselschwellung, Erguss (Abb. 3.14) und positive Meniskussymptomatik. Frische Ruptur: Beweglichkeit (schmerzhaft) eingeschränkt. Veraltete Ruptur: Evtl. Verminderung des Umfangs der Oberschenkelmuskulatur. Meist freie Beweglichkeit.

► Die Untersuchung auf Instabilität ist nach einem frischem Trauma oft relativ schwierig, da die Tests manchmal nicht eindeutig positiv sind!

- **Schublade:** Vordere und hintere Schublade normal 0–5 mm (Abb. 3.25). Vordere bzw. hintere passive Schublade pos. (Prüfung in 90° Beugung). Fehlender harter Anschlag in Richtung des verletzten Bandes. Ggf. Rotationsschublade positiv (bei Innenrotation wird der laterale, bei Außenrotation der mediale Kapsel-Band-Apparat beurteilt). Ggf. spontane hintere Schublade. Pos. Instabilitäten stets wie folgt angeben: 3–5 mm +, 5–10 mm ++, >10 mm +++. Anteromediale Instabilität Grad I, II und III.
- **Aufklappbarkeit:** Normale Aufklappbarkeit bei 30° Flexion: medial 5–12 mm (Frauen weniger als Männer), lateral 10–15 mm. Medial bzw. lateral vermehrt (Prüfung in voller Streckung und bei 30° Beugung).
- Lachmann-Test positiv (Abb. 3.26, oft einziger Test, der bei frischen Verletzungen von den Patient toleriert wird). Pivot-Shift-Test positiv (Abb. 3.27, bei frischen Verletzungen fast nie sicher beurteilbar). Überstrecktest pos. (Läsion vorderes Kreuzband und dorsomediales/dorsolaterales Kapseleck – Überstreckbarkeit im Seitenvergleich, Prüfung in Rückenlage, Beine hochheben).

► Grundsätzlich muss die Bandstabilität des verletzten Gelenks mit der (gesunden) Gegenseite verglichen werden, um das individuelle Ausmaß von Schublade und Aufklappbarkeit zu beurteilen.

- **Diagnostik:** Röntgen des Kniegelenks in zwei Ebenen (Ausschluss knöcherner Verletzungen), evtl. gehaltene Aufnahmen. MRT (bei unklaren Befunden, meist bei veralteten Rupturen). Punktion bei frischen Verletzungen (Hämarthros spricht für Kreuzbandruptur).

Ruptur der Sehne des M. quadriceps

Ruptur der Sehne des M. quadriceps proximal der Patella. Wird relativ leicht übersehen.

- **Ätiologie:** Meist degenerative Veränderungen der Sehne. Stolpern oder Sturz ohne größere anderweitige Auswirkungen.
- **Anamnese:** Patienten mittleren Alters und ältere Patienten. Heftige Schmerzen. Patient kann nicht problemlos rückwärts laufen. Hämarthros.
- **Untersuchung:** Schwellung des Kniegelenkes, Erguss (Abb. 3.14), lokaler Druckschmerz. Bei aktiver Streckung (Anheben des Beins) tastbare Lücke oberhalb der Patella.
- **Diagnostik:** Röntgen des Kniegelenks in zwei Ebenen (Ausschluss pathologischer knöcherner Veränderungen). Sonografie (Nachweis einer Lücke proximal der Patella, Erguss).
- **DD:** Tumoren. Patellarsehnenruptur und Abrissfraktur des unteren Patellapols (im seitlichen Röntgen: Patella alta).

Patellafraktur

Fraktur der Patella. Etwa 1% aller Frakturen. Quer-, Längs-, Schräg-, Stern- und Trümmerfrakturen. Knöcherne Patellapolabrisse. Dislozierte und nicht dislozierte Frakturen.

- **Ätiologie:** Meist direkte Gewalteinwirkung (Schlag von vorn auf das Knie oder Armaturenverletzungen). Seltener indirekt durch plötzliche Behinderung der Kniestreckung.
- **Anamnese:** Vorwiegend jüngere Patienten. Starke Schmerzen (gebeugtes Knie wird mit beiden Hände festgehalten). Ausgeprägte Schwellung (Hämarthros). Beweglichkeit des Kniegelenks schmerzhaft eingeschränkt.
- **Untersuchung:** Starke Schwellung mit Anspannung der Haut, lokales Hämatom und Druckschmerz. Dislozierte Frakturen: tastbare Lücke über der Patella. Das Bein kann nicht gestreckt angehoben werden. Nicht dislozierte Frakturen: Das Bein kann oft gestreckt angehoben werden.
- **Diagnostik:** Röntgen des Kniegelenks in zwei Ebenen (Frakturnachweis). Bei nicht eindeutigen Befunden auch Röntgen der Patellagleitbahn!

Proximale Tibiafrakturen und Tibiaschaftfrakturen

Tibiakopffraktur

Fraktur der proximalen Tibia. Als mono- oder bikondyläre intraartikuläre Frakturen. Oft in Kombination mit Überdehnung oder Ruptur des (gegenseitigen) Kapsel-Band-Apparats. Einteilung nach Schatzker in 6 Typen. Durch die leichte physiologische Valgusstellung entstehen meist laterale Kompressionsfrakturen.

- **Ätiologie:** Entstehen generell durch Sturz auf das gestreckte Knie.
- **Anamnese:** Schwellung des Kniegelenks (Hämarthros). Ausgedehntes Hämatom möglich. Luxationsfrakturen gehen fast immer mit ausgedehnten Kapsel-Band-Läsionen und neurovaskulären Schäden einher.
- **Untersuchung:** Im akuten Stadium oft eher schwierig. Hämatom, Kapselschwellung, tanzende Patella. Evtl. oberflächliche Hautabschürfung. Lokaler Druckschmerz. Oft gegenseitig vermehrte seitliche Aufklappbarkeit (durch Schädigung des gegenseitigen Kollateralbandes, Prüfung in Narkose).
- **Diagnostik:** Röntgen des Kniegelenks und proximalen Unterschenkels in zwei Ebenen (Frakturnachweis).

Tibiaschaftfraktur

Fraktur des Tibiaschafts. Bei Erwachsenen neben Sprunggelenk- und Schenkelhalsfraktur häufigste Fraktur an den unteren Extremitäten. Als isolierte Verletzung und bei Polytrauma. Es gibt Spiral-, Schräg- (am häufigsten) und Querfrakturen. Mit und ohne Drehkeil. Im Kindesalter auch als Grünholzfraktur. Die Frakturen sind disloziert oder nicht disloziert und erscheinen als offene oder als geschlossene Verletzung.

- **Ätiologie:** Indirekte (Torsionskräfte, z. B. bei Skiabfahrt, oft mit Fibulafraktur) und direkte Gewalteinwirkung (meistens im Sport, oft ohne begleitende Fibulafraktur).

▶ Die offene Tibiaschaftfraktur ist ein chirurgischer Notfall.

- **Anamnese:** Akute Schmerzen. Bein kann nicht belastet werden.
- **Untersuchung:** Evtl. Abschürfungen oder ausgedehntere Verletzungen der Haut, Verschmutzung. Schwellung und Hämatom im Frakturbereich. Achsabweichung möglich. Lokaler Berührungs- und Druckschmerz, Schmerzen bei (dem Versuch) der Funktionsprüfung der angrenzenden Gelenke.

▶ Bei Frakturen langer Röhrenknochen müssen immer die Gelenke oberhalb und unterhalb der Fraktur untersucht werden. Eine distal gelegene Tibiaschaftfraktur kann mit einer proximal gelegenen Fibulafraktur kombiniert sein.

- **Diagnostik:** Röntgen des Unterschenkels mit Kniegelenk und Sprunggelenk in zwei Ebenen (Frakturnachweis).

Distale Femurfrakturen

Suprakondyläre und interkondyläre Femurfrakturen bei Patienten mittleren Alters und bei Älteren

Fraktur des distalen Femurs, ggf. mit intraartikulärer Beteiligung. Trifft häufig den osteoporotischen Knochen des älteren Menschen, was zu Problemen bei der Versorgung dieser Frakturen führt.

- **Ätiologie:** Sturz auf das Knie. Oft osteoporotischer Knochen.
- **Anamnese:** Heftige akute Schmerzen im Kniegelenk. Anschwellen des Kniegelenks (Hämarthros). Bewegungen im Kniegelenk wegen Schmerzen nicht möglich.
- **Untersuchung:** Evtl. pralle Schwellung des Kniegelenks. Hämatom. Starker Berührungs- und Druckschmerz.
- **Diagnostik:** Röntgen des Kniegelenks mit Ober- und Unterschenkel in zwei Ebenen (Frakturnachweis).

Interkondyläre und kondyläre Femurfrakturen bei jungen Erwachsenen

Distale Femurfrakturen, oft mit intraartikulärer Beteiligung. Häufig in Kombination mit einer osteochondralen Fraktur, Meniskus- und Kapsel-Band-Verletzungen. Oft begleitende Verletzungen der Hüfte und Patellafraktur.

- **Ätiologie:** In der Regel starke Gewalteinwirkung.
- **Anamnese:** Heftige akute Schmerzen. Anschwellen des Kniegelenks (Hämarthros). Evtl. neurologische Ausfälle. Bewegungen im Kniegelenk wegen Schmerzen nicht möglich.
- **Untersuchung:** Pralle Kniegelenkschwellung. Untersuchung der neurovaskulären Strukturen: Cave! Pulsverlust A. poplitea, A. tibialis posterior, A. dorsalis pedis (chirurgischer Notfall!).
- **Diagnostik:** Röntgen des Kniegelenks mit Ober- und Unterschenkel in zwei Ebenen (Frakturnachweis).
- **DD:** Auf begleitende Frakturen der Hüfte achten.

Epiphysenfraktur der distalen Femurepiphyse

Fraktur, die bei Jugendlichen in der Pubertät vorkommt.

- **Ätiologie:** Die kräftige Abduktion des gestreckten Kniegelenks kann zu einem Abrutschen der distalen Femurepiphyse nach lateral führen. Des weiteren Hyperextension (Abrutschen nach vorn).
- **Anamnese:** Junge Patienten. Starke akute Schmerzen, Anschwellen des Kniegelenks (Hämarthros). Neurovaskuläre Ausfälle möglich (Einklemmen z.B. der A. poplitea durch die Fraktur). Bewegungen im Kniegelenk wegen Schmerzen nicht möglich.
- **Untersuchung:** Praller Kniegelenkerguss.
  Untersuchung der neurovaskulären Strukturen: Cave! Pulsverlust A. poplitea, A. tibialis posterior, A. dorsalis pedis (chirurgischer Notfall!).
- **Diagnostik:** Röntgen des Kniegelenks mit Ober- und Unterschenkel in zwei Ebenen (Frakturnachweis).
- **DD:** Auf begleitende Frakturen achten.

■ Tumoröse Erkrankungen

Primäre Tumoren

Solitäre (juvenile) Knochenzyste

Wahrscheinlich häufigste Erkrankung aus der Gruppe der Tumoren und tumorähnlichen Erkrankungen. Bevorzugt am proximalen Humerus und am proximalen Femur (u.a. auch distale Tibia und Kalkaneus). Rezidive treten auf.

- **Ätiologie:** Tumorähnliche Erkrankung mit unbekanntem Ursprungsgewebe.
- **Anamnese:** Kann schon bei sehr jungen Kindern auftreten, meist aber zwischen dem 8. und 15. Lebensjahr. Keine klinischen Symptome oder aber auch Spontanfraktur.
- **Untersuchung:** Ggf. Frakturzeichen.
- **Diagnostik:** Röntgen des Kniegelenks mit angrenzendem Ober- und Unterschenkel in zwei Ebenen (Tumornachweis: glatter, oval begrenzter Defekt). Szintigrafie (evtl. Mehrspeicherung). Kürettage oder anderes Resektionsverfahren (Histologie).
- **DD:** Aneurysmatische Knochenzyste.

Aneurysmatische Knochenzyste

Macht 1–2% aller primären Knochentumoren aus. Bevorzugt am proximalen und distalen Femur, an der Tibia sowie an Wirbelsäule und Becken. Rezidive in 20%.

- **Ätiologie:** Benigner Tumor.
- **Anamnese:** Tritt meist vor dem 20. Lebensjahr auf. Kaum klinische Symptome oder aber auch Spontanfraktur.
- **Untersuchung:** Meist uncharakteristisch, evtl. Schmerzen und Schwellung.
- **Diagnostik:** Röntgen des Kniegelenks mit angrenzendem Ober- und Unterschenkel in zwei Ebenen (Tumornachweis: ähnlich wie bei der juvenilen Knochenzyste, Knochen aber weiter ausgeweitet). Szintigrafie (evtl. Mehrspeicherung). Kürettage oder anderes Resektionsverfahren (Histologie).
- **DD:** Solitäre (juvenile) Knochenzyste. Riesenzelltumor. Fibröse Dysplasie.

Multiple kartilaginäre Exostosen

Exostosen. Gehen in der Regel vom Epiphysenknorpel der langen Röhrenknochen aus. Finden sich insbes. an Humerus und Tibia, Radius und Ulna.

- **Ätiologie:** Dominant vererbte Systemerkrankung. Bevorzugt bei Männern manifestiert. Penetranz beim weiblichen Geschlecht geringer.

- **Anamnese:** Treten nicht selten schon im Säuglingsalter auf. Manifestieren sich klinisch aber in der Regel im Wachstumsalter. Seltener Schmerzen, häufiger Druck auf angrenzende Nerven und Gefäße. Vereinzelt eingeschränkte Gelenkfunktion.
- **Untersuchung:** Meist tastbarer, oft in der Tiefe liegender Tumor. Leichter Druckschmerz. Sensible Störungen im Ausbreitungsgebiet anliegender Nerven, aber selten stärker ausgeprägt. Die Beweglichkeit im Kniegelenk ist kaum eingeschränkt.
- An der Hand häufig Verkürzung der Ulna und daraus resultierende Manus valga. An der Hüfte Einschränkung der Außenrotation, Kleinschrittigkeit und Beckenrotation bei Vorsetzen des Beins.
- **Diagnostik:** Röntgen der druckschmerzhaften Region in zwei Ebenen (Nachweis der Exostose).

Synoviale Chondromatose

Multiple, z. T. verknöcherte Knorpelneubildungen im Gelenk, welche in und auf der Synovialis sowie teilweise als freie Körper im Gelenk liegen. Betrifft meist das Kniegelenk und den Ellenbogen, aber auch andere Gelenke.

- **Ätiologie:** Benigne Neoplasie der Synovialis. Metaplasie in der Gelenkkapsel mit Umwandlung in Knorpelgewebe, deren Ursache unbekannt ist. Exogene und endogene Faktoren werden diskutiert. Häufung nach rezidivierenden Traumata am Ellenbogen wird beschrieben.
- **Anamnese:** Tritt vorwiegend bei Männern auf. Messerstichartige Bewegungs- und Belastungsschmerzen, Einklemmungserscheinungen. Führt unbehandelt am Knie nicht selten zu einer sekundären Gonarthrose.
- **Untersuchung:** Kapselschwellung, Erguss (Abb. 3.14), manchmal tastbare freie Körper, wenn diese relativ groß sind. Beuge- und Streckdefizit sowie Achsabweichungen treten erst später auf.
- **Diagnostik:** Röntgen des Kniegelenks in zwei Ebenen und Patellagleitbahn (Beurteilung Gelenkspalte und -flächen, freie Körper, DD). Arthroskopische Probeexzision (Histologie).
- **DD:** Aktivierte Gonarthrose. Reaktive Arthritis. Villonoduläre Synovialitis. Psoriasisarthritis.

Villonoduläre Synovialitis

Benigne, tumorähnliche Wucherung der Synovialis. Es wird zwischen einer nodulären und einer pigmentierten Form unterschieden. Wegen des erheblichen lokal destruktiven Charakters kann die pigmentierte Form durch Knochendestruktion zur Zerstörung des Gelenks führen.

- **Ätiologie:** Unbekannt. Wird auch als semimaligner Tumor angesehen.
- **Anamnese:** Die noduläre Form tritt akut auf, die diffuse Form meist monoartikulär. Gelenkschwellungen (rezidivierende blutige Ergüsse), Einklemmungen, später auch Atrophie der Oberschenkelmuskulatur, Fehlstellungen und Einschränkungen der Beweglichkeit.
- **Untersuchung:** Umfang des Kniegelenks vermehrt, Erguss (Abb. 3.14). Später Atrophie der Oberschenkelmuskulatur. Einschränkung der Beweglichkeit (Streckdefizit, Beugehemmung).
- **Diagnostik:** Röntgen des Kniegelenks in zwei Ebenen und Patellagleitbahn (Ausschluss pathologischer knöcherner Veränderungen, DD). Arthroskopische Probeexzision (Histologie).
- **DD:** Reaktive Arthritis. Aktivierte Gonarthrose. Chondromatose. Psoriasisarthritis.

Riesenzelltumor

Relativ häufiger Tumor, dessen Lokalisation die Epiphyse ist (diese ist sonst nur noch vom Chondroblastom betroffen). Neigt bei unzureichender Resektion sehr stark zu Rezidiven. In 10% echte Metastasierung mit destruktivem Charakter. Entwickelt sich relativ langsam. Einteilung nach Enneking in Stadium I–III.

- **Ätiologie:** Wegen des besonders bösartigen lokalen Charakters, aber auch der Möglichkeit der Metastasierung auch als semimaligne bezeichnet.
- **Anamnese:** Tritt erst nach Wachstumsabschluss auf. Meist im Alter zwischen 30 und 40 Jahren. Am Knie Gelenkschmerzen, gelegentlich rezidivierende Schwellungen, manchmal Spontanfrakturen.
- **Untersuchung:** Evtl. Schwellung, Erguss (Abb. 3.14), ggf. Frakturzeichen.
- **Diagnostik:** Röntgen des Kniegelenks mit angrenzendem Ober- und Unterschenkel in zwei Ebenen, evtl. CT/MRT (Ausschluss pathologischer knöcherner Veränderungen, DD). Szintigrafie (evtl. Mehrspeicherung). Probeexzision (Histologie).
- **DD:** Osteosarkom. Chondroblastom. Aneurysmatische Knochenzyste. Metastasen.

Osteosarkom

Mit etwa 40% häufigster Vertreter aller malignen Knochentumoren. Befällt insbesondere die wachstumsintensiven Metaphysen um das Kniegelenk. Eine weitere bevorzugte Lokalisation stellt der proximale Humerus dar. Schnell wachsender Tumor. Metastasiert hämatogen.

- **Ätiologie:** Maligner Tumor knöchernen Ursprungs.
- **Anamnese:** Betroffen sind vorwiegend Jugendliche, insbes. in der Pubertät. Während der ersten 6–8 Wochen relativ uncharakteristische Schmerzen z.B. im Be-

reich des Kniegelenks. Diese werden häufig mit Überlastungen oder Traumen in Verbindung gebracht. Manchmal erst durch Spontanfraktur auffällig.

- **Untersuchung:** Evtl. tastbare Schwellung am Oberschenkel, lokaler Druckschmerz, ggf. auch Frakturzeichen.

► Bei unklaren Kniegelenkschmerzen ist immer auch an eine Erkrankung der Hüfte oder des Femurschafts zu denken!

- **Diagnostik:** Röntgen des Oberschenkels mit Hüfte und Knie in zwei Ebenen (Beurteilung pathologischer knöcherner Veränderungen). Szintigrafie (Mehrspeicherung). CT/MRT, Angiografie (Ausdehnung des Prozesses, Beurteilung der Nähe zum Gefäß-Nerven-Bündel). Probeexzision (Histologie).
- **DD:** Ewing-Sarkom. Riesenzelltumor. Aneurysmatische Knochenzyste. Fibröse Dysplasie u. a.

Ewing-Sarkom

Dritthäufigster maligner Knochentumor. Befällt vorwiegend die Diaphysen und gelegentlich auch die Metaphysen von Femur, Tibia und Humerus sowie das Becken. Metastasiert frühzeitig hämatogen in Lunge und andere Organe.

- **Ätiologie:** Hochmaligner Tumor, welcher vom Markgewebe ausgeht.
- **Anamnese:** Tritt vorwiegend bei Kindern bis zum 15. Lebensjahr auf. Lokal wechselnd auftretende, ziehende Schmerzen und Schwellung über einige Monate. Abgeschlagenheit, reduzierter Allgemeinzustand, Fieber.
- **Untersuchung:** Evtl. tastbare Schwellung am Oberschenkel. Lokale Rötung und Hyperthermie, lokaler Druckschmerz.
- **Diagnostik:** Röntgen des Oberschenkels mit Hüfte und Knie in zwei Ebenen (Nachweis pathologischer knöcherner Veränderungen). Sonografie (Ausdehnung der Schwellung). Labor (Ausschluss Entzündung!). Szintigrafie (Mehrspeicherung). CT/MRT (Ausdehnung des Prozesses). Probeexzision (Histologie).
- **DD:** Osteosarkom. Neuroblastom. Eosinophiles Granulom. Akute Leukämie.

► Die wichtigste Differenzialdiagnose des Ewing-Sarkoms ist die hämatogene Osteomyelitis.

■ Neurologische Erkrankungen

Peroneusparese (L4–S2)

Schädigung des N. peroneus, meist in Höhe des Fibulaköpfchens. 10% der nicht traumatischen Nervenläsionen.

- **Ätiologie:** Meist Druckschädigung. Vorwiegend iatrogen: lagerungsbedingt (Narkosen, Braun-Schiene, Bewegungsschiene, Gipsverbände), intraoperative Schädigung. Direktes Trauma.
- **Anamnese:** Gangunsicherheit. Fuß kann nicht gehoben werden. Sensibilitätsstörungen am Fuß.
- **Untersuchung:** Steppergang, Fußheber- und Zehenheberschwäche (M4-M0). Hypästhesie zwischen 1. und 2. Zehe, am Fußrücken und am lateralen distalen Unterschenkel (Abb. 3.41). Trizepssehhnenreflex auslösbar (Abb. 1.39)!
- **Diagnostik:** Bei anhaltender Schädigung neurologisches Konsil (EMG, NLG, frische oder alte Schädigung, Denervierung, Reparation).
- **DD:** Wurzelläsion L5 (Trizepssehnenreflex abgeschwächt oder ausgefallen).

N.-saphenus-Kompressionssyndrom

Schädigung des N. saphenus, meist im Adduktorenkanal (Hunter-Kanal). Auch isolierte Schädigung des Ramus infrapatellaris (Gonalgia paraesthetica).

- **Ätiologie:** Iatrogen bei Varizenoperationen. Einengungen des Adduktorenkanals. Schädigung am Durchtritt durch die Fascia cruris.
- **Anamnese:** Schmerzen und sensible Ausfälle distal der Schädigung am Unterschenkel bzw. Knie.
- **Untersuchung:** Hypästhesie am medialen Unterschenkel bzw. medial unterhalb des Kniegelenks.

3.4 Sprunggelenk und Fuß

3.4.1 Systematische Untersuchung

■ Lokalbefund

Gangbild
- Unauffällig/hinkend, rechts/links
- Schmerzhinken, Verkürzungshinken, Schonhinken, Versteifungshinken

Achsen/Stellung (Abb. 3.28–3.35)
- Physiologisch/pathologisch, aktiv/passiv korrigierbar/nicht korrigierbar, rechts/links
- Quer- und Längsgewölbe abgeflacht/erhöht (Pes excavatus/Pes planus; Schaukelfuß/Tintenlöscherfuß)
- Ferse/Rückfuß/Mittelfuß/Vorfuß (Pes valgus/Pes varus; Pes equinus; Pes adductus/Pes supinatus
- Großzehe: Hallux valgus/(varus/flexus) - Grad
- Zehe 2–3–4–5 kontrakt/nicht kontrakt (Krallenzehe/Hammerzehe/Klauenzehe)

Metrische Abweichungen
- Ggf. Lokalisation, rechts/links
- Plusvariante/Minusvariante
- Riesenwuchs/Minderwuchs
- Amputation

Hämatom/Abschürfung/Offene Wunde/Schorf
- Ggf. Lokalisation/Ausdehnung/Umfänge

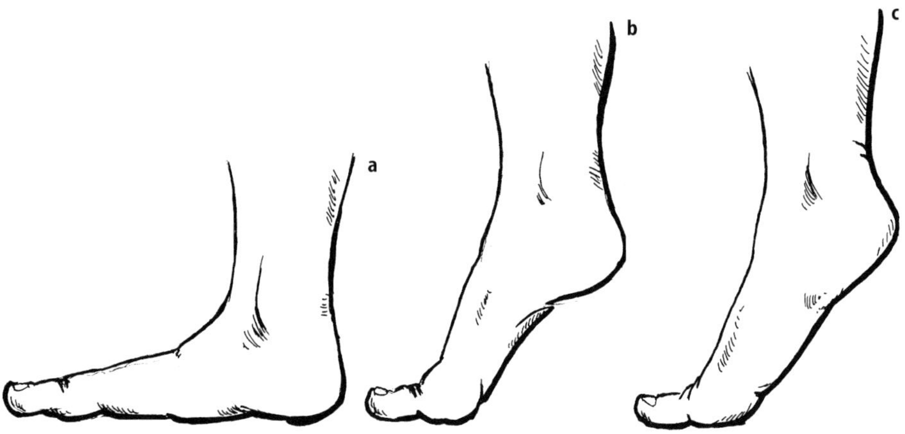

Abb. 3.28 a–c. Pes planus: im Stand (**a**), beim Hochgehen in den Zehenspitzenstand aktiv aufrichtbar (**b**) bzw. nicht aufrichtbar (**c**)

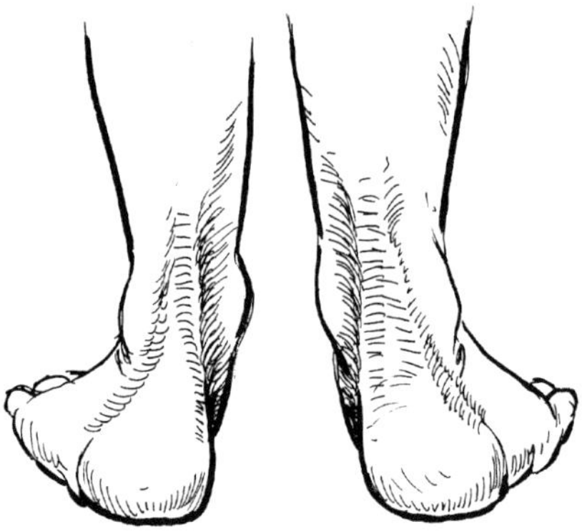

Abb. 3.29. Pes planovalgus

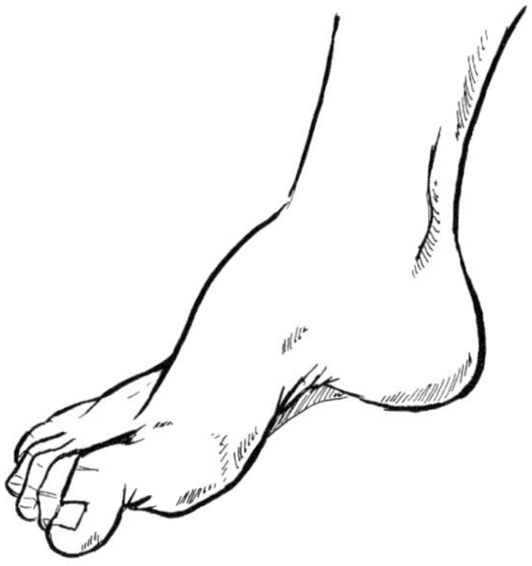

Abb. 3.31. Pes excavatus

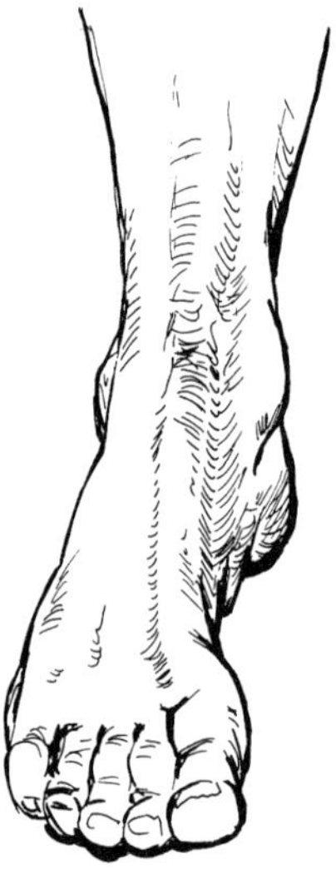

Abb. 3.30. Pes adductus

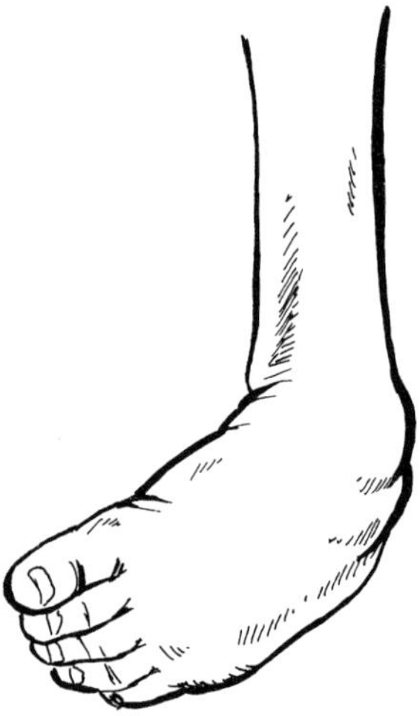

Abb. 3.32. Pes equinovarus adductus (Klumpfuß)

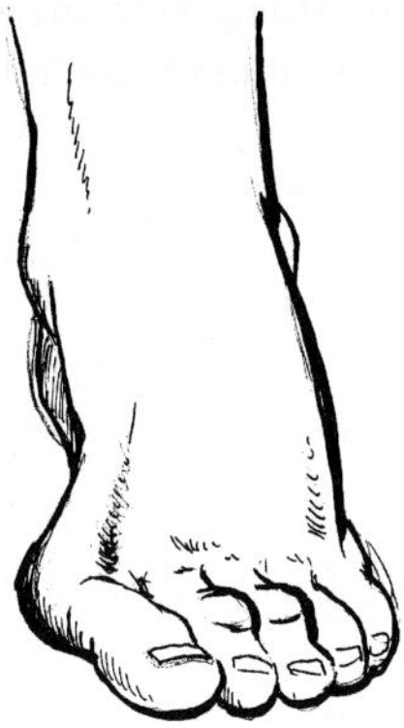

Abb. 3.33. Hallux valgus mit medialer Pseudoexostose

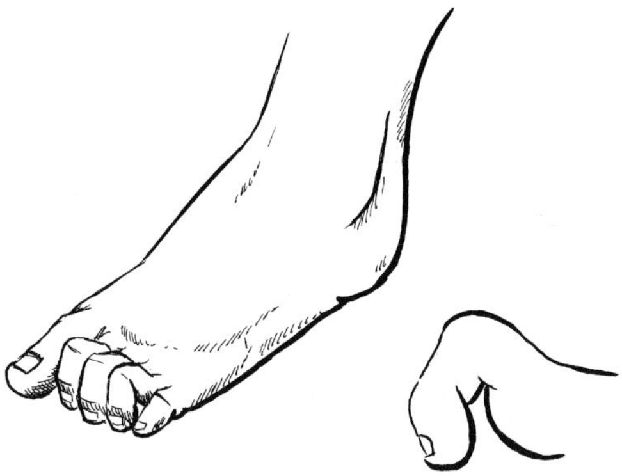

Abb. 3.34. Krallenzehen D2–D4

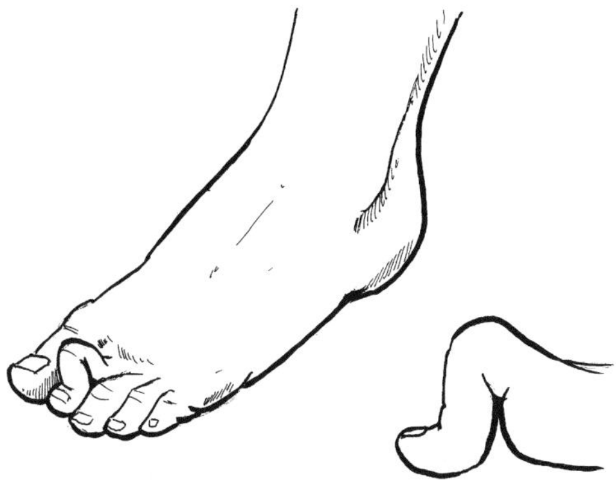

Abb. 3.35. Hammerzehe D2

Schwellung/Rötung/Hyperthermie
- Ggf. Lokalisation/Ausdehnung/Umfänge/Konsistenz (weich/derb/verschieblich)

Gelenkschwellung
- Ggf. Lokalisation (gering/deutlich; indolent/schmerzhaft)

Narben
- Ggf. Lokalisation/Ausdehnung/Konsistenz (weich/derb/verschieblich)

Fußnägel
- Unauffällig/pathologisch: Onychomykose Zehe 1–2–3–4–5, rechts/links

Hautbeschaffenheit
- Unauffällig; trocken/feucht, Rhagaden/Ulzerationen/Schwielen/Clavi (Abb. 3.36), Knoten/Stränge, rechts/links
- Zehe 1–2–3–4–5, Ferse/Mittelfuß/Grundgelenk/PIP-/DIP-Gelenk, plantar/dorsal

Muskulatur
- Kräftig/abgeschwächt
- Atrophie (deutliche/geringe), rechts/links
- Wade/M. tibialis anterior/Peronealmuskulatur

Umfänge
- – cm, rechts/links
- Unterschenkel kleinster Umfang, Knöchel, Rist über Kahnbein, Vorfußballen

Beweglichkeit Sprunggelenk/Zehen
- Sprunggelenk: Dorsalextension/Plantarflexion (Abb. 3.37), Eversion/Inversion –/–/– Grad (passiv, rechts/links) (Abb. 3.38)

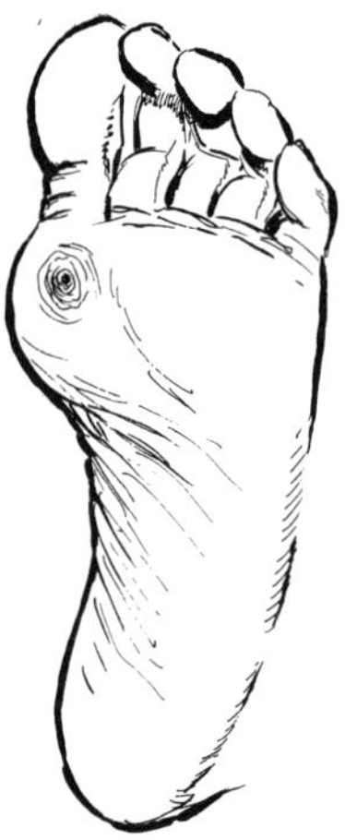

Abb. 3.36. Clavus

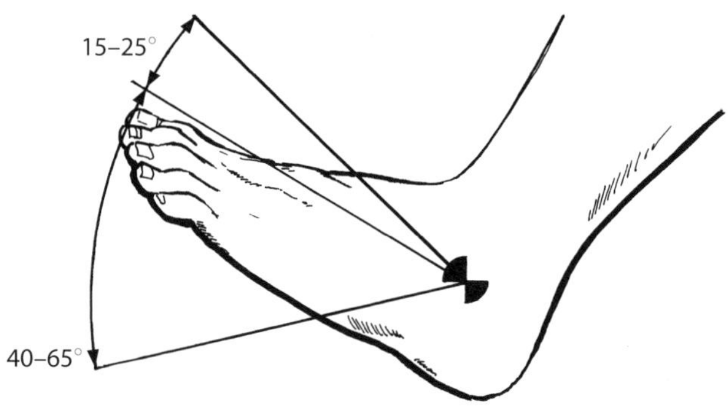

Abb. 3.37. Dorsalextension/Plantarflexion im oberen Sprunggelenk

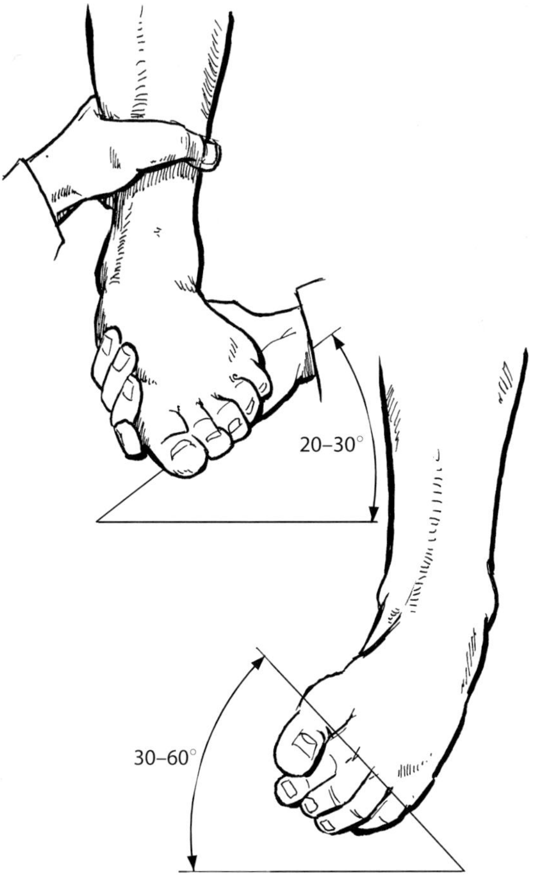

Abb. 3.38. Eversion/Inversion im unteren Sprunggelenk

- Großzehe (Grundgelenk, Endgelenk): Dorsalextension/Plantarflexion -/-/- Grad (passiv, rechts/links)
- Zehe 2–5 (Grundgelenk, PIP-, DIP-Gelenk): Dorsalextension/Plantarflexion frei/eingeschränkt (passiv; rechts/links)

Krepitation
- Ggf. fein/grob, rechts/links
- Oberes Sprunggelenk, Großzehengrundgelenk

Sprunggelenkschmerz
- Keiner; wenn ja, rechts/links
- Bewegungsschmerz (Richtung, kontinuierlich/endgradig)
- Druckschmerz: Gelenkspalt (ventral/dorsal, medial/lateral), Malleolus medialis/lateralis

Rück-/Mittel-/Vorfußschmerz
- Keiner; wenn ja, rechts/links:
- Bewegungsschmerz/Druckschmerz: Achillessehne/Ferse, Mittelfuß/Zehengelenke (plantar/dorsal)

Seitenbänder Sprunggelenk
- Stabil/vermehrte Aufklappbarkeit (medial/lateral)/positive vordere Schublade in Neutral-Null-Stellung, rechts/links (Abb. 3.39)

Achillessehne
- Intakt/tastbare Lücke/Thompson-Test (negativ/positiv, Abb. 3.40), rechts/links

■ Neurologie

Reflexe (Abb. 1.38, 1.39)
- Lebhaft/abgeschwächt/nicht auslösbar/gesteigert/Kloni, rechts/links
- Patellarsehne (L4), Tibialis posterior (L5), Achillessehne (S1)

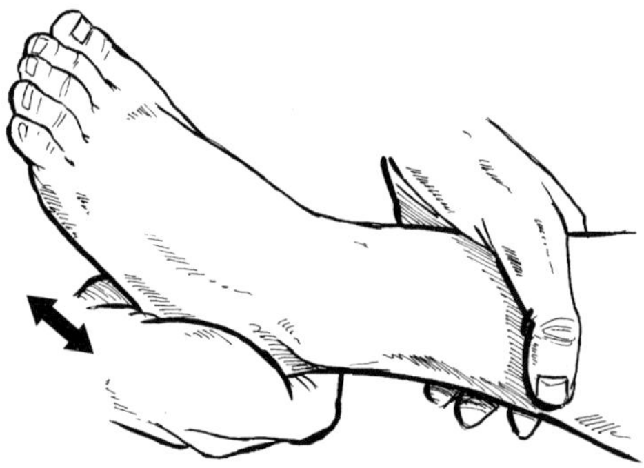

Abb. 3.39. Prüfung der vorderen Schublade im oberen Sprunggelenk

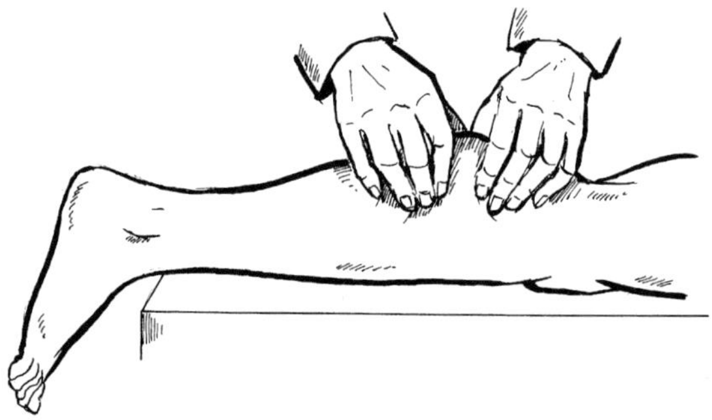

Abb. 3.40. Thompson-Test: Der Patient liegt auf dem Bauch; der Fuß hängt frei; der Untersucher komprimiert die Wade. Das Zeichen ist positiv, wenn der Fuß nicht plantar flektiert wird. Dies spricht für eine Achillessehnenruptur

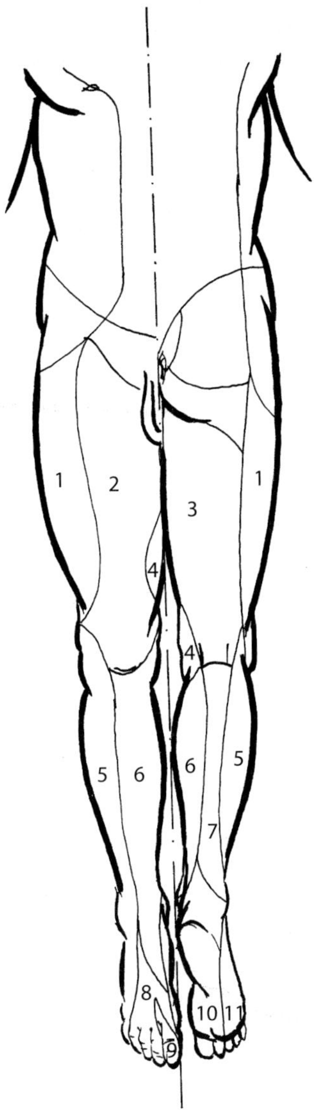

Abb. 3.41. Periphere sensible Innervation, Rumpf und untere Extremitäten. 1 N. cutaneus femoris lateralis; 2 N. femoralis; 3 N. cutaneus femoris posterior; 4 N. obturatorius (R. cutaneus); 5 N. cutaneus surae lateralis; 6 N. saphenus; 7 N. suralis; 8 N. peroneus superficialis; 9 N. peroneus profundus; 10 N. plantaris medialis; 11 N. plantaris lateralis

Sensibilität (Abb. 3.41)

- Hypästhesie/Parästhesie/Dysästhesien, rechts/links
- Dermatom (einem peripheren Nerv zuzuordnen/nicht genau zuzuordnen)

Motorik

- Intakt/abgeschwächt (M0-M1-M2-M3-M4-M5), rechts/links
- Hackenstand (Fuß-/Großzehenheber; L5, N. peroneus), Zehenstand (Fußsenker; S1)

■ Durchblutung

Arterien

- Kräftig/schwach/nicht tastbar
- A. dorsalis pedis, A. tibialis posterior, rechts/links

Venen

- Ggf. Varicosis cruris, venöse Stauung, Hyperpigmentierung, rechts/links

Kapillarpuls

- Sichtbar/nicht sichtbar an den Zehenkuppen

3.4.2 Leitsymptome

Die Leitsymptome an Sprunggelenk und Fuß sind in Tabelle 3.3 zusammengefasst.

3.4.3 Erkrankungen

■ Klinische Krankheitsbilder

Schwiele, Clavus

Die Schwiele stellt eine flächenhaft ausgedehnte Verdickung der Hornschicht der Haut dar. Beim Clavus (Hühnerauge) liegt ein bis in die Subkutis reichender Dorn vor.

- **Ätiologie:** Unphysiologischer Druck bei Fuß- und Zehendeformitäten und zu engen Schuhen.
- **Anamnese:** Lokale Belastungsschmerzen, beim Clavus stechend. Bes. plantar über dem Köpfchen der Metatarsalia sowie dorsal über den kontrakten Gelenken bei Hammer- und Krallenzehen.
- **Untersuchung** (Abb. 3.36): Lokale Schwielenbildung. Druckschmerz, beim Clavus sehr heftig.

Tabelle 3.3. Sprunggelenk und Fuß: Leitsymptome

Anamnese	Schmerz	Lokalbefund, Funktionstests	Sensible Störung	Motorische Störung	Spricht für
Drückendes Schuhwerk im Bereich der Ferse	Schmerzen an der Ferse beim Gehen	Prominenz des Fersenbeins am Ansatz der Achillessehne, lokale Rötung, lokaler Druckschmerz	Keine	Keine	Haglund-Exostose
Meist ältere Patienten, stehender Beruf	Belastungsabhängiger, stechender Schmerz unter der Ferse	Lokaler Druckschmerz unter der Ferse	Keine	Keine	Fersensporn
Meist Jungen ca. 6 Jahre, eingeschränktes Abrollen des Fußes über den Fußaußenrand	Belastungsabhängige Schmerzen der Fußwurzel	Lokale Schwellung und Druckschmerz über dem Os naviculare	Keine	Keine	M. Köhler I
Meist Männer, Schwellung Großzehengrundgelenk, Abrollen des Fußes über den Fußaußenrand	Belastungsabhängige Schmerzen im Großzehengrundgelenk	Großzehengrundgelenk verdickt, lokaler Druck- und Bewegungsschmerz, Dorsalextension schmerzhaft eingeschränkt	Keine	Keine	Hallux rigidus
Nach reichlichem Essen oder Alkoholgenuss akute Rötung und Schwellung am Großzehengrundgelenk	Akute stechende Schmerzen am Großzehengrundgelenk	Lokale Rötung und Schwellung des Großzehengrundgelenks, ausgeprägter lokaler Schmerz bei Berührung, Druckschmerz	Keine	Keine	Gicht
Bekannte Rheumatoidarthritis, zunehmende Fußdeformität	Vor allem Belastungsschmerzen	Ausgeprägter Senk-Spreiz-Fuß, Hallux valgus, Hammer- und Krallenzehen, Schwielen	Keine	Keine	Rheumatischer Fuß

Tabelle 3.3 (Fortsetzung)

Anamnese	Schmerz	Lokalbefund, Funktionstests	Sensible Störung	Motorische Störung	Spricht für
Bekannter Diabetes mellitus, zunehmende Fußdeformität	„Unruhige Füße" und Fußsohlenbrennen (v.a. nachts)	Diffuse oder umschriebene Schwellung, Verplumpung des Fußes (kubischer Fuß, Tintenlöscherfuß), evtl. Ulzera, meist fehlende Fußpulse, PSR und ASR abgeschwächt	Strumpfförmig begrenzt	Keine	Diabetischer Fuß
Bei sportlicher Betätigung plötzlich „Tritt in die Ferse gespürt", normales Gehen nicht möglich	Akuter Schmerz oberhalb der Ferse	Hinkendes Gangbild, tastbare Lücke im Verlauf der Achillessehne, pos. Thompson-Test	Keine	Keine	Achillessehnenruptur
Supinationstrauma (Fußball, Volleyball), langsame Schwellung unterhalb des Malleolus lateralis	Schmerzen im Sprunggelenk in Ruhe und v.a. bei Belastung	Lokale Schwellung und Hämatom, lokaler Druckschmerz, Schmerzverstärkung bei forcierter passiver Inversion des Fußes, evtl. pos. vordere Schublade	Keine	Keine	Außenbandruptur
Längerer Lauf oder Marsch	Verzögert einsetzende Belastungsschmerzen im Vorfuß	Lokale Schwellung und Druckschmerz über dem 2. oder 3. Os metatarsale	Keine	Keine	Marschfraktur
Oft Hallux valgus und Spreizfuß	Brennende, „elektrisierende" Schmerzen am Vorfuß bes. nach längerem Laufen	Starker intermetatarsaler Druckschmerz, lokaler LA-Test bringt schlagartig Schmerzfreiheit für 1–3 h	Parästhesien im Vorfußbereich	Keine	Morton-Metatarsalgie

Plattfuß

Pes planus gilt u.a. als Sammelbegriff für eine Pronationsdeformität des Fußes. Es handelt sich um die Entwicklung einer Fußdeformität in verschiedenen Lebensphasen.

Angeborener Plattfuß

Angeborener Knick-Platt-Fuß mit radiologisch nachweisbarer Fehlstellung des Talus (Talus verticalis). Je nach Ausprägung auch als Schaukelfuß (plantarkonvexe Fußsohle) oder Tintenlöscherfuß bezeichnet. Tritt selten auf.

- **Ätiologie:** Nicht geklärt. Diskutiert werden: Kombinationsfehlbildung, Fehlhaltung in uteri, knöcherne Dystopien, Neuropathien, Hemmungsfehlbildungen, endogene Ursachen.
- **Anamnese:** Oft in Kombination mit anderen Fehlbildungen, Deformierung des Fußes, Kinder stolpern häufig.
- **Untersuchung:** Konvex gebogene Fußsohle (Tintenlöscherfuß). Pronation der Ferse. Pronation und Abduktion des Vorfußes. Tiefe Hautfalten vor und hinter dem Außenknöchel. Keine Änderung der Form durch Belastung. Beim Laufen werden die Füße weit nach außen gedreht. Beweglichkeit des Fußes rigide.
- **Diagnostik:** Röntgen des Fußes in zwei Ebenen (seitlich u.a. Talus verticalis).
- **DD:** Erworbener kindlicher Knick- und Plattfuß. Überkorrigierter Klumpfuß.

Erworbener kindlicher Knick- und Plattfuß

Kindlicher Knick- und Plattfuß, der sich mit dem Beginn des Laufalters entwickelt. Übergänge zum Physiologischen fließend.

- **Ätiologie:** Nicht eindeutig geklärt. Möglicherweise durch die Entwicklung des O- zum X-Bein begünstigt.
- **Anamnese:** Tritt auf bei asthenischen, motorisch wenig aktiven und bei gedrungenen, sportlich interessierten Kindern. Meist zu Gehbeginn erkennbar am abgeflachten Längsgewölbe und der vermehrten Valgusstellung der Ferse. Keine Schmerzen.
- **Untersuchung:** Innenrotierter Unterschenkel, verstärkte Valgusstellung der Ferse, Längsgewölbe abgeflacht, Vorfuß abduziert und proniert. Im Zehenstand aktiv aufrichtbar (Abb. 3.28, ausgleichbare Deformität) oder nicht aufrichtbar (fixierte Deformität).
- **Diagnostik:** Röntgen des Fußes im Stehen in zwei Ebenen und schräge Aufnahmen bei fixierter Deformität (talokalkanealer Öffnungswinkel evtl. verkleinert). Podografie (abgeflachtes Fußgewölbe).
- **DD:** Kindlicher Senkfuß (passiv und im Zehenstand aktiv ausgleichbar).

Adoleszentenplattfuß

Pes planovalgus im Adoleszentenalter.

- **Ätiologie:** Nicht sicher durch Überlastung. Als Folge eines kindlichen Plattfußes.
- **Anamnese:** Tritt fast ausschließlich im Pubertätsalter auf. Meist beidseitig, oft gering ausgeprägter Pes planovalgus. Plötzlich stärkste Schmerzen bei geringster Bewegung, Beweglichkeit im unteren Sprunggelenk aufgehoben.
- **Untersuchung** (Abb. 3.29): Valgusstellung der Ferse, Längsgewölbe abgeflacht, Vorfuß abduziert und proniert. Sehr starke Schmerzen bei Bewegungsprüfung des unteren Sprunggelenks. Reflektorische Abwehrspannung der Peronealmuskulatur bei der Bewegungsprüfung im USG. Durch intraartikulären LA-Test (Talonavikulargelenk) sofortige Beschwerdefreiheit. Eversion/Inversion komplett eingeschränkt (Abb. 3.38).
- **Diagnostik:** Röntgen des Fußes im Stehen in zwei Ebenen und schräge Aufnahmen (talo-kalkanealer Öffnungswinkel evtl. verkleinert, degenerative Veränderungen USG). Labor (Entzündungsparameter normal). Podografie (abgeflachtes Fußgewölbe).
- **DD:** Arthritis (Tuberkulose, beginnende chronische Polyarthritis).

Erwachsenenplattfuß

Fixierter Pes planovalgus mit degenerativen Veränderungen an der Fußwurzel.

- **Ätiologie:** Immer der Endzustand vom kindlichen bzw. Adoleszentenplattfuß. Auch bei zu hohem Körpergewicht (Überlastungsplattfuß). Exogene Ursachen: posttraumatisch (Kalkaneusfraktur), Narbenzug nach Verbrennungen, M. Sudeck, Kompartmentsyndrom, Paresen, Poliomyelitis, Rheumatoidarthritis.
- **Anamnese:** Belastungsabhängige Schmerzen, jedoch ohne Korrelation zum Ausmaß des Plattfußes. Deformierung, zunehmende Einschränkung der Beweglichkeit.
- **Untersuchung:** Patient läuft mit nach auswärts gerichteten Füßen, Valgusstellung der Ferse, Längsgewölbe abgeflacht, Vorfuß abduziert und proniert. Anfangs im Zehenstand noch aktiv aufrichtbar (Abb. 3.28, ausgleichbare Deformität), bei fortgeschrittenen Befunden weder aktiv noch passiv aufrichtbar (fixierte Deformität).
- **Diagnostik:** Röntgen des Fußes im Stehen in zwei Ebenen und schräge Aufnahmen (talokalkanealer Öffnungswinkel evtl. verkleinert, evtl. degenerative Veränderungen USG). Podografie (abgeflachtes Fußgewölbe).

Hohlfuß (Pes excavatus)

Beschreibt grob den kurzen, plumpen Fuß mit zu hohem Längsgewölbe. Dynamische Deformität, welche durch eine Störung des Muskelgleichgewichts gekennzeichnet ist. Geht mit einer Krallenzehenbildung der 1. bis 5. Zehe einher.

Es werden der *Ballenhohlfuß* und der *Hackenhohlfuß* unterschieden. Der Ballenhohlfuß (häufiger) ist durch eine übermäßige Steilstellung des Os metatarsale I gekennzeichnet. Beim Hackenhohlfuß ist die Ferse steil gestellt. Der kindliche Hohlfuß ist noch flexibel und wird später kontrakt. In Abhängigkeit von der Flexibilität werden der flexible Hohlfuß bis hin zum kontrakten, schmerzhaften Hohlfuß unterschieden.

- **Ätiologie:** Selten kongenital. Meist idiopathisch. Tritt meist mit aufrechtem Laufen auf, als neuropathischer Klumpfuß (Friedreich-Ataxie, Zerebralparese, Poliomyelitis, Enzephalitis u. a.), als myelodysplastischer Hohlfuß bei Myelodysplasie bzw. Spina bifida occulta, selten als traumatischer Hohlfuß nach M. Sudeck, Erfrierungen und Verbrennungen.
- **Anamnese:** Familiäre Häufung. Bes. Männer vom athletischen Typ. Belastung weitgehend über die Außenseite des Fußes. Beschwerden erst ab 3. Lebensjahrzehnt.
- **Untersuchung** (Abb. 3.31): Übermäßig erhöhtes Längsgewölbe, Ferse steht oft varisch, vermehrte Beschwielung der Außenseite der Fußfläche, z. T. stark ausgeprägte Krallenzehenstellung (sog. Klauenhohlfuß). Schwielen und Klavi plantar unter den Mittelfußköpfchen und dorsal über den Zehengelenken, eingeschränkte Dorsalextension.
- **Diagnostik:** Röntgen des Fußes in zwei Ebenen (Steilstellung Fersenbein, seitlich überkreuzen sich Os metatarsale I und V). Podografie (erhöhtes Fußgewölbe).
- **DD:** Alle ätiologisch bedeutsamen Krankheitsbilder.

Hochgesprengter Fuß

Deutlich vom Hohlfuß abzugrenzen. Fuß mit hohem Spann, der noch im Normbereich liegt.

- **Ätiologie:** Nicht bekannt. Am ehesten Normvariante.
- **Anamnese:** Kaum Leistungseinschränkung. Schmerzen bei Belastung nur bei Verwendung von unpassendem Schuhwerk.
- **Untersuchung:** Hoher Fußrücken, Längsgewölbe kaum oder wenig verstärkt. Die Ferse weist eine normale Stellung auf.
- **Diagnostik:** Evtl. Röntgen des Fußes in zwei Ebenen (Ausschluss DD). Podografie (DD).
- **DD:** Hohlfuß.

Spitzfuß

Kontrakte, in der Regel erworbene Plantarflexion des Fußes.

- **Ätiologie:** Folge eines kontrakt gewordenen Hängefußes, spastische Lähmung mit Ungleichgewicht zu Gunsten der Wadenmuskulatur. Sehr selten angeboren, tritt als Begleitkomponente beim Klumpfuß auf, auch bei langer Bettlägerigkeit.
- **Anamnese:** Der betroffene Fuß kann aktiv nicht angehoben werden.
- **Untersuchung:** Steppergang, hoch stehende Ferse, der Fuß steht in Plantarflexion. Ein Fußheben ist weder aktiv noch passiv möglich.
- **Diagnostik:** Röntgen des Fußes in zwei Ebenen (Ausschluss pathologischer knöcherner Veränderungen). Evtl. neurologisches Konsil (EMG, NLG).
- **DD:** Alle ätiologisch bedeutsamen Erkrankungen.

Spreizfuß (Pes transversus planus)

Absenkung des sog. Fußquergewölbes mit Verbreiterung des Vorfußes durch Aufbiegen des 1.–5. Strahles. Führt zu einer pathologischen Belastung des 2. und 3. Metatarsalköpfchens. Geht mit sekundären Deformitäten der Zehen einher: Hallux valgus, Digitus quintus varus superductus, Krallenzehen und Hammerzehen.

- **Ätiologie:** Konstitutionelle Bänderschwäche. Hormonelle Veränderungen (Gravidität, Menopause). Begünstigende Faktoren: Übergewicht, hohe Schuhabsätze, Plattfuß und Hohlfuß. Polyarthritis.
- **Anamnese:** Kommt häufiger bei Frauen vor. Schmerzen im Vorfußbereich (Metatarsalgien). Belastungsabhängig beim Gehen und Stehen, in Ruhe nachlassend.
- **Untersuchung:** Verbreiterung bzw. Auffächerung des Vorfußes. Abgeflachtes Quergewölbe (Podografie). Plantare Schwielen bzw. Clavi über den Metatarsalköpfchen. Dort lokaler Druckschmerz. Beim Platt-Spreiz-Fuß oft auch Hallux valgus und Hammerzehen, beim Hohl-Spreiz-Fuß oft Krallenzehen. Passive Redression des Quergewölbes durch retrokapitalen Daumendruck beim kontrakten Spreizfuß nicht mehr möglich.
- **Diagnostik:** Röntgen des Vorfußes in zwei Ebenen im Stand (Bestimmung tarsometatarsaler und intermetatarsaler Winkel). Podografie (Fußgewölbe abgeflacht).

Hallux valgus

Laterale Abweichung der Großzehe im Grundgelenk. Geht mit einer Innenrotation der Großzehe und evtl. einem Metatarsus primus varus einher. Tritt häufig beiderseits auf.

- **Ätiologie:** Selten durch angeborene Epiphysenstörung, meist sekundäre Belastungsdeformität bei Spreiz-, Knick oder Plattfuß. Konstitutionelle Bänderschwäche, posttraumatisch, nach Entzündungen, bei Rheumatoidarthritis, Lähmungen.
- **Anamnese:** Meist Frauen betroffen, vor allem im Erwachsenenalter, bei zu engem Schuhwerk, Belastungsschmerzen, Schmerzen im Bereich des Großzehenballens. Dort auch Schwellung und Rötung (sog. Frostballen). Oft begleitet von Deformitäten der 2.–5. Zehe.
- **Untersuchung** (Abb. 3.33): Meist Senk-Spreiz-Fuß mit Hallux valgus. Mediale Pseudoexostose (Prominenz des Metatarsalköpfchen I), teilweise mit lokaler Schwiele, oft gerötet, seröse oder putride Sekretion möglich. Häufig begleitend Hammer- und Krallenzehen, Großzehe steht oft über oder unter der 2. Zehe (Digitus II superductus oder infraductus).
- **Diagnostik:** Röntgen des Vorfußes in zwei Ebenen im Stand (Bestimmung tarsometatarsaler, intermetatarsaler und Hallux valgus-Winkel).
- **DD:** Alle ätiologisch bedeutsamen Krankheitsbilder. Hallux rigidus. Arthritis urica. M. Köhler.

Hammer-, Krallen- und Klauenzehen

Kontraktur im Bereich der Mittel- und/oder Endgelenke der Zehen 2–5. Am häufigsten tritt die Hammerzehe auf.

- **Ätiologie:** Meist sekundär bei Knick-, Senk-Spreiz-Fuß, Plattfuß und Hohlfuß. Treten auf im Rahmen rheumatischer Erkrankungen, beim M. Sudeck und Lähmungen. Häufige Ursache ist das Tragen von zu engen Schuhen mit hohen Absätzen. Selten ist die angeborene Krallenzehe (betrifft 2. Zehe).
- **Anamnese:** Schmerzen im Vorfußbereich und über den sekundär entstandenen Schwielen bzw. Klavi. Die Hammerzehe tritt häufig in Kombination mit einem Hallux valgus, die Krallenzehe oft in Kombination mit einem Hohlfuß auf. Meist alle Zehen (2–5) betroffen.
- **Untersuchung:** Die betroffenen Gelenke sind zunächst noch passiv korrigierbar. Sie werden später zunehmend kontrakt. Hammerzehe (Abb. 3.35): Beugekontraktur im DIP- oder (seltener) PIP-Gelenk. Dorsale Schwielenbildung über dem kontrakten Gelenk und plantar unter dem Grundgelenk. Klauenzehe: Überstrekkung im Grundgelenk, Beugekontraktur im PIP-Gelenk, DIP-Gelenk in kontrakter Streckung oder Überstreckung. Krallenzehe (Abb. 3.34): Beugung in PIP- und DIP-Gelenk, Überstreckung im Grundgelenk. Häufig finden sich Schwielen dorsal über dem PIP-Gelenk, über der Zehenspitze und unter dem Grundgelenk.
- **Diagnostik:** Röntgen des Vorfußes in zwei Ebenen (Subluxation und Luxation der Zehen im Grundgelenk, Ankylosen).

Dorsale Exostose (dorsaler Fußhöcker/Silferskjöld)

Umschriebene knöcherne Prominenz auf dem Fußrücken zwischen Os cuneiforme I und Os metatarsale, seltener Os naviculare. Kommt selten vor.

- **Ätiologie:** Häufig keine echte Exostose.
- **Anamnese:** Schmerzen am Fußrücken durch Druck des Schuhwerks.
- **Untersuchung:** Tastbare Prominenz am Fußrücken, lokale Rötung und leichte Schwellung möglich, lokaler Druckschmerz.
- **Diagnostik:** Röntgen des Fußes in zwei Ebenen (Nachweis der Exostose, DD).
- **DD:** Arthrose im Gelenk zwischen Os cuneiforme I und Os metatarsale I (arthrotische Randzacken), Ganglion des Talonavikulargelenks, Talusnase.

Haglund-Exostose

Formvariante des Fersenbeins mit Prominenz am kranialen, hinteren, lateralen Rand des Tuber calcanei, oft in Verbindung mit einer Bursitis am Ansatz der Achillessehne.

- **Ätiologie:** Mechanische Überlastung durch Schuhdruck (Fersenkappe, niedrige Schuhkante).
- **Anamnese:** Fersenschmerzen beim Gehen.
- **Untersuchung:** Prominenz des Fersenbeins im Bereich des Achillessehnenansatzes, lokale Rötung und Verdickung der Haut, evtl. Schwellung und Schwielenbildung, lokaler Druckschmerz. Schmerzverstärkung bei aktiver und passiver Dorsalextension.
- **Diagnostik:** Röntgen des Rückfußes seitlich (Nachweis der Exostose).
- **DD:** Achillodynie. Ossifizierende Periostitis.

Fersensporn

Reaktive Knochenbildung in Form eines Sporns. Häufig an der medioplantaren Seite des Kalkaneus, zehenwärts gerichtet (unterer Fersensporn). Seltener als dorsaler Fersensporn im Bereich der Achillessehne. Beginnt häufig als Insertionstendopathie.

- **Ätiologie:** Unterer Fersensporn: chronische Überlastung am Ansatz der kleinen Fußmuskulatur und der Plantaraponeurose. Begünstigt durch Abflachung des Längsgewölbes bes. beim Knick-Senk-Fuß. Dorsaler Fersensporn: Insertionstendopathie der Achillessehne.
- **Anamnese:** Belastungsabhängiger, stechender Schmerz unter der Fußsohle. Unterer Fersensporn: Meist ältere Patient betroffen bzw. Patienten, die beruflich

lange stehen müssen oder übergewichtig sind. Dorsaler Fersensporn: Insbes. Leichtathleten der Laufdisziplinen betroffen.
- **Untersuchung:** Lokaler Fersendruckschmerz (medialer Vorderrand des Tuber calcanei).
- **Diagnostik:** Röntgen des Rückfußes seitlich (Nachweis des Fersensporns).
- **DD:** Insertionstendopathie (Achillodynie). Spezifische oder unspezifische Entzündung (Knochen, Gelenke, Weichteile). Chronische Polyarthritis. M. Bechterew. Gicht. Diabetische Polyneuropathie. Tumoren (Zyste im Calcaneus).

Chronische Bandinstabilität am oberen Sprunggelenk

Instabilität meist des lateralen Bandapparats. Kann zu einer sekundären Arthrose führen.

- **Ätiologie:** Folge einer Außenbandruptur, bes. wenn diese nicht erkannt oder unzureichend behandelt wurde.
- **Anamnese:** Unsicherheit beim Laufen, bes. auf unebenem Gelände, häufiges Umknicken, Belastungsschmerz, Instabilitätsgefühl.
- **Untersuchung:** Oft lokaler Druckschmerz im Bereich des Lig. fibulotalare anterius. Dort manchmal Lücke tastbar, vermehrter Talusvorschub, manchmal auch vermehrte Inversion und vermehrte laterale Aufklappbarkeit (Abb. 3.39, relativ schwer zu differenzieren). Immer im Seitenvergleich beurteilen.
- **Diagnostik:** Röntgen des oberen Sprunggelenks (Stress-Aufnahmen mit Haltegerät, vermehrte laterale Aufklappbarkeit).
- **DD:** Konstitutionelle Bandlaxizität.

M. Ledderhose

Kontraktur der Plantaraponeurose. Meist in nodulärer, seltener in flächiger Form. Wird auch als Dupuytren der Fußsohle bezeichnet. Tritt jedoch seltener auf. Hohe Rezidivgefahr.

- **Ätiologie:** Unbekannt.
- **Anamnese:** Häufig in Kombination mit einem M. Dupuytren der Hand. Schmerzen im Bereich des Mittelfußes, vor allem bei Belastung, aber auch in Ruhe.
- **Untersuchung:** Strangförmige und z. T. knotige Verdickung unter der Haut der Fußsohle. Meist plantar-medial unter dem Längsgewölbe, aber auch unter den Mittelfußköpfchen. Selten unter dem lateralen Fußrand mit Ausdehnung bis zum Fußrücken.
- **Diagnostik:** Röntgen des Fußes in zwei Ebenen (Ausschluss pathologischer knöcherner Veränderungen).
- **DD:** Weichteiltumoren. Fremdkörpergeschwülste.

■ Angeborene Fehlbildungen und Stoffwechseldefekte

Akzessorische Fußknochen

Segmentation von Fußknochen. Kommen relativ häufig vor, werden aber meist rein zufällig entdeckt. In der Regel symmetrisch auftretend.

- **Ätiologie:** Verknöcherungsstörungen, Spontanfrakturen, Ermüdungsbrüche, aseptische Knochennekrosen, M. Köhler u. a.
- **Anamnese:** Spontan- und Belastungsschmerzen zwischen dem 25. und 40. Lebensjahr.
- **Untersuchung:** Lokale, geringe Schwellung bzw. Prominenz und Druckschmerz.
- **Diagnostik:** Röntgen des Fußes in zwei Ebenen (Nachweis der akzessorischen Knochen, DD).
- **DD:** Arthrosen. Spätzustände nach Frakturen oder aseptischen Knochennekrosen. Metastasen.

Coalitio tarsi

Synostosen der Fußwurzelknochen. Es werden die Coalitio calcaneonavicularis, die Coalitio talocalcanearis und die Coalitio talonavicularis (am seltensten) unterschieden.

- **Ätiologie:** Familiäre Disposition, in 80% der Fälle beiderseits. Zwei Theorien: Verschmelzung von Knochenkernen der Fußwurzel, möglicherweise z. T. mit denen akzessorischer Knochen. Fehlende Segmentation des primitiven Mesenchyms.
- **Anamnese:** Fallen auf als rigider Knick-Platt-Fuß. Coalitio calcaneonavicularis: Funktionsausfall wird kaum wahrgenommen. Schmerzen erst bei Dysfunktion und beginnender Arthrose der angrenzenden Gelenke. Beginnen meist im Schulalter, dann vor allem als Belastungsschmerz. Coalitio talocalcanearis: Belastungsschmerzen, teilweise krampfartige Schmerzen im Bereich der Peronealmuskulatur. Coalitio talonavicularis: relativ wenig Schmerzen bei Belastung.
- **Untersuchung:**
  Coalitio calcaneonavicularis: Knick-Platt-Fuß-Stellung. Bei Pronation/Supination zunächst noch Wackelbewegungen möglich, später auch völlig fixiert.
  Coalitio talocalcanearis: Valgusstellung der Ferse, Einschränkung der Inversion.
  Coalitio talonavicularis: starke Valgusstellung der Ferse, Eversion und Inversion völlig aufgehoben.
- **Diagnostik:** Röntgen des Fußes in zwei Ebenen (Nachweis der Coalitio).

Angeborener Sichelfuß (Pes adductus)

Adduktionsstellung des Vorfußes, welche sich an den einzelnen Mittelfußknochen von lateral nach medial verstärkt. Der Rückfuß steht vermehrt in Valgusstellung. Das Längsgewölbe ist abgeflacht. Die Adduktionsdeformität nimmt mit dem Alter zu.

- **Ätiologie:** Nicht geklärt. Eine erbliche Komponente wird diskutiert.
- **Anamnese:** Jungen sind öfter betroffen als Mädchen. Tritt häufig doppelseitig auf, oft schon nach der Geburt sichtbar. Kinder fallen später beim Laufen regelrecht über die eigenen Füße.
- **Untersuchung** (Abb. 3.30): Bei leichten Fällen nur Adduktionsstellung der Großzehe (Hallux varus), sonst typische Adduktionsabweichung des Vorfußes (Metatarsus adductus). Mit zunehmender Deformität erscheint der laterale Teil des Fußrückens immer mehr hochgezogen, während das Längsgewölbe abgeflacht ist (Ähnlichkeit zum Pes planus). Ferse steht in Neutral- oder (meist) Valgusstellung. Evtl. Schwielen plantar/lateral über dem Os cuboideum.
  Fehlstellung kann teilweise (teilkontrakt) oder gar nicht (kontrakt) ausgeglichen werden (Fixation von Ferse und Os cuboideum mit einer Hand; Gegendruck auf das mediale Längsgewölbe mit dem Daumen der anderen Hand).
- **Diagnostik:** Röntgen des Fußes in zwei Ebenen (Nachweis der Deformität, Ausmaß).
- **DD:** Klumpfuß. Einwärtsgang bei Coxa antetorta.

Angeborener Hackenfuß (Pes calcaneus congenitus)

Ausgeprägte Dorsalextension des Fußes. Der Fußrücken kann die Tibia berühren. Die Ferse ist der distalste Punkt.

- **Ätiologie:** Nicht eindeutig geklärt. Diskutiert werden: intrauteriner Lagerungsschaden, familiäres, dominant erbliches Fehlbildungssyndrom (Kombination mit Spina bifida occulta, anderen Fußdeformitäten u. a.), Imbalance der Fußheber und der Fußsenker.
- **Anamnese:** Der Fuß des Neugeborenen erscheint als Pes planus und ist im oberen Sprunggelenk extrem dorsalextendiert.
- **Untersuchung:** Extrem dorsalextendierter Fuß. Mit dem Fußrücken kann bei Prüfung der passiven Dorsalextension die Tibia berührt werden. Die Plantarflexion ist weder aktiv noch passiv möglich.
- **DD:** Die sog. Hackenfußstellung (verschwindet spontan bzw. nach kurzer Redressionsbehandlung.

Kongenitaler Klumpfuß (Pes equinovarus adductus supinatus excavatus)

Komplexe Fußdeformität mit den Komponenten Spitzfuß und Varusstellung der Ferse (Pes equinovarus) sowie Adduktion des Vorfußes und Hohlfuß (Pes adductus supinatus excavatus). Bei ca. 0,1% der Neugeborenen.

- **Ätiologie:** Nicht eindeutig geklärt. Multifaktoriell, evtl. polygener, latent rezessiver Erbgang.
- **Anamnese:** Jungen doppelt so häufig betroffen wie Mädchen. In 50% beidseitig. Die 4 wesentlichen Komponenten des Klumpfußes fallen bereits unmittelbar nach der Geburt relativ deutlich ins Auge.
- **Untersuchung:** Bei 90° Beugung in Knie- und Hüftgelenk: Spitzfußstellung mit hoch stehendem Tuber calcanei, manuell nicht korrigierbar, Varusstellung des Rückfußes, Adduktion in Mittel- und Vorfuß, Supination des gesamten Fußes (Abb. 3.32). Der Hohlfuß ist nicht immer deutlich ausgeprägt (subkutanes Fettpolster). Atrophie der Wade (Streichholzwade).
- **Diagnostik:** Röntgen des Fußes, evtl. zusätzlich oberes Sprunggelenk in zwei Ebenen, jedoch erst ab Ende des 1. Lebensjahrs (Verlaufskontrolle, Talus-Kalkaneus-Winkel).

▶ In 5% der Fälle bestehen begleitende Deformitäten oder Fehlbildungen, nach denen gefahndet werden muss (Dysplasiehüfte bis zur Hüftluxation, Spina bifida occulta, Arthrogrypose, neurologische Defekte).

- **DD:** Klumpfußhaltung (vollständige manuelle Korrektur möglich). Teratogener (Arthrogrypose), neurogener (Meningozele, Myelomeningozele, Zerebralparese, Myelodysplasie) und erworbener posttraumatischer oder entzündlicher Klumpfuß.

Polydaktylie

Überschüssige Zehen.

- **Ätiologie:** Autosomal dominant vererbliche Fehlbildung.
- **Anamnese:** Kosmetisch als störend empfunden, evtl. Probleme beim Tragen von Schuhen.
- **Untersuchung:** Überschüssige Zehe auf der Seite des Hallux, der Kleinzehe oder zentral als Verdopplung der Kleinzehen. Betrifft das proximale, das distale und das mittlere Glied oder die ganze Zehe.
- **Diagnostik:** Röntgen des Vorfußes in zwei Ebenen im Stand (Beurteilung der knöchernen Fehlbildung).

Syndaktylie

Unvollständige Trennung bzw. Ausdifferenzierung zweier Zehen.

- **Ätiologie:** Angeboren.
- **Anamnese:** Meist weder funktionell noch kosmetisch störend.
- **Untersuchung:** Basisnah oder nur am Endglied miteinander verwachsene Zehen.
- **Diagnostik:** Röntgen des Vorfußes in zwei Ebenen im Stand (Ausschluss einer knöchernen Fehlbildung).

Digitus quintus varus superductus

Varische Stellung der Kleinzehe, welche dadurch über der 4. Zehe steht.

- **Ätiologie:** Angeboren. Evtl. Schrägstellung des Metatarsalköpfchens.
- **Anamnese:** Probleme beim Tragen von Schuhen (die Schuhe sind „zu eng“), manchmal chronische Reizzustände.
- **Untersuchung:** Meist beiderseits. 5. Zehe ist nach außen rotiert und adduziert, liegt auf der 4. Zehe.

Aseptische Osteochondronekrosen

M. Köhler I

Spontane aseptische Nekrose des Os naviculare pedis. Ähnlicher stadienhafter Verlauf wie beim M. Perthes über ca. zwei Jahre.

- **Ätiologie:** Unklar. Diskutiert werden passagere Durchblutungsstörungen und Überlastung.
- **Anamnese:** Kinder (Altersgipfel 6 Jahre) im Schulalter. Jungen sind doppelt so häufig wie Mädchen betroffen, tritt in ca. 30% beidseitig auf, Belastungsschmerzen, z. T. Schwellungen im Bereich des betroffenen Fußes.
- **Untersuchung:** Schonhinken, beim Laufen wird auf den lateralen Fußrand getreten und eingeschränkt abgerollt. Geringe lokale Schwellung über dem Os naviculare möglich, lokaler Druckschmerz.
- **Diagnostik:** Röntgen des Fußes in zwei Ebenen (im Initialstadium relativ uncharakteristisch), evtl. MRT (Nachweis der Nekrose).
- **DD:** Erworbener kindlicher Knick-Platt-Fuß. Seltener Osteomyelitis, Tuberkulose und Tumoren.

M. Köhler II

Aseptische juvenile Nekrose des Metatarsalköpfchen II, seltener III und IV. Führt fast immer zu einer Arthrose des betroffenen Gelenks.

- **Ätiologie:** Unklar. Diskutiert werden passagere Durchblutungsstörungen und Überlastung.
- **Anamnese:** Kinder im Schulalter und Jugendliche (Altersgipfel 12–18 Jahre). Jungen sind vier mal so häufig wie Mädchen betroffen. Lokale Belastungsschmerzen (beim Abrollen) und dorsale Schwellungen im Bereich des betroffenen Vorfußes.
- **Untersuchung:** Schmerzhinken. Oft Spreizfuß. Lokaler, dorsaler Druckschmerz über dem Metatarsalköpfchen. Zehenkontrakturen bei älteren Befunden.
- **Diagnostik:** Röntgen des Vorfußes in zwei Ebenen (Nachweis der Nekrose).

Osteochondrosis dissecans tali

Osteochondronekrose am Talus. Betrifft fast immer die mediale Talusrolle.

- **Ätiologie:** Nicht geklärt. Traumatische Genese wird diskutiert.
- **Anamnese:** Belastungsabhängige Schmerzen im Sprunggelenk, rezidivierende Schwellungen, Einklemmungserscheinungen (bei freiem Dissekat).
- **Untersuchung:** Evtl. Schwellung des oberen Sprunggelenks und Druckschmerz über dem (medialen) vorderen Gelenkspalt. Schmerzhafte Einschränkung der Beweglichkeit.
- **Diagnostik:** Röntgen des oberen Sprunggelenks in zwei Ebenen, evtl. MRT (Nachweis der Nekrose).
- **DD:** flake fracture.

Gicht (Podagra)

Arthritis urica des Großzehengrundgelenks. Die Gicht an sich beginnt meist monoartikulär, seltener oligoartikulär. Erst bei längerem Bestehen führt sie zu einem polyartikulären Befall. Die Großzehe ist die häufigste Lokalisation eines akut-entzündlichen Gichtanfalls. Geht bei chronisch entzündlichem Verlauf mit einer zunehmenden Gelenkdestruktion einher.

- **Ätiologie:**
  Primäre Hyperurikämie (genetischer Enzymdefekt des Purinstoffwechsels): verminderte renale Harnsäureausscheidung, vermehrte Synthese. Wesentlicher Manifestationsfaktor ist die Überernährung.
  Sekundäre Hyperurikämie: bes. bei hämatologischen Erkrankungen (vermehrter Zelluntergang) und bei Erkrankungen mit gestörter Nierenfunktion.

- **Anamnese:** Relativ typisch ist der akute Beginn entzündlicher Veränderungen am Großzehengrundgelenk. Auslösende Faktoren sind z. B. fettreiches Essen, Alkoholabusus, ein Trauma oder ein operativer Eingriff. Typischerweise kann „die Decke nicht auf den Großzeh gelegt werden, da dies die Schmerzen unerträglich verstärkt". Es folgen beschwerdefreie Intervalle, deren Dauer ohne Behandlung immer kürzer wird.
- **Untersuchung:** Lokale Rötung und Schwellung des Großzehengrundgelenks. Druck- und Bewegungsschmerz im Großzehengrundgelenk.
- **Diagnostik:** Labor (Harnsäure, Leukozyten, BSG erhöht). Bei chronischer Gicht: Röntgen des Vorfußes in zwei Ebenen (Beurteilung Gelenkspalte,- flächen).
- **DD:** Akuter Gichtanfall: Pseudogicht (Kalziumpyrophosphatgicht), akute Rheumatoidarthritis, Infektarthritis, spezifische Arthritis u. a.
  Chronische Gichtarthritis: Hallux rigidus, chronische Polyarthritis, diabetische Arthropathie.

Diabetische Osteoarthropathie (diabetischer Fuß)

Relativ seltene Arthropathie, welche vorwiegend im Bereich des Fußskeletts vorkommt. Noch seltener sind Sprunggelenk oder Kniegelenk betroffen. Am Fuß gekennzeichnet durch die diabetische Angiopathie, die Polyneuropathie, reaktionslose Osteolysen im Bereich der Mittelfußknochen, Spontanfrakturen der Fußwurzelknochen, Gelenkergüsse und massive Gelenkzerstörungen mit Luxationen und Subluxationen. Neuropathische Ulzerationen, später auch ischämisch-gangränöses Ulkus.

- **Ätiologie:** Die Polyneuropathie, welche mit neuralen Veränderungen einhergeht, wird als entscheidender Faktor angesehen.
- **Anamnese:** Kann sich ca. 10 Jahre nach Auftreten des Diabetes mellitus entwickeln. Diffuse, später umschriebene schmerzlose Schwellung des Fußes, dann Spontanfrakturen und Luxationen/Subluxationen. Deformierung des Fußes, Fußsohlenbrennen („burning feet"), „unruhige" Füße („restless leg", stören nachts den Schlaf): Relativ typisch ist, dass dies durch Bewegung gelindert werden kann.
  Wadenschmerzen, v. a. nachts sensible Störungen, meist einseitig, distal betont. Ulzerationen bes. am Vorfuß (Malum perforans) bei reduzierter Schmerzwahrnehmung bzw. trockene oder feuchte Gangrän, welche meist schmerzhaft ist. Sekundäre Infektionen möglich.
- **Untersuchung:** Diffuse oder umschriebene Schwellung des Fußes. Kubischer Fuß/ Tintenlöscherfuß (bei Subluxationen und Luxationen sowie Spontanfrakturen). Verplumpung (bei Destruktionen). Wadendruckschmerz. Strumpfförmig begrenzte Parästhesien, Eigenreflexe (ASR, PSR) abgeschwächt. Malum perforans (kaum Schmerzen) oder ischämisch-gangränöses Ulkus (meist schmerzhaft). Meist fehlende Fußpulse.

- **Diagnostik:** Röntgen des Fußes in zwei Ebenen, MRT (Beurteilung der Schädigung von Knochen und Gelenken). Doppler-Sonografie. Evtl. Angiografie. Abstrich (Antibiogramm).
- **DD:** Ischämische Gangrän bei peripherer arterieller Verschlusskrankheit. Osteomyelitis. Psoriasisarthritis. Tabes dorsalis. Syringomyelie. Myelodysplasie. Tumoren.

■ Degenerative Erkrankungen

Arthrose des oberen Sprunggelenks

Degenerative Erkrankung des oberen Sprunggelenks.

- **Ätiologie:** Meist posttraumatisch, auch sekundär nach Entzündungen.
- **Anamnese:** Anlauf- und Belastungsschmerzen. Schwellneigung bei Belastung.
- **Untersuchung:** Evtl. Schwellung des oberen Sprunggelenks. Druckschmerz über dem vorderen Gelenkspalt, (schmerzhafte) Einschränkung der Beweglichkeit (Abb. 3.37, 3.38).
- **Diagnostik:** Röntgen des oberen Sprunggelenks in zwei Ebenen (Beurteilung Gelenkspalt, -flächen).

Hallux rigidus

Arthrose im Großzehengrundgelenk. Tritt meist einseitig auf. Kann mit einem Hallux flexus kombiniert sein.

- **Ätiologie:** Meist unklar. Sekundär posttraumatisch, nach Entzündungen und bei Rheumatoidarthritis.
- **Anamnese:** Vorwiegend sind Männer betroffen. Schmerzen im Großzehengrundgelenk bei Belastung, insbes. beim Laufen. Patient laufen mit adduziertem Bein und rollen über den Fußaußenrand ab.
- **Untersuchung:** Grundgelenk häufig verdickt, lokaler Druck- und Bewegungsschmerz. Dorsalextension schmerzhaft eingeschränkt. Später auch Beugekontraktur im Endgelenk (Hallux flexus).
- **Diagnostik:** Röntgen des Vorfußes in zwei Ebenen im Stand (Beurteilung Gelenkspalt, -flächen).
- **DD:** Arthritis urica (hier anfallsartige, starke Schmerzen).

■ Entzündliche Erkrankungen

Unspezifische Entzündungen

Unguis incarnatus

Eingewachsener Zehennagel. Meist ist die Großzehe betroffen.

- **Ätiologie:** Seitlicher Druck gegen die Nagelfalz, welcher sekundär zu einer Entzündung führt. Häufig durch zu enges Schuhwerk begünstigt.
- **Anamnese:** Entzündliche Veränderung der seitlichen Nagelfalz
- **Untersuchung:** Rötung und Schwellung der seitlichen Nagelfalz. Oft putride Sekretion. Der Nagel ist häufig verdickt und seitlich eingerollt. Lokaler Druckschmerz.

Rheumatische Entzündungen

Rheumatischer Fuß

Beinhaltet deformierende Veränderungen des gesamten Fußes.

- **Ätiologie:** Chronisch rheumatisch-entzündlicher Prozess.
- **Anamnese:** Geht durch die progrediente Destruktion der Gelenke mit einer Zunahme der Valgus/Pronations-Deformierung einher. Es entwickelt sich ein entzündlicher Spreizfuß mit Hallux valgus sowie Subluxation und Luxation der Grundgelenke der Zehen 2–5. Es treten Schwielen auf. Infektionen im Bereich der Pseudoexostose am Großzehengrundgelenk sind möglich.
- **Untersuchung:** Ausgeprägter Senk-Spreiz-Fuß, Hallux valgus (Abb. 3.33), Krallen- und Hammerzehen (ausgleichbar, teilfixiert, kontrakt bzw. fixiert). Plantare Schwielen unter den Metatarsalköpfchen, dorsale Schwielen über der Zehengelenken. Mediale Pseudoexostose, evtl. gerötet. Manchmal liegt hier eine seröse oder putride Sekretion vor.
- **Diagnostik:** Röntgen des Fußes in zwei Ebenen (Beurteilung tarsometatarsaler, intermetatarsaler und Hallux valgus-Winkel). Evtl. Podografie (abgeflachtes Fußgewölbe).
- **DD:** Psoriasisarthritis. Posttraumatische Fußdeformität.

Traumatische Erkrankungen

Peronealsehnenluxation

Luxation der Peronealsehne aus ihrem Bett über der Außenknöchelspitze nach ventrolateral durch Schädigung des Retinakulum superius (Dehnung oder Abheben mit dem Periost vom Außenknöchel). Vorstellig als akute und als chronische Peronealsehnenluxation.

- **Ätiologie:** Plötzliche passive Dorsalextension und Eversion des Fußes (z.B. durch Frontalsturz beim Ski fahren).
- **Anamnese:** Schmerzhaftes, rezidivierendes Schnappen der Peronealsehne über den Außenknöchel. Kann häufig spontan ausgelöst werden.
- **Untersuchung:** Schwellung vor dem hinteren Anteil des Außenknöchels. Dort lokaler Druckschmerz. Luxationsphänomen bei passiver und aktiver Dorsalextension tastbar, z.T. tastbare Krepitation.

Achillessehnenruptur

Ruptur der Achillessehne. Im akuten Zustand nicht selten übersehen!

- **Ätiologie:** Degenerative Sehnenveränderungen. Lokale Steroidinjektionen.
- **Anamnese:** Nach plötzlicher Muskelkontraktion tritt akut ein Schmerz auf, „als ob mich jemand von hinten in die Wade getreten hätte". Normales Gehen nicht möglich.
- **Untersuchung:** Hinkendes Gangbild. Tastbare Lücke im Verlauf der Achillessehne, ca. 4–6 cm oberhalb des Sprunggelenks. Positiver Thompson-Test (Abb. 3.40). Aktive Plantarflexion (Stehen auf der Fußspitze) nicht möglich.

Außenbandruptur

Verletzung der Außenbänder am oberen Sprunggelenk, meist des Lig. fibulotalare anterius. Es werden die Distorsion, Überdehnung, Teilruptur und Ruptur unterschieden. Weiterhin isolierte und kombinierte sowie frische und alte Rupturen.

- **Ätiologie:** Supinationstrauma (z.B. Fußball, Volleyball).
- **Anamnese:** Oft beim Trauma hörbares und spürbares Krachen beim Umknicken mit dem Fuß, zunehmende Schwellung, Schmerzen. Gehen wegen Schmerzen nicht möglich.
- **Untersuchung:** Schwellung laterales oberes Sprunggelenk, Hämatom, lokaler Druckschmerz, Beweglichkeit schmerzhaft eingeschränkt. Schmerzverstärkung

bei forcierter passiver Inversion, evtl. vermehrte laterale Aufklappbarkeit, vermehrter Talusvorschub im Seitenvergleich (Abb. 3.39, ist nicht immer nachweisbar, da der Patient aus Angst vor Schmerzen gegenspannt).

- **Diagnostik:** Röntgen des oberen Sprunggelenks in zwei Ebenen (a.p. in 15° Innenrotation). Sobald eine Fraktur ausgeschlossen ist, werden im Seitenvergleich gehaltene Röntgenaufnahmen im Varusstress (laterale Aufklappbarkeit) und als vordere Schublade (Halteapparat oder Bleihandschuhe verwenden) angefertigt.
- **DD:** Sprunggelenkfraktur.

▶ Bei diesen Verletzungen immer erst nach einer möglichen Sprunggelenkfraktur fanden, bevor die obligaten gehaltenen Aufnahmen angefertigt werden.

Syndesmosenruptur

Ruptur des Lig. fibulotalare anterius und der Membrana interossea. Kommt kaum isoliert vor. In der Regel in Kombination mit einer Weber-C- bzw. Maisonneuve-Fraktur.

- **Ätiologie:** Supinations-Außenrotations-Trauma.
- **Anamnese:** Schwellung über dem vorderen Syndesmosenband (nur innerhalb von ca. 24 Stunden). Ruhe- und vor allem Belastungsschmerz.
- **Untersuchung:** Schmerzen bei Eversion des Fußes, nicht bei Inversion. Schmerzverstärkung bei Kompression der Fibula gegen die Tibia.
- **Diagnostik:** Röntgen des oberen Sprunggelenks in zwei Ebenen (Frakturausschluss, evtl. Diastase: Talus drängt sich zwischen Fibula und Tibia).
- **DD:** Sprunggelenkfraktur (Weber-C- bzw. Maisonneuve).

Sprunggelenkfrakturen

Frakturen im Erwachsenen- und im Kindesalter. Einteilung u.a. nach Danis-Weber in Abhängigkeit von der Höhe der Fibulafraktur. Gehen mit Verletzungen des medialen oder lateralen Bandapparats einher. Auch Begleitfrakturen der proximalen Fibula (Maisonneuve-Fraktur) und der Basis des 5. Os metatarsale dürfen nicht übersehen werden.

Bei Kindern erfolgt nach Salter-Harris die Einteilung in Abhängigkeit von der Verletzung der Epiphyse in Typ I–V.

Eine weitere Sondergruppe bilden die Sprunggelenkfrakturen infolge vertikaler Gewalteinwirkung auf das Sprunggelenk, sog. Kompressionsverletzungen. Klassische Form ist die sog. Pilon-tibiale-Fraktur.

- **Ätiologie:** Überwiegend durch indirekte Gewalteinwirkung. Inversions- oder Eversionstrauma. Kompressionsverletzungen entstehen durch Sturz aus großer Höhe oder in Folge einer starken Dorsalextension des Fußes.

- **Anamnese:** Akute Schmerzen, starke Schwellung, Geh- und Stehunfähigkeit.
- **Untersuchung:** Ausgeprägte Schwellung des Sprunggelenkes, Hämatom, Berührungs- und Druckschmerzhaftigkeit.

▶ Verletzungen des Sprunggelenks sind immer zuerst klinisch zu untersuchen. Bei einer Luxation oder Subluxation des Sprunggelenks muss immer sofort reponiert werden.

- **Diagnostik:** Röntgen des oberen Sprunggelenks mit Unterschenkel in zwei Ebenen (Frakturnachweis).

Talusfraktur/Talusluxation

Einteilung in zentrale (nekrosegefährdete) und periphere (nicht nekrosegefährdete) Frakturen.

Frakturen des *Talushalses* sind die häufigste Form schwerer Talusverletzungen. In Abhängigkeit von der Dislokation der Fragmente werden Talushalsfrakturen Typ I–IV (Klassifikation nach Hawkins) unterschieden.

***Taluskorpusfrakturen* kommen relativ selten vor. Es werden Trümmerfrakturen, Frakturen des Processus lateralis tali und des Processus posterius tali, Scherfrakturen und chondrale Frakturen der Trochlea tali unterschieden (Sneppen).**

Sehr selten sind *Taluskopffrakturen* sowie die subtalare und die totale Talusluxation.

Treten fast immer in Begleitung mit anderen Verletzungen auf (Tibiakopf, Schenkelhals, Wirbelsäule).

- **Ätiologie:** Talushalsfrakturen: Meist forcierte Dorsalextension (z. B. beim kräftigen Rückschlag des Kickstarters vom Motorrad gegen den Fuß, Sturz aus großer Höhe). Taluskorpusfrakturen: Komprimierende Kräfte.
- **Anamnese:** Schwellung. Belastungsschmerzen.
- **Untersuchung:** Schmerzhinken, Schwellung, Hämatom. Lokale Nekrose der Haut möglich, Druckschmerz, evtl. tastbare Fragmente. Die Beweglichkeit im oberen Sprunggelenk ist schmerzhaft eingeschränkt, schmerzhafte Beugung der Großzehe (bei Fraktur des Proc. posterius tali).
- **Diagnostik:** Röntgen des Fußes mit oberem Sprunggelenk in zwei Ebenen. Evtl. Schichtaufnahmen, CT oder MRT (Frakturnachweis, -ausdehnung).

▶ Eine deutliche Dislokation der Fragmente stellt wegen der Gefahr der Hautnekrose und (bei zentralen Frakturen) der Talusnekrose einen Notfall dar. Es muss so rasch wie möglich reponiert werden.

Kalkaneusfraktur

Fraktur des Kalkaneus. Häufigste aller Fußwurzelfrakturen. Unterteilung in intraartikuläre (70–80%) und extraartikuläre Kalkaneusfrakturen. Tritt meist doppelseitig und in Kombination mit Frakturen im Bereich der Beine und Wirbelsäule (Kompressionsfrakturen) auf.

- **Ätiologie:** Verdrehung oder plötzliche Muskelkontraktion (bes. bei extraartikulären Kakaneusfrakturen) sowie Sturz aus einer Höhe von >1 m (Suizidversuche, Arbeits- und Sportunfälle).
- **Anamnese:** Starker Belastungsschmerz im betroffenen Fuß.
- **Untersuchung:** Die Ferse erscheint verbreitert und verkürzt. Hämatom im Bereich der Ferse, Eversion/Inversion eingeschränkt, z.T. auch Dorsalextension/Plantarflexion.
- **Diagnostik:** Röntgen der Ferse axial und seitlich (Bestimmung Frakturtyp, Tubergelenkwinkel).

▶ Wichtig ist die (wiederholte) Überprüfung der Sensibilität auf der plantaren Seite der Zehen und die Stellung der Großzehe. Eine Hypästhesie bzw. eine zunehmende Beugung der Großzehe sprechen für ein Kompartmentsyndrom im Fußbereich.

Frakturen der Mittelfußknochen

Frakturen der Ossa metatarsalia. Selten als Abrissfraktur der Basis des Os metatarsale I. Bei den kleinen Metatarsalia oft in Verbindung mit schweren Weichteilverletzungen. Ein Sonderfall ist die sog. Marschfraktur.

- **Ätiologie:** Meist direkte oder komprimierende Gewalteinwirkung. Seltener Umknicken (Inversionsverletzung z.B. bei einfachem Stolpern; betrifft Basis des Os metatarsale I).
- **Anamnese:** Umschriebener Belastungsschmerz. Schwellung.
- **Untersuchung:** Lokale Schwellung, Hämatom und Druckschmerz. Abflachung des Längsgewölbes im Stehen.
- **Diagnostik:** Röntgen des Mittelfußes in zwei Ebenen (Frakturnachweis).

Marschfraktur

Ermüdungsfraktur meist im distalen Drittel des II. und/oder III. Os metatarsale. Seltener als basisnahe Schaftfraktur (Jones-Fraktur).

- **Ätiologie:** Ungewohnte Belastung und Überlastung des Vorfußes, Ausdauerbelastung (Langlauf, Marschieren).
- **Anamnese:** Meist zeitlich verzögerter Eintritt von Belastungsschmerzen. Allmählich zunehmende Schwellung am Fußrücken.
- **Untersuchung:** Schwellung. Lokaler Druckschmerz.
- **Diagnostik:** Röntgen des Vorfußes in zwei Ebenen (Frakturnachweis). Szintigrafie (frühzeitig positiv) oder MRT (bei andauernden Schmerzen und negativem Röntgenbefund).

Zehenluxationen und -frakturen

Treten als dislozierte und undislozierte Frakturen auf.

- **Ätiologie:** Meist durch direkte, starke Gewalteinwirkung. An den Zehen 2–5 meist durch mediale oder laterale Gewalteinwirkung.
- **Anamnese:** Lokale Schmerzen und Schwellung.
- **Untersuchung:** Lokales Hämatom, Schwellung, bei Luxationen insbes. an der Großzehe kann die Haut relativ stark unter Spannung stehen! Fehlstellung bei Luxationen (Bajonettstellung). Lokaler Druck- und Bewegungsschmerz.
- **Diagnostik:** Röntgen des Vorfußes in zwei Ebenen (Nachweis der Luxation/Fraktur).

■ Tumoröse Erkrankungen

Etwa 4% aller Knochentumoren und tumorähnlichen knöchernen Läsionen betreffen den Fuß. Hier können nahezu alle Knochentumoren vorkommen.

Am Fuß treten relativ häufig das Osteochondrom (etwa 75% aller Knochentumoren), die Kalkaneuszyste (als tumorähnliche knöcherne Läsion) und das Osteoidosteom auf. Oft als Zufallsbefund im Röntgen.

- **Anamnese:** Schwellung, belastungsabhängiger (beim Osteoidosteom belastungsunabhängiger) Schmerz.
- **Untersuchung:** Lokale Schwellung (umschrieben oder diffus), evtl. lokaler Druckschmerz.
- **Diagnostik:** Röntgen des Fußes in zwei Ebenen (jedoch nicht immer Abbildung des Herdes). Szintigrafie (bringt einen aktiven Prozess immer zur Darstellung). MRT (Herdnachweis, Ausdehnung).

■ Neurologische Erkrankungen

Tarsaltunnelsyndrom (N. tibialis; L4–S3)

Engpass-Syndrom des N. tibialis posterior (proximales Tarsaltunnelsyndrom) bzw. seiner Endäste N. plantaris medialis und lateralis (distales Tarsaltunnelsyndrom) unter dem Retinaculum musculorum flexorum am Innenknöchel.

- **Ätiologie:** Direkter Druck, vaskuläre Insuffizienz mit Ischämie, häufig durch Traumata (auch länger zurückliegend!) im Bereich des Sprunggelenkes, Erweiterung der Venen, rheumatische Entzündungen am Sprunggelenk (Tendosynovialitis), Anomalien der Muskulatur, Tumoren.
- **Anamnese:** Schmerzen, bes. am medialen Fußrand, Ausstrahlung in Zehen, Fußsohle, Ferse und Wade. Dysästhesien und Hypästhesien, brennende Parästhesien an der Fußsohle. Diese Beschwerden treten besonders nachts und nach Belastung auf.
- **Untersuchung:** Lokaler Druckschmerz über dem Innenknöchel, positives Hoffmann-Tinel-Zeichen (vgl. Abb. 2.23) am Innenknöchel. Schmerzverstärkung durch forcierte Dorsalextension und Pronation. Hypästhesie am medialen Fußrand. Lokaler LA-Test bringt Linderung der Schmerzen.
- **Diagnostik:** Röntgen des Fußes in zwei Ebenen. Neurologisches Konsil (EMG, NLG, frische oder alte Schädigung, Denervierung, Reparation).
- **DD:** Morton-Metatarsalgie. Diabetische Polyneuropathie u. a.

Morton-Metatarsalgie

Parästhesien und Schmerzen im Vorfußbereich. Zu 80% zwischen dem III. und IV. Os metatarsale gelegen.

- **Ätiologie:** Sklerosierende Verdickung eines Digitalnervs (Pseudoneurom) in Folge einer Kompression zwischen den Ossa metatarsalia. Oft durch zu enge, hochhackige Schuhe.
- **Anamnese:** Oft in Verbindung mit Hallux valgus und Spreizfuß. Brennende oder „elektrisierende“ Schmerzen und Parästhesien im Vorfußbereich, insbes. nach längerem Laufen.
- **Untersuchung:** Starker intermetatarsaler Druckschmerz. Schmerz beim Verschieben der benachbarten Metatarsalköpfchen gegeneinander (Fixation mit Daumen und Zeigefinger beider Hände, sog. Hohmann-Griff). Lokaler LA-Test bringt Schmerzfreiheit für 1–3 Stunden.
- **Diagnostik:** Röntgen des Vorfußes in zwei Ebenen Ausschluss pathologischer knöcherner Veränderungen).
- **DD:** Spreizfuß. Entzündungen. Marschfraktur. Tumoren.

Hängefuß

Folgezustand einer schlaffen Lähmung der Fußheber.

- **Ätiologie:** Poliomyelitis, Peroneusparese, Wurzelläsion L5 (z. B. motorisches Wurzelkompressionssyndrom L5 bei Bandscheibenvorfall). Querschnittslähmung nach Trauma u. a.
- **Anamnese:** Aktives Anheben des Fußes nicht möglich. Gangunsicherheit.
- **Untersuchung:** Steppergang (Hahnentrittgang), zu Beginn freie passive Beweglichkeit im Sprunggelenk, aktive Dorsalextension nicht möglich (Fußheberparese). Unbehandelt wird später auch die passive Dorsalextension nicht mehr möglich sein (Spitzfuß). Sensible Ausfälle finden sich in Abhängigkeit von der Ätiologie des Hängefußes.
- **Diagnostik:** Röntgen des Fußes in zwei Ebenen, evtl. auch Knie, Becken und Wirbelsäule (abhängig von der Ätiologie). Neurologisches Konsil (EMG, NLG).

Sachverzeichnis

Kursiv gestellte Ziffern verweisen auf Bildlegenden

Druck: Strauss Offsetdruck, Mörlenbach
Verarbeitung: Schäffer, Grünstadt